Standard Textbook

標準形成外科学

第7版

監修
平林　慎一　帝京大学名誉教授

編集
鈴木　茂彦　浜松ろうさい病院院長
岡崎　　睦　東京大学大学院教授

医学書院

標準形成外科学

発　行	1975 年 9 月 15 日	第 1 版第 1 刷
	1982 年 5 月 15 日	第 1 版第 2 刷
	1987 年 9 月 15 日	第 2 版第 1 刷
	1992 年 12 月 1 日	第 2 版第 2 刷
	1995 年 3 月 1 日	第 3 版第 1 刷
	1999 年 7 月 1 日	第 3 版第 3 刷
	2000 年 3 月 1 日	第 4 版第 1 刷
	2006 年 6 月 1 日	第 4 版第 6 刷
	2008 年 3 月 15 日	第 5 版第 1 刷
	2010 年 6 月 15 日	第 5 版第 2 刷
	2011 年 11 月 15 日	第 6 版第 1 刷
	2016 年 12 月 1 日	第 6 版第 5 刷
	2019 年 1 月 1 日	第 7 版第 1 刷Ⓒ
	2022 年 8 月 1 日	第 7 版第 3 刷

監　修　平林慎一
ひらばやししんいち

編　集　鈴木茂彦・岡崎　睦
すずきしげひこ　おかざきむつみ

発行者　株式会社　医学書院

代表取締役　金原　俊

〒113-8719　東京都文京区本郷 1-28-23

電話　03-3817-5600(社内案内)

印刷・製本　三報社印刷

本書の複製権・翻訳権・上映権・譲渡権・貸与権・公衆送信権(送信可能化権
を含む)は株式会社医学書院が保有します.

ISBN978-4-260-03673-3

本書を無断で複製する行為(複写,スキャン,デジタルデータ化など)は,「私
的使用のための複製」など著作権法上の限られた例外を除き禁じられています.
大学,病院,診療所,企業などにおいて,業務上使用する目的(診療,研究活
動を含む)で上記の行為を行うことは,その使用範囲が内部的であっても,私的
使用には該当せず,違法です.また私的使用に該当する場合であっても,代行
業者等の第三者に依頼して上記の行為を行うことは違法となります.

JCOPY 〈出版者著作権管理機構　委託出版物〉

本書の無断複製は著作権法上での例外を除き禁じられています.
複製される場合は,そのつど事前に,出版者著作権管理機構
(電話 03-5244-5088,FAX 03-5244-5089,info@jcopy.or.jp)の
許諾を得てください.

執筆 （執筆順）

平林　慎一	帝京大学名誉教授	
鈴木　茂彦	浜松ろうさい病院院長	
永竿　智久	香川大学主任教授	
楠本　健司	関西医科大学教授	
貴志　和生	慶應義塾大学教授	
中塚　貴志	JR東京総合病院部長	
亀井　　譲	名古屋大学大学院教授	
三鍋　俊春	埼玉医科大学総合医療センター教授	
清澤　智晴	前・防衛医科大学校教授	
清水　雄介	琉球大学大学院教授	
多久嶋亮彦	杏林大学教授	
磯貝　典孝	近畿大学主任教授	
水野　博司	順天堂大学教授	
小室　裕造	帝京大学教授	
奥本　隆行	藤田医科大学教授	
松村　　一	東京医科大学主任教授	
四ツ柳高敏	札幌医科大学教授	
鳥山　和宏	名古屋市立大学教授	
佐々木　了	斗南病院血管腫・脈管奇形センターセンター長	
宮脇　剛司	東京慈恵会医科大学主任教授	
沼尻　敏明	京都府立医科大学病院教授	
細川　　亙	JCHO大阪みなと中央病院長	
杠　　俊介	信州大学教授	
大久保文雄	昭和大学口唇口蓋裂センター教授	
森山　啓司	東京医科歯科大学大学院教授・顎顔面矯正学	
木村　智江	BRIDGE4 幕張言語聴覚士	
垣淵　正男	兵庫医科大学主任教授	
稲川　喜一	湘南美容クリニック	
柴田　　実	新潟大学名誉教授	
橋本　一郎	徳島大学大学院教授	

朝戸　裕貴	獨協医科大学教授	
三川　信之	千葉大学大学院教授	
上村　哲司	佐賀大学診療教授	
仲沢　弘明	日本大学客員教授	
島田　賢一	金沢医科大学主任教授	
上田　晃一	大阪医科薬科大学教授	
関堂　　充	筑波大学大学院教授	
深水　秀一	浜松医療センター	
林　　利彦	旭川医科大学教授	
梶川　明義	聖マリアンナ医科大学教授	
小川　　令	日本医科大学教授	
漆舘　聡志	弘前大学教授	
成島　三長	三重大学教授	
元村　尚嗣	大阪公立大学大学院主任教授	
井砂　　司	東京女子医科大学東医療センター教授	
館　　正弘	東北大学大学院教授	
寺師　浩人	神戸大学教授	
安田　　浩	産業医科大学病院診療教授	
松田　　健	新潟大学教授	
清川　兼輔	久留米大学主任教授	
岡崎　　睦	東京大学大学院教授	
櫻井　裕之	東京女子医科大学主任教授	
前川　二郎	横浜市立大学名誉教授	
木股　敬裕	岡山大学主任教授	
田中　克己	長崎大学大学院教授	
吉村浩太郎	自治医科大学教授	
赤松　　正	東海大学教授	
朝村　真一	和歌山県立医科大学教授	
大慈弥裕之	福岡大学教授	
武田　　啓	北里大学主任教授	

歴代監修者・編集者・執筆者一覧 （五十音順）

青山　久	赤川　徹弥	安瀬　正紀	石郷岡　純	市田　憲信
一瀬　正治	一色　泰成	今井　進	上田　和毅	内田　満
内沼　栄樹	大塚　壽	岡崎　恵子	岡田　忠彦	小川　豊
尾郷　賢	鬼塚　卓彌（＊）	小野　一郎	柏　克彦	加藤　正子
上石　弘	川上　重彦	熊谷　憲夫	栗原　邦弘	光嶋　勲
幸地　省子	児島　忠雄	小林誠一郎	酒井　成身	佐々木健司
佐藤　兼重	沢田　幸正	陣内　卓雄	菅原　康志	杉原　平樹
須佐美隆史	添田　周吾	田井　良明	髙戸　毅	田嶋　定夫
田中　嘉雄	谷野隆三郎	田原　真也	鳥居　修平	鳥飼　勝行
中島　龍夫	中嶋　英雄	中西　秀樹	中山　敏	中山　凱夫
奈良　卓	南條　文昭	西野　健一	西村　善彦	野﨑　幹弘（＊）
秦　維郎（＊）	原科　孝雄	原田　輝一	波利井清紀	百束　比古
平野　明喜	福島　章	福田　修	福本　修	藤井　徹
藤田　晉也	冨士森良輔	藤原　百合	文入　正敏	保阪　善昭
星　栄一	松尾　清	松本　維明	丸山　優	三宅伊豫子
宮坂　宗男	武藤　靖雄	森口　隆彦	安田　幸雄	梁井　皎
山田　敦	山本　有平	横尾　和久	吉村　陽子	渡邊　克益

（＊：監修者・編集者）

第7版 序

　形成外科は plastic surgery の訳語であり,「形を作る外科」という意味をもつ. 二つの領域があり, 一つは先天性に欠損していたりケガなどで失われたりした組織を形作って再建し, 形態的, 機能的快復を図るものであり, 再建外科（reconstructive surgery）と呼ばれる. もう一つは病的ではないが, よりよい形を作るという意味で, 美容外科（aesthetic surgery）と呼ばれる.

　麻酔が本格的に導入されるまで, 外科治療の対象はもっぱら体表の組織・臓器であり, キズの手当てや腫物の処置が主であった. しかし麻酔の技術が確立されると, 対象は腹腔や胸腔, 頭蓋腔など, より深部の組織・臓器へと拡がり, 腫瘍の摘出なども行われるようになった. その結果, 一人の外科医がすべての手術をこなすということが不可能になり, 外科も消化器外科, 心臓血管外科, 脳神経外科, 整形外科などへと細分化, 専門化せざるをえなくなった. 形成外科もそのような細分化, 専門化の中で役割を規定された外科の一分野である.

　しかし現在の形成外科の役割は, 特にわが国においては大きく変化してきている. 当初, 形成外科に課されたのは主として体表の組織, 臓器の再建であった. それゆえ形成外科医には体表の解剖学的知識が要求され, これが経験を通して蓄積された. また, 組織欠損の修復ということで創傷治癒に関する知識も不可欠であり, 主たる研究領域もそこにあった. ただこれらの知識は, 変形・欠損の再建に限らず, 新鮮外傷や難治性潰瘍, 皮膚・皮下腫瘤など, 体表における損傷, 外科的疾患すべての治療に共通の要件である. そのような経緯から, 近年, これらの治療も形成外科医が担うことが多くなってきている.

　一方で, 社会の医療需要も大きく変化している. 作業機器や車の改良により労働災害や交通事故による外傷が激減した. また少子高齢化により, 先天異常の症例が減少し, 加齢に伴う疾患が増加した. 形成外科の臨床においても退行性眼瞼下垂, 糖尿病性足潰瘍, 褥瘡などの患者が急増してきている.

　本書は第6版の刊行から7年が経過した. 今回の改訂にあたっては, 乳房再建やリンパ浮腫など, その間の進歩, 変化が著しかった分野の更新に加え, 上述したような形成外科が担う役割の状況を踏まえて記載内容を再検討した. また, 視覚的に理解しやすいように全面的にカラー化を進めた. 本書が医学生の教科書として, 読者の将来における医療活動の礎となれば幸いである.

2018 年 11 月

平林慎一

初版の序

　日本に形成外科学会が誕生して，今年ですでに 18 年になる．人間でいえば，いよいよ成年に達しようとする時期であり，前途洋々たる若人の未来が開かれているといえよう．

　こうした日本形成外科の繁栄も，最初はといえば東大の整形外科の特別診療班として，故三木威勇治教授が始められたものである．欧米ではすでに 3,000 年の歴史をもっていた形成外科も，そのころの日本では美容整形あるいはそれと同類のものとして邪道視されており，また，そういわれてもしかたがない戦後の混乱した時代でもあった．もちろん，正しい学問的な仕事は各科で細々ながら志ある方々によって行われていたが，三木教授はこれらの玉石混淆の状態を心配され，正しいアカデミックな医学の一つにしたいと，それに賛同する方々を集められて 1956 年（昭和 31 年），毎週土曜日の午後に形成外科の診療を始められたわけである．その当時は，形成外科そのものの概念，意義内容などまったく未知数であり，将来どうなるものやらと不安のほうが多かったことを記憶している．それが，このように年々興隆の一途をたどるようになろうとは，当時としては夢想だにしなかったし，また，今日の形成外科を築きあげられたのも，先人のなみなみならぬ努力があったわけであり，今昔の感ひとしおである．しかしながら，これからは，これまでのようにがむしゃらな努力のみでは無駄が多すぎる．いわゆる新しい時代の近代形成外科学を発展させるためには，過去の経験をもとに，形成外科医になるにはどれだけの知識と訓練が必要か，あるいは，現在および将来の日本形成外科はどうあるべきか，など考えあわせ，形成外科そのものをできるだけまとめ，集大成したものを作らなければならない．すなわち，形成外科教科書の編纂である．

　このたび，はからずもこの編者の願いを医学書院の方々がかなえて下さって，本書を出版するはこびになった．そこで，上記のような編者の意向から，本書では，形成外科の守備範囲をできるだけ網羅した内容（日本の現在の国内情勢からは，あるいは問題になるかもしれない点もあるが，国際的な視野から考えての内容）を含み，しかも部分的に偏らないように平均化し，さらに，平易であることをモットーにした．著者としては，斯界のいわゆる権威ではなく，実質的に仕事をしておられる経験豊富な新進気鋭の方々に執筆をお願いした次第である．もちろん，医学の進歩，世の進歩にあわせて，どんどん改訂，加筆を重ねるつもりであり，日本形成外科の教科書を作りあげるように努力して行きたい．

　　1975 年 6 月

　　　　　　　　　　　　　　　　　　　　　　　編者　　鬼塚卓彌

目　次

第Ⅰ編　総論

1

第1章 形成外科総論

2

形成外科の概念　　　　　　鈴木茂彦　2

Ⓐ 定義および対象疾患————2
Ⓑ 名称の経緯————2
Ⓒ 形成外科の歴史————2

形成外科と形態学　　　　　永竿智久　3

Ⓐ 統計的な評価による標準値————4
Ⓑ 視覚認識から導かれる，美の法則————4
Ⓒ 工学的な技術の応用による形態の予測————5

形成外科患者の精神病理と患者対応
　　　　　　　　　　　　　　　楠本健司　5

Ⓐ 患者心理と形成外科の役割————5
Ⓑ 形成外科治療の心理的背景と適応————6
Ⓒ 精神科との連携————7
Ⓓ 美容外科における患者心理————7
Ⓔ 患者の権利と義務————8
Ⓕ 形成外科における医療倫理————10
Ⓖ 特殊な精神的病態————10

損傷・創傷治癒　　　　　　貴志和生　12

Ⓐ 損傷と創傷————12
Ⓑ 創傷の治癒過程————12

第2章 形成手術手技

19

皮膚外科基本手技　　　　　中塚貴志　19

Ⓐ 形成外科的基本縫合術————19
Ⓑ Ｚ形成術————24
Ⓒ Ｗ形成術————25

皮膚表面形成術　　　　　　中塚貴志　26

Ⓐ 体表面レーザー治療————26
Ⓑ ケミカルピーリング————27

マイクロサージャリー（微小外科）　亀井　譲　27

Ⓐ 歴史————27
Ⓑ 基本手技————28

組織移植術

31

Ⓐ 概論————————三鍋俊春　31
Ⓑ 皮膚移植術————33
　❶ 植皮（遊離植皮）————清澤智晴　33
　❷ 有茎皮弁————————清水雄介　37
　❸ 遊離皮弁（血管柄付遊離組織移植）—多久嶋亮彦　41
Ⓒ 骨・軟骨移植術————磯貝典孝　45
Ⓓ 脂肪，その他の移植術————水野博司　48

ティッシュエキスパンダー法（組織拡張法）
　　　　　　　　　　　　　　　小室裕造　52

Ⓐ エキスパンダー（組織拡張器）————53
Ⓑ 基本的な術式————53
Ⓒ 部位別の適応・使用法————53
Ⓓ 特徴————55
Ⓔ 合併症————55

クラニオフェイシャル・サージャリー
（頭蓋顔面外科）　　　　　奥本隆行　55

Ⓐ 対象疾患————55
Ⓑ クラニオフェイシャル・サージャリーの実際
————56
Ⓒ 合併症————58

組織工学と再生医療　　　　松村　一　59

Ⓐ 発展の歴史————59
Ⓑ 足場となる生体材料の重要性————60

ⓒ 形成外科領域での組織工学や再生医療を用いた治療手技・製品————60

第Ⅱ編　先天性疾患 65

第3章　先天異常 66

先天異常概論　四ツ柳高敏 66

Ⓐ 先天異常の定義————66
Ⓑ 発生機序による分類————66
ⓒ 多面発現の発生過程による分類————66
Ⓓ 先天性疾患の原因————67
Ⓔ 胎生期における身体器官の形成————67
Ⓕ 先天異常へのアプローチ————69

皮膚（母斑・母斑症）　鳥山和宏 70

Ⓐ 母斑（あざ）————70
Ⓑ 母斑症————73

血管腫・血管奇形・リンパ管腫　佐々木了 75

Ⓐ 総論————75
Ⓑ 各論————77

頭蓋・顔面　宮脇剛司 80

Ⓐ 発生と成長————80
Ⓑ 頭蓋骨縫合早期癒合症————81
ⓒ 症候性頭蓋骨縫合早期癒合症（頭蓋顔面異骨症）————84
Ⓓ 顔面裂————84
Ⓔ 先天性頭皮欠損————85
Ⓕ 鼻の先天異常————85

眼瞼　沼尻敏明 86

Ⓐ 発生————86

Ⓑ 解剖————86
ⓒ 先天性疾患と治療————87

耳介　細川亙 89

Ⓐ 発生，解剖，成長————89
Ⓑ 先天異常————90

口唇・口蓋 93

Ⓐ 唇裂————杠俊介 93
Ⓑ 顎裂・口蓋裂————大久保文雄 99
ⓒ 矯正歯科的治療管理————森山啓司 104
Ⓓ 言語治療————木村智江 107

頸部　垣淵正男 112

Ⓐ 発生————112
Ⓑ 先天性頸嚢胞————112
ⓒ 染色体異常による疾患————113
Ⓓ その他の先天異常————113

軀幹　稲川喜一 114

Ⓐ 胸壁の先天異常————114
Ⓑ 腹壁の先天異常————115
ⓒ 乳房の先天異常————116
Ⓓ 二分脊椎・髄膜瘤————117
Ⓔ 泌尿器・生殖器の先天異常————117

四肢　柴田実 118

Ⓐ 四肢の発生学————118
Ⓑ 分類————119
ⓒ 治療————119

第Ⅲ編　後天性疾患

第4章　外傷
126

損傷および創傷
126

- Ⓐ プライマリケア————————橋本一郎　126
- Ⓑ 顔面外傷————————————129
  - ❶ 軟部組織損傷——————朝戸裕貴　129
  - ❷ 骨折————————————三川信之　133
- Ⓒ 四肢の外傷————————上村哲司　141

熱傷
146

- Ⓐ 診断と全身療法——————仲沢弘明　146
- Ⓑ 局所療法————————島田賢一　153

その他の外傷
上田晃一　158

- Ⓐ 放射線障害————————————158
- Ⓑ 電撃傷——————————————159
- Ⓒ 化学熱傷—————————————159
- Ⓓ 低温損傷—————————————160

第5章　皮膚および皮下疾患
162

皮膚皮下腫瘍
162

- Ⓐ 概論————————————関堂　充　162
- Ⓑ 良性腫瘍————————深水秀一　166
- Ⓒ 悪性腫瘍————————林　利彦　170

瘢痕とケロイド
174

- Ⓐ 瘢痕と瘢痕拘縮——————梶川明義　174
- Ⓑ ケロイド————————小川　令　177

脈管系疾患
漆舘聡志　180

- Ⓐ 末梢動脈疾患———————————180
- Ⓑ 下肢静脈瘤————————————182

リンパ浮腫
成島三長　183

- Ⓐ リンパ管解剖———————————183
- Ⓑ リンパ浮腫とその原因———————183
- Ⓒ リンパ浮腫関連疾患————————186

炎症性疾患・感染症
元村尚嗣　186

- Ⓐ 概念———————————————186
- Ⓑ 発症基盤による分類————————187
- Ⓒ 主な疾患—————————————187

第6章　難治性潰瘍・変性疾患・膠原病
191

難治性潰瘍
井砂　司　191

- Ⓐ 皮膚潰瘍と難治性潰瘍———————191
- Ⓑ 診断———————————————191
- Ⓒ 治療———————————————193

褥瘡
館　正弘　194

- Ⓐ 概念———————————————194
- Ⓑ 病態———————————————194
- Ⓒ 臨床症状—————————————194
- Ⓓ 予防———————————————195
- Ⓔ 治療———————————————195

糖尿病性足潰瘍
寺師浩人　197

- Ⓐ 病因と病態————————————197
- Ⓑ 治療———————————————199
- Ⓒ 足部・下肢切断術と創閉鎖術————200

膠原病・変性疾患
安田　浩　200

- Ⓐ 膠原病——————————————200
- Ⓑ 変性疾患—————————————201

後天性眼瞼下垂・その他の眼瞼疾患
松田　健　202

- Ⓐ 腱膜性眼瞼下垂——————————202
- Ⓑ 筋原性・神経筋接合部性・神経原性眼瞼下垂
—————————————————203
- Ⓒ 機械性眼瞼下垂——————————204
- Ⓓ 眼瞼下垂と混同されやすいもの————204

第7章 再建外科

206

頭頚部
清川兼輔 206

Ⓐ 頭頚部の機能————————206
Ⓑ 舌，口腔領域————————207
Ⓒ 中咽頭————————208
Ⓓ 下咽頭頚部食道————————208

顔面神経麻痺
岡崎 睦 208

Ⓐ 顔面神経の解剖————————209
Ⓑ 診断————————209
Ⓒ 治療————————210

軀幹
櫻井裕之 213

Ⓐ 胸壁再建————————214
Ⓑ 腹壁再建————————215

乳房
前川二郎 215

Ⓐ 乳房再建の目的————————215
Ⓑ 乳房再建方法————————215

殿部・陰部
木股敬裕 218

Ⓐ 殿部の再建————————219
Ⓑ 陰部の再建————————219

性同一性障害
木股敬裕 221

Ⓐ FTMTS に対する手術治療————————221
Ⓑ MTFTS に対する手術治療————————221

四肢
田中克己 222

Ⓐ 四肢再建の基本————————222
Ⓑ 原疾患との対応————————222
Ⓒ 上肢の再建————————222
Ⓓ 下肢の再建————————224

第Ⅳ編　美容外科

227

第8章 美容外科

228

皮膚の美容外科
吉村浩太郎 228

Ⓐ 治療手技————————228
Ⓑ 治療の目的(美容的愁訴)————————228
Ⓒ 治療法————————228
Ⓓ 治療対象————————230

顔面の美容外科
231

Ⓐ 顔面輪郭の美容形成————————赤松 正 231

Ⓑ 眼瞼の美容外科————————234
Ⓒ 鼻の美容外科————————朝村真一 236
Ⓓ 口唇の美容外科————————237
Ⓔ 耳介の美容外科————————239

軀幹，四肢の美容外科
239

Ⓐ 乳房の美容外科————————大慈弥裕之 239
Ⓑ 臍の美容外科————————武田 啓 243
Ⓒ 軀幹などの脂肪過多————————243
Ⓓ 腋臭症・多汗症————————244
Ⓔ 多毛症・無毛症————————245
Ⓕ 禿髪————————245

■ 和文索引————————247
■ 欧文索引————————255

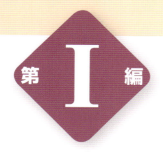

総論

第1章 形成外科総論

形成外科の概念

A 定義および対象疾患

　形成外科とは体表面の先天的，後天的変形，欠損を修復し，機能的，形態的快復をめざす外科系診療科である．他の診療科との最も大きな違いは，機能のみならず，形や色，さらに臭いの異常を正常域に回復させることにより，個人を社会に適応させ QOL（quality of life）を高めることをめざしていることである．

　したがって，形成外科の診療対象は体表面の先天性または後天性の形や色，あるいは臭いの異常をきたす疾患である．また，必ずしも疾患とはいえなくても，形態の美的改善を希望する患者の悩みを外科的手技やその他により回復させ，社会に適応させること（美容外科）も対象に含まれる．

　具体的にいえば，形成外科は創傷治癒学の知識を基盤にして，すべての傷や変形をきれいに治すことを主目的とし，頭蓋顔面や手足，身体表面の外傷，熱傷，あざ，良性・悪性腫瘍，先天異常，難治性潰瘍などの診断と治療および美容医療を行う．形成外科の治療法のうち，失った組織を元に戻す外科的手技を再建という．

　近年は体表面のみならず，胸壁や腹壁，頭蓋底など深部組織の再建も形成外科の範疇に含まれている．

B 名称の経緯

　形成外科は，plastic surgery の訳語である．plastic はギリシャ語の plastikos という形容詞が由来で，「形を作る」という意味がある．再建外科や美容外科も形成外科の一領域であり，国際形成外科学会は "International Confederation for Plastic, Reconstructive and Aesthetic Surgery" と呼称されている．日本語でも「形成再建外科」や「美容形成外科」という呼称が使用されることもあるが，基本的診療科としての名称は形成外科である．

C 形成外科の歴史

1 古代〜中世

　形成外科の概念の確立は新しいが，歴史は極めて古く，古代エジプトで紀元前2000年ころに編纂されたパピルスに組織移植や鼻骨骨折の治療について記載されている．また古代インドのススルタ大医典（紀元前6世紀）に，「鼻そぎ」の刑罰で失われた鼻尖部の頬部皮弁による再建手術や，局所皮弁による耳垂再建手術が記載されている．その後インドでは，鼻の再建に頬部皮弁ではなく前額皮弁が用いられるようになり，これが「インド造鼻術」として近年に至るまで代々受け継がれた．

　このように古代インドで発展した形成外科はアレキサンダー大王の東征などでペルシャ，アラビア，ギリシア，ローマへ伝えられた．ローマの Celsus（紀元前25〜50年ごろ）により編纂された百科全書の中の医学全8巻の第7巻に，合指症の分離手術や伸展皮弁，皮下茎皮弁による皮膚欠損

部の修復法が記載されている．さらに伸展皮弁による具体的な口唇再建法も記載されている．これらの手技は現在でも十分通用する方法であり，当時の形成外科手術のレベルの高さがうかがわれる．しかしその後，ローマ帝国の衰退とともに，形成外科に限らず外科手術全体が低迷した．

2 ルネサンス時代以降

ルネサンス時代に入って，Celsusの医学全8巻が西洋に紹介された．16世紀にイタリアのTagliacozzi（1546～1599年）が上腕皮弁による造鼻術を成書として初めて科学的に記載し，これが「イタリア法造鼻術」として知られる（図1-1）．その後，一時造鼻術は下火になったが19世紀初めに復活し，やがて"plastic surgery"という名称が使われるようになった．

19世紀後半には造鼻術のみならず種々の皮弁法や植皮法が広まり，形成外科が体系づけられるようになった．その後，第一次世界大戦の戦傷者の治療で形成外科の必要性が世間に認識されるようになり，形成外科の急速な発展につながった．20世紀後半に入り**マイクロサージャリー**，**クラニオフェイシャル・サージャリー**，骨延長術，ティッシュエキスパンダー法，レーザー治療など新しい術式が導入され，さらに進歩した．最近は**再生医療**が形成外科に応用されるようになってきた．

3 わが国の形成外科

わが国の外科は腫物を扱う瘍医から始まったといわれるが，戦国時代から安土桃山時代にかけての戦乱の世に刀傷，鉄砲傷を扱う金創医が分派した．これらはともに形成外科の始まりともいえる．さらにキリスト教の伝来とともに入ってきた南蛮流外科が加わり，唇裂や合指症の手術が行われていたが，本格的な近代形成外科は明治時代の西洋医学の輸入に始まる．

"plastic surgery"は当初，「成形外科」と訳されてわが国に紹介された．当時からわが国の形成外科の水準はかなり高いものであったが，独立した診療科にはならなかった．第二次世界大戦後，わが国でも形成外科は急速に発展し，1958年に日本

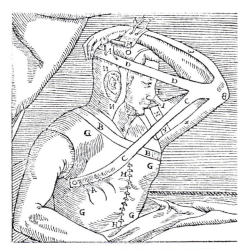

図1-1　Tagliacozziのイタリア法造鼻術
〔倉田喜一郎：植皮術の歴史（3）．日災医誌 26：193-201, 1978 より〕

形成外科学会が創設され，正式に形成外科という名称が決められ定着した．

その後1975年に日本形成外科学会専門医制度が制定され1977年より施行されている．2018年より日本形成外科学会専門医は日本専門医機構が認定する19基本領域専門医の1つになっている．

●参考文献
1) Mathes SJ：Plastic Surgery（2nd ed）. pp1-25, Saunders, Philadelphia, 2006

形成外科と形態学

形成外科は皮膚や筋肉，骨を中心とする体表周辺の組織に操作を行うことによって，その形態と機能を改善する臨床領域である．形態を改善する手術を行うにあたっては，手術を行うと，どのように形が変わるのかをイメージしなくてはいけない．ゆえに形成外科学と形態学は不可分な関係にあり，以下のように応用されている．

A 統計的な評価による標準値

外傷や先天異常などで変形した身体を修復する際には，どの形態をめざして修復を行うべきかの指標が必要である．人間の体表は基本的には左右対称である．ゆえに左右のいずれかに存在する器官が失われた場合においては，形成の目標となるべきは健常側の形状である．

しかし鼻など両側にまたがる器官が変形している場合には，目的とすべき形態の指標がない．また，乳房など左右の双方に存在する器官であっても，両側の形が正常でない場合には，やはり指標がない．このような場合には，**一般的にその器官はどのような形態を有しているのかが指標**となる．身体の各器官の形態は，主として長さと角度で表現されるが，人の身体形状には個人差が存在する（図1-2）．ゆえに一定以上の人数においてデータを計測し，統計処理を行うことによって平均値や標準偏差を得る必要がある．こうしたデータを基準にして，手術を計画する．

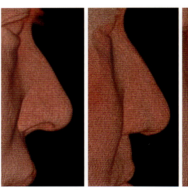

図1-2 コンピューター断層撮影による鼻の形態
個人差が存在する．

B 視覚認識から導かれる，美の法則

1 長さ・比率についての法則

人間が美しいと認識するものには一定の法則性を有する場合がある．なかでも黄金比はよく知られている例であり，黄金比に近い比率を有する構造物ほど，人は美しいと認識する．顔貌に関しても審美の法則性が存在する．人が美しいと認識する顔貌においては，目・鼻・耳の大きさが一定の割合をとっている（図1-3）．

2 領域・形態についての法則

形成外科の治療を行うにあたっては，いかなる形態を自然と感じるかについても配慮が必要である．例えば顔面を修復する場合，必ずしも最小限の範囲で修復をするのがよい結果をまねくわけではない．顔面には鼻唇溝や人中稜など，生理的に存在する線が存在する．これらの線により規定される領域を，人間は1つの単位として視覚で認識

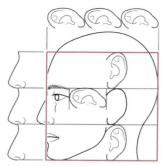

a 鼻，耳と顔との関係

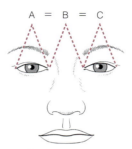

b 内眼角幅と眼裂幅との関係

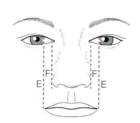

c 鼻翼点と口唇交点の眼との関係

図1-3 Leonardo da Vinciによる比例チャート
a：顔は，鼻長，耳長でそれぞれ3等分される．b：内眼角幅と眼裂幅は等しい．
c：鼻翼点は内眼角点からの垂線を越えない．口唇交点は，虹彩の内縁からの垂線上にある．
〔秦 維郎：美容外科総論．鬼塚卓彌（監修）：標準形成外科学（第4版），pp280-287，医学書院，2000 より〕

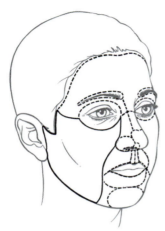

図1-4 aesthetic unit の考え方
顔面は，視覚的に自然と認識される単位より構成される．

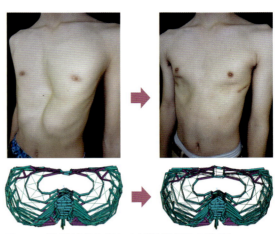

図1-5 陥没部分を押し上げる漏斗胸の治療
工学的な計算技術を用いて，術後の形態を予測することができる．

する（図1-4）．ゆえに顔面に欠損が生じた場合には，その欠損をそのまま再建するよりも，むしろその欠損を含む単位全体を切除したうえで再建を行ったほうが，整容的によい結果を得ることができる（aesthetic unit）．

C 工学的な技術の応用による形態の予測

　形成外科の治療の一部には，目的とする部位に力を加えることにより形態を整える性質のものがある．例えば胸郭の中央部が陥没している先天疾患である漏斗胸においては，陥没している部分を金属製の装具で押し上げることにより，形態の修正がなされる．このような治療においては，胸郭をバーチャルモデルに変換したうえで力学計算を行えば，どのように形が変化するのかを手術に先だって予測することができる（図1-5）[1]．

●参考文献
1) 永竿智久，他：漏斗胸手術に伴う胸郭形態変化の予測システムの開発．日形会誌　29，412-420，2009

形成外科患者の精神病理と患者対応

A 患者心理と形成外科の役割

1 形成外科と精神医学

　形成外科は，体表の変形や欠損，腫瘍などの醜状を手術や皮膚レーザーで再建・修復する臨床領域である．さらなる目標は，これらの病態をもつ患者の精神的・心理的負担や苦痛を軽減・解消し，一般生活を送れるようにすることである．この目標は，精神医学の目標と共通するところがある．精神医学では精神や行動の病的状態を主にカウンセリングや薬物によって治療を進めるのに対し，形成外科では体表の変形や欠損，腫瘍切除後の醜状などをメスやレーザーを主な手段として治療を進める点が異なっている．

2 人としての患者心理

　人は何人も人として生きていくことが保証されるべきで，良好なQOLが得られることを望んで

いる．しかし，外表先天異常，外傷，腫瘍切除後などの体表にかかわる変形や欠損といった醜状をもつことで，疎外や孤立を感じたり，奇異なるものに向ける視線を浴びせられたりするなどして，日常生活や学校生活，社会生活における人間関係でさまざまな不具合をきたすことがある．このような結果，患者が劣等感や苦痛を感じ，社会生活で積極性を失う原因ともなる．

3 ノーマライゼーションの一環

時代が進むにつれて社会における人間関係はより密で複雑になり，他者にも敏感になっている．個人の権利意識や自意識が高まっているが，社会的に未熟な構成員による社会や集団では，体表に醜状をもつものにとっては心理的負担や苦痛を生じやすい環境となる．

形成外科治療は，これらの病態を種々の手術やレーザー治療で再建・修復し，人として心身ともに正常な状態にする，つまりノーマライゼーション（正常化）の一環である医療を推進し，この責務を果たしている．

B 形成外科治療の心理的背景と適応

1 心理的背景

変形や欠損，腫瘍切除後変形などの形成外科治療を希望する患者は，軽度から重度までの精神的負担や苦痛を感じている．担当医は問診で治療目標となる醜状に関してだけでなく，既往も含めた精神状態の変化について注意深く聴取する必要がある．

特に先天異常例や幼少期における損傷例などでは，長髪にして患部を隠す，家庭では患部のことを話題にしないなどして特別な対応をすることで，患者に精神的負担を負わせていることもある．さらに，患者だけでなく母親をはじめ家族の精神的負担が大きいこともある．その場合は，初診以降，医療スタッフが患者とともに家族の不安や心理状態を理解し配慮する姿勢が重要である．

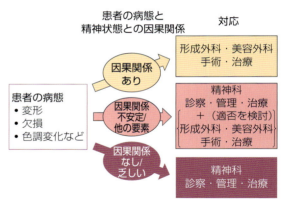

図 1-6　患者病態と精神状態との因果関係による対応
変形・欠損などと精神状態との因果関係により 3 つの対応がある．

2 形成外科治療の適応

形成外科手術の適応を決めるとき，患者の病態と精神状態の因果関係により 3 つの対応がある（図 1-6）．第 1 は，変形・欠損や腫瘍切除後に再建・修復を要する病態で，すでに苦痛を生じていたり，必ず苦痛や精神的負担を生じる因果関係が判断できる場合で，形成外科手術治療の適応とする．

第 2 に，この因果関係が判断できるが，その苦痛や精神的負担が過剰や不安定で，他の要因も考えられる場合は，手術はいったん保留して**精神科リエゾン**などによる協力や対診協力を得る．そのうえで精神科医とともに，その患者にとっての手術の意義と有用性を検討し，手術治療を進めるかどうかを医療的に判断する．

第 3 には，変形や欠損と精神的負担や苦痛との因果関係がないか乏しい場合には，その負担や苦痛が大きくても形成外科手術の適応とせず，精神科に診断や治療を依頼する．この基盤には，うつ病，身体醜形障害（後述），統合失調症，ミュンヒハウゼン症候群（後述）などを有していることがある．精神科治療が奏効することで手術治療が不要になったり，患者-医師関係で良好なコミュニケーションを得て治療を円滑に進めたりすることができる．

C 精神科との連携

1 精神科リエゾン

変形や欠損の修復を主訴に来診した患者に精神科医の協力が必要と判断しても，直ちに精神科の診察に導くことが難しい状況がしばしばある．このようなときは，患者と手術治療を何回か話し合う中で精神科受診を勧めてみる．また，形成外科外来で精神科医に同席してもらい助言や示唆を得ることも可能である．精神科リエゾンは，病態と精神状態との因果関係に示唆を得て，全人的診断治療や手術適応の判断に有用である．形成外科患者に対する精神科リエゾンの施術の必要性に対する検討では，「患者が男性」と「手術希望部位が鼻，あるいは顔全体」に属する患者が要素として挙げられ，恐怖症性不安障害と持続性妄想性障害は施術には反対とされる．

また，外来などで明らかな精神症状を把握しにくく，同一部位あるいは部位を変え，同一医師，あるいは医療機関を変えて何回も本人の希望する手術を受ける**ポリサージャリー（頻回手術症）**の患者群がいる．精神科医によるポリサージャリー症例に対する包括的精神病理学評価尺度による調査では，「男性で眼瞼・頬部・顎などの手術を希望し，3か所以上の医療機関を受診し，術後に不満を感じ，精神病理学的な主観症状として不安，抑うつ，強迫の状態像を示すのが典型」とされている．

手術に不満を感じる患者では，他覚的には軽度な変形であるが本人は重度と思っていることが多く，YG性格検査，包括的精神病理学評価尺度などの評価法で異常を示すことが多い．これらの検査は，形成外科治療を進める際や，いかなる術式に適応かを判断する際の補助になる．

2 心理支援

重大な変形や欠損，先天的外表異常などでは，精神科医や臨床心理士による心理支援を得ることで，円滑で良好な治療を進めることができる．さらに社会復帰や復学の場合，心理・社会生活，健康管理とリハビリテーション，学校や仕事場，社会福祉施設などで，連携のとれた支援が必要となる．これには家族だけでなく，学童ではスクールカウンセラー，担任教諭，養護教諭，児童相談所，自治体の子育て支援，成人では自治体の福祉部門，社会福祉協議会，ボランティア組織などと医師やソーシャルワーカーとの連携が重要である．

3 メイクアップの併用

形成外科手術を終え，なお縫合瘢痕や熱傷瘢痕，母斑，血管腫などの色調の残りなどが気になるとき，**メイクアップ**による病変部のカモフラージュによって社会参加への積極性を支援する方法も適用されている．唇裂口蓋裂の成人女性では，メイクアップにより高揚感が得られ，社会参加の助けとなっている．また，美容外科の術前にメイクアップを併用することにより，主訴を具体的に把握でき，手術を円滑に導入できたとの有効性が指摘されている．

D 美容外科における患者心理

1 形成外科と美容外科（図1-7）

形成外科は変形や欠損，色調変化などの病的状態に対して手術やレーザー治療などによる再建や修復を行うのに対し，美容外科は，病的ではない状態から整容や美肌をめざした治療を行う．この間に厳密な一線を引くことはできず，形成外科手術に美容外科的要素を加えることでさらによい結果が得られることも多い．整容をめざす主な美容外科治療は，重瞼，隆鼻，豊胸，顔面輪郭形成，除皺（しわとり），しみとり，脂肪除去などである．これらの術後に希望の形態改善が得られると，行動性や社会性，また人間関係で，患者はより積極的になることが多い．特に美容外科治療では，患者が主観的で繊細な形態変化を求めることが多い．術前には十分かつ詳細な**インフォームドコンセント**を行って手術を進めることで，満足な手術結果や安心感，高揚した活力ある心理的状態が得られる．

しかし，患者の希望する治療目標が必ずしも整

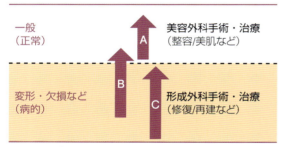

図 1-7 形成外科と美容外科
A：豊胸術，隆鼻術など．
B：眼瞼下垂症で除皺を併用，下顎前突症で下顎後退とおとがい形成併用など．
C：乳癌切除後の乳房再建術，熱傷での植皮術など．
形成外科手術・治療：病的状態からの修復再建．
美容外科手術・治療：正常の枠内での整容や美肌をめざした治療．

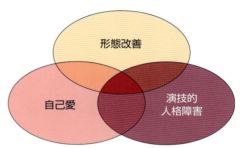

図 1-8 美容外科治療を受ける患者動機の 3 要素
美容外科治療を受ける患者は，単一の要素か複合した要素による動機が考えられる．

容的でない場合や，解剖学的あるいは医療的にリスクを有する場合がある．これ対しては，患者に他の治療を提案したり，治療の意義がないことを平易に説明したりして納得を得る必要がある．この過程が不十分であると患者は**ドクターショッピング**に走ることにもなる．医師は，時代に適合した美的感覚と正しい医学知識をもつ必要があり，誠意をもって症例ごとに適合した説明に努める．これを行っても患者の理解が得られないときは，手術を保留するのがよい．

2 美容外科治療を希望する患者の心理

美容外科治療を希望する患者は，① 形態を改善すること，② 自らを愛すること（narcissism），③ 演技的な人格障害の 3 要素がその動機とされる（図 1-8）．具体的には，患者自身が自らのボディイメージについての問題意識や，からかわれた過去，自尊心を高めたいといったことが発端となり治療を希望する．

美容外科手術希望者の心理検査では，約 1/3 の患者に身体醜形障害やうつ病などの精神医学的問題が認められている．美容外科治療を希望する患者には，初診時から変形や欠損の機能や見かけのみならず，心理的苦痛による抑うつ状態や心理的解放の願いなど，精神心理的状態の把握に努め，全人的な観点をもって診療を進めることを心がける必要がある．うつ病治療とともに行った美容外科手術は，行わなかった場合より満足度が高いとされ，精神医学的問題が想定される場合は精神科医との連携はむしろ不可欠である．

3 不十分な情報

近年，インターネットや雑誌などでは美容外科治療を中心とした医療情報があふれている．しかし，その内容には手術内容や手技，副作用，後療法，術後経過などの必要な情報が欠落していることが多く，結果としてドクターショッピングなどを含めた患者の安易な受診を招く．また，十分な説明のないまま手術治療が行われ，患者が医学的トラブルを抱え，不満を残すこともある．

E 患者の権利と義務（図 1-9）

1 患者の権利

A 自己決定権，インフォームドコンセント

近年，人権意識の高まりに伴い，患者は基本的人権の 1 つとして治療を進めるか，どの治療を受けるかなどを自ら決める自己決定権があるとして，医療現場でも認められるようになっている．医療は形成外科も含め著しい進歩を遂げ，種々の病態に対して多種多様な治療法が考えられている．特に形成外科では，1 つの病態に対していくつもの再建法が候補に挙がり，患者が想像しにくく理解しにくい治療法も多い．このような状況の

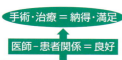

図1-9 医療における患者の権利と義務
医療においては患者の権利が守られ，義務が果たされ，医師が務めを果たして手術治療の納得や満足が得られることになる．

中で方針を決定する前に，医師は患者に対してそれぞれの手術や治療内容の説明だけでなく，長期経過や副作用，安静度，後療法，予想される治療結果などを十分に説明をすることが必要である．

患者に正しい情報を伝えるためには，医師側がその病態に対する治療に精通していることが必要であり，その内容を患者側にわかりやすく説明しなければならない．疾患によっては，画像や模型，コンピューターシミュレーションなどで解説するなど，患者が治療内容を正しく理解できるよう努める．例えば，患者が縫合線の傷跡が消えてなくなるなどの誤った理解をしている場合や，過剰な治療結果を期待していると判断した場合は，正しい内容を理解してもらうようにさらに平易に何度でも機会をもって説明する必要がある．侵襲の小さい処置や治療でも，患者側の思い過ごしや医師側の説明不足にならないよう十分に説明する．

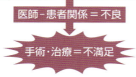

禁忌事項
- 患者の同意なく，第三者に病名や個人情報などを伝えることは禁忌である．
- 患者の同意なく，家系調査を行うことは禁忌である．
- 患者の同意なく，会社など仕事先に診断書を送付することは禁忌である．
- インフォームドコンセントを得ていない治療をすることは禁忌である．

これら一連の説明により患者が同意することをインフォームドコンセントと呼ぶ．これによって医師と患者が合意して契約が整い，同じ方向に向かって協力して治療を進めることになる．のちの治療結果に対する思い違いを防ぐためにも，医師はこれらを説明して同意を得た内容をすべて診療録に記録するとともに，術前・術中・術後の写真や画像所見を得ておくことも重要である．

B セカンドオピニオン

患者が，医師からの説明や治療に対して疑問や不安・不信を感じたりするような場合に，他の医師の意見を聞くために，**セカンドオピニオン**として医師が他医を紹介したり，患者自らが他医を受診して説明を受けたりする体制がとられる．セカンドオピニオンは自らの考えを受け入れてもらえる医師を探して多くの病院や医院を受診してまわるドクターショッピングとは異なる．セカンドオピニオン外来を設けている病院もある．

C 個人情報保護

近年，一層の高度情報通信社会となり，医療機関では患者の病歴をはじめ手術歴や画像データなど多くの個人情報が電子カルテなどに蓄積されており，医療を進めるために重要で有用な情報となっている．一方，特に形成外科には病態に対して精神的負担をもって来診する患者も多く，これらの個人情報が適切に保護される必要がある．

この個人情報を保護することと，個人情報を有用に利用することは相反するが，保護のため個人情報の利用目的の特定，第三者提供における本人の同意などの規定とともに，利用促進のため本人への利用目的の通知や第三者提供への本人同意の免除などが「個人情報の保護に関する法」（消費者庁ホームページ）に細やかに決められている．

2 患者の義務

患者は治療を受けるとき，インフォームドコンセントを得ることや**自己決定権**，セカンドオピニオンを聞く権利，**知る権利**，**個人情報保護**などが保障される．一方，医療を円滑かつ適切に進めるために，患者は，自らの病態を含む身体的・精神的情報を医療担当者に正しく提供する義務があ

る．また，説明を受けても十分理解できない場合は，何度も医師に質問して理解することが必要となる．そのうえで，患者は医療担当者とともに協力して治療にあたる．

これらの患者の権利が守られ，義務が果たされて良好な医療が円滑に進むには，基盤として医療担当者と患者との良好な信頼関係が成り立っていることが必要である．

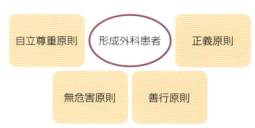

図1-10　形成外科患者に対する倫理的姿勢の4原則

F 形成外科における医療倫理

医学，医療における倫理規範は，ヒポクラテスの誓いや1948年のWMA（世界医師会）のジュネーブ宣言，1964年の医学研究での倫理原則についてのヘルシンキ宣言，1981年の患者の権利についてのリスボン宣言に述べられている．

医療全般の中でも形成外科の診療に来診する患者は，身体の欠損や変形，病変といった問題とともに多様な悩みや精神的ハンディキャップ，コンプレックスを重く感じていることが多い．これに対して前記の倫理規範をもとにした医療スタッフが実践すべき倫理的姿勢として重要なことは，①患者の自立的な意思決定を尊重すること（**自立尊重原則**）が挙げられる．形成外科の患者では，その病態は生死に関わることばかりではないものの，心身的負担は大きなものを抱えていることが多い．多種の治療法や個々の治療の適応などを十分説明して患者が治療を受けるかを考える基盤を示すものの，いずれかの治療を患者自身が自立的に受ける，あるいは受けないを決定できるようにすることが重要である．

次いで，②患者に危害が及ばないようにすること（**無危害原則**）として，当該治療対象部位のみならずドナー部位も含めた手術治療で，無為な侵襲を避けるなどの配慮が必要である．また，③患者に心身の利益をもたらすこと（**善行原則**）を，説明の当初から治療や予後において常に考慮する姿勢が重要である．形成再建外科や形成美容外科でも合意によって進める治療では，④法外な加療側の利益や患者側の負担にならないようにすること（**正義原則**）にも配慮されるべきである．

これら4つの倫理的姿勢の原則（図1-10）を患者の状況に応じて詳細に配慮することで，医師患者間に信頼関係を確立でき，同じ治療目的に進む合意形成やよりスムーズな治療を進めることができる．

G 特殊な精神的病態

1 身体醜形障害
body dysmorphic disorder（BDD）

身体の形態の美醜イメージに極度にこだわる病態である．心気症や強迫性障害とされ，統合失調症や自殺に至る場合もある．また，悩みが大きいとうつ病を併発することも多い．同義で醜形恐怖，醜状恐怖とも呼ばれる．性差はなく，対象は頭蓋，眼瞼，外鼻，耳介，口唇，歯牙，顎からおとがい，性器，体形などである．常に鏡で対象部位を見るなど性格に情緒的な不安定傾向，思考的内向性の高さが認められ，社会生活や職場でも支障をきたしていることも多い．

変形を訴えて来診しても，他者から見ると軽微な変形か正常範囲内であり，安易なインフォームドコンセントで手術が行われると，ポリサージャリーに至ることが多い．また，医療機関に受け入れられずドクターショッピングに至ることも多い．

本疾患が疑われるときは，**患者とのコミュニケーション**をとりつつ，施術の有無にかかわらず，精神科リエゾンと連携することが重要である．

2 自傷行為
self-mutilation

形成外科には種々の創傷や熱傷の治療の機会が多いが，以下のような自傷治療の機会もある．

1 ● リストカットなどの自傷が明らかな場合

神経症，境界性人格障害，統合失調症などで加療歴がある場合が多い．自殺企図と異なり軽度の創傷を繰り返すことが多く，摂食障害や薬物乱用と共通した基盤が考えられている．担当医との連携で精神的安定を得て創傷の治療を進める．

2 ● 基礎的病態に伴う自傷が考えられる場合

自傷行為，知的障害，脳性麻痺を呈するLesch-Nyhan（レッシュ・ナイハン）症候群などの基礎的病態を有する場合である．この基盤を解明し，精神神経学的な加療とともに創傷治療を進める必要がある．

3 ● 受傷およびその後の経過が曖昧で，自傷が明らかでない場合

普通では生じない傷をきたす，治癒不全が続く．対象の傷が治癒に向かうと他に傷が生じるといった通常では考えられない創傷の発症や経過をきたす．傷を作ってはドクターショッピングをしたり，ポリサージャリーとなったりすることもある．

他部位に多発瘢痕を見出すこともある．これは，自らに関心を引くために自傷行為を行う**ミュンヒハウゼン症候群**で，臨床現場で見過ごされ，何回もの処置後に明らかになることも多い．境界性人格障害との関連が指摘され，小児期の外傷時に同情を受けた記憶が基盤になる場合もあるとされる．本疾患は，他者からの同情を引くことが目的であるため，治療において協力的である．この点が，経済的な利益が目的である詐病とは異なる．また，傷をつけるのが自分自身ではなく子どもや配偶者などである**代理ミュンヒハウゼン症候群**もあり，虐待児に付き添いする母親や近親者の介護者などに見出されることがある．

3　性同一性障害
gender identity disorder（GID）

本項ではGIDについての精神病理について述べる．治療については別項を参照されたい（➡221頁）．

Ⓐ GIDとは

GIDとは，① 自らの性別に対する不快感や嫌悪感を感じたり，② 反対の性別に対する強く持続的な同一感を感じたり，③ 反対の性役割を求めたりする状態を呼ぶ．これにより，日常生活や学校，職場，社会生活の中で本来の身体的性と心の性の相違に苦しみ，社会や家族，友人からの孤立や疎外を強く感じるようになる．具体的には，社会的偏見や社会的に受け入れてもらえない苦痛，人間関係確立の困難などである．GIDの有症調査では，3〜15歳の男児0.04％，女児0.5％が，16〜26歳の男性1.0％，女性2.0％がGIDの傾向を認め，世界共通して女性に多い．

従来GIDに対する治療は，精神科での診療は保険適用であったが，他科では自費治療とされてきた．2018年4月から一定の基準を満たす医療機関で性別適合手術を行う場合に限って，GIDが条件付きながら「疾患」とされ，性別適合手術と性別変更後のホルモン療法は公的医療保険の対象となった．

Ⓑ 分類

これらの違和感を感じ出す時期によって，幼少期の「中核群」と青年期以降である「周辺群」に分けられる．「中核群」は，自らが相対する性であることを確信しているが，「周辺群」では，表現型の性的状態を獲得することを回避することが柱で，諸々の精神医学的問題も関係している．性別では，**FTM**（female to male：女性から男性へ）は幼少期に発症し，**MTF**（male to female：男性から女性へ）は幼少期から青年期以降まで発症することがあり偏りがない．

Ⓒ 発見と経過

本人は性別違和感に悩み出すが，その親が気づくことは少なく，学校の女性教員が気づくことが多いとされ，小・中学校の教育現場での注意深い観察や配慮が重要である．GIDの可能性が見出されると，家族の理解を得て専門的医療機関を受診し，診断を受ける．診断が明らかとなると，その後の本人の精神的支援のため，本人を取り巻く両親，家族，教員や医療スタッフ（形成外科，産婦人科，泌尿器科，精神科を中心とする）との円滑な連

携を図る.

中学生ごろまでに多くは性に対する違和感を感じているが, 第二次性徴期になると身体的性が表出してさらに苦痛が増大してくる. 思春期ごろには, 自殺を考えたり実際の自殺企図や自傷行為, 過量の服薬, 不登校などの経験をしていることが多い. GID, なかでも特にFTMはわが国では治療を行っている施設が少なく, 精神科を受診後, 診査と治療を段階的に長期に受けることになり, このことも強いストレスとなる. また, GIDという状態に対して二次的に生じたと考えられる強迫神経症やうつ状態などの精神科的合併症も17.8%にみられる. 特にMTFに多い傾向があり, 精神科による継続した診察や加療が重要である.

Ⓓ 精神的ケア

精神科医や心理専門家が中心となり, 精神的苦痛の支援, **カムアウト(表出)**のシミュレーションや好機の検討, 実生活体験, 精神的安定の確認が必要となる. 日常生活での精神的負担が軽減するように生活指導を行い, 病院の外来受診では障害者兼用トイレを使う, 処置室では他の患者との接触を避けるなど細やかな配慮が必要となる.

入院では, 呼び名は姓で呼ぶ, 個室入院にする, 名札をイニシャル表示にする, などのプライバシー保護の配慮を医療スタッフ全員が認識して行うことが重要である.

●参考文献
1) 日下志厳, 他:形成外科患者におけるコンサルテーション・リエゾン精神医学の現状と問題. 近畿大医誌 24:33-40, 1999
2) 真鍋幸嗣:形成外科領域における polysurgery 患者の精神病理学的特徴. 近畿大医誌 25:21-35, 2000
3) 日比野英子, 他:唇裂口蓋裂女性を対象とした化粧によるサポートの実践的研究—より適応的なペルソナの形成を目指して. 大阪樟蔭女子大学論文集 47:105-117, 2010
4) Shridharani SM, et al:Psychology of plastic and reconstructive surgery:a systematic clinical review. Plast Reconstr Surg 126:2243-2251, 2010
5) ニコライ・ラムゼイ:美容手術に対する心理学的評価. アレックス・クラーク, 他(著), 原田輝一, 他(訳):アピアランス〈外見〉問題介入への認知行動療法. pp280-300, 福村出版, 2018
6) Tom L. Beauchamp, et al:Principles of Biomedical Ethics. 4th Edition, pp23-25, Oxford University Press, New York, 2001
7) 佐々木掌子, 他:わが国における性別違和と異性帰属の得点分布—双生児データによる性同一性障害傾向の有症割合. 日性科会誌 27:49-59, 2009
8) 中塚幹也, 他:思春期の性同一性障害症例の社会的, 精神的, 身体的問題点と医学的介入の可能性についての検討. 母性衛生 45:278-284, 2004

損傷・創傷治癒

Ⓐ 損傷と創傷

損傷は, さまざまな外界からの刺激により生じた組織の障害のことをいう. 組織や臓器名のあとに「損傷」をつけることで, 例えば皮膚損傷, 肺損傷などと使用する. 一方で, 創傷の創は, 元来, 鋭的な刃物でできた損傷をさす.

Ⓑ 創傷の治癒過程

1 正常な皮膚の構造

皮膚は, **表皮**と**真皮**の二層の構造の中に, 血管, 神経, 毛包, 立毛筋などを有している.

表皮の厚さは, 平均約0.2 mm で, 表皮は主に表皮角化細胞からなる. このうち基底細胞が約19日間かけて分裂し, 有棘層, 顆粒層, 角層と分化していき, 約45日で皮膚から脱落する. 表皮角化細胞以外にも, 基底層にメラノサイトが存在し, 紫外線から体内を防御するためのメラニン色素を周囲基底細胞に移送する. 表皮にはその他 Langerhans(ランゲルハンス)細胞などが存在する.

表皮は細胞同士が接着しているのに対して, 真皮は**線維芽細胞**が細胞の主体であり, 線維芽細胞がコラーゲンなどの細胞外マトリックス(細胞外基質)に埋もれている状態である. 他に, 血管内皮細胞, 平滑筋細胞, 炎症細胞などが存在する.

2 細胞と細胞外マトリックス

さまざまな組織は，細胞と細胞外マトリックスからなる．細胞外マトリックスは，蛋白質や蛋白質に一部糖鎖が結合した糖蛋白質からなる．

正常の真皮の細胞外マトリックスは，膠原線維と弾性線維を中心に形成される．膠原線維は**コラーゲン**と呼ばれ，皮膚の結合組織の 20〜30％を占める．これまでに 27 種類のコラーゲンが発見されているが，真皮ではⅠ型とⅢ型コラーゲンが多い．正常の真皮は，Ⅰ型コラーゲンが多いが，創傷治癒過程の肉芽組織では，血小板凝集能に優れたⅢ型コラーゲンの比が高くなる．弾性線維は皮膚に弾力をもたせる．主な成分はエラスチンである．

3 創傷治癒の過程（図 1-11〜13）

外界には，細菌，紫外線，活性酸素など体内の恒常性維持を障害するものであふれている．また，体内は体外と違った環境で保湿・保温を保ち，体内の恒常性を維持する必要がある．外界と体内の境界を作るバリア機能が，皮膚の最も大切な役割の 1 つである．このため，皮膚に創傷ができるとこれを修復する必要がある．この過程が創傷治癒の過程である．

真皮まで至った創傷は，厳密にいうと多かれ少なかれ瘢痕を形成し（後述），元どおりの形態には戻らない．これを**修復**と呼ぶ．これに対してイモリなどは四肢を切っても元どおりの正常な組織に戻るが，これを**再生**と呼ぶ．肝臓の部分損傷や，表皮までの損傷，ある時期までの胎児の皮膚の損傷は再生する．

ここでは，修復の過程である創傷治癒に絞り解説する．創傷治癒過程は，出血・凝固期，炎症期，増殖（修復）期，成熟期に大きく分けることができる．これらの過程は，明確に区切られるものではなく，それぞれオーバーラップしている．それぞれの過程を順を追って説明する．

A 出血・凝固期（図 1-11a）

受傷直後〜受傷後数時間の反応である．真皮に至る創傷が生じると，真皮内に存在する微細な血管が損傷を受け出血する．損傷を受けた血管は，一時的に血管収縮し，血管内皮細胞下のコラーゲンが露出し，内因系血液凝固が始まる．それに引き続き血小板が粘着し，活性化される．活性化した血小板は凝集し，血漿成分のフィブリノゲンの働きで創面が血塊で被覆される．

このように血液凝固塊が形成され止血されると，創面は一時的に遮断される．この血液凝固塊の中に血小板が豊富に含まれていて，血小板は止血の作用のみならず，血小板由来増殖因子（platelet-derived growth factor：PDGF），transforming growth factor β（TGF-β），ヒスタミン，キニン，プロスタグランジンなどを含む．活性化した血小板は同時に脱顆粒し，中に含まれるさまざまな因子が創面に放出される．これが，出血・凝固期で，この血小板からのさまざまな因子の放出と刺激で創傷治癒が開始される．

B 炎症期（図 1-11b，c）

受傷数時間〜約 3 日程度の反応である．血小板の脱顆粒により放出された上記のさまざまな因子の刺激をもとに炎症が生じ，キニン類により毛細血管の透過性が亢進し，炎症細胞が創部に遊走してくる．最も早く創傷部に集まってくるのが好中球である．好中球は，殺菌作用と貪食作用を有していて，殺菌と分解産物や死滅した細菌，赤血球などの貪食を行う．また，好中球は細胞質内に顆粒を有し，この中にコラゲナーゼ，エラスターゼなどの好中球プロテアーゼを有している．脱顆粒を起こすことで好中球プロテアーゼを含むさまざまな酵素の放出を行う．好中球による炎症反応のピークは受傷後 24 時間程度である．

引き続いて，受傷後 2〜3 日をピークとして，マクロファージ（macrophage，貪食細胞）が創部に集積してくる．マクロファージは，単球が創傷部に遊走して分化する．また，細菌，ウイルス，死んだ細胞などの貪食能を有するのみならず，TGF-β1，塩基性線維芽細胞増殖因子（basic fibroblast growth factor：bFGF，FGF-2），表皮成長因子（EGF）などの細胞増殖因子の放出を行う．マクロファージは，創傷部位に長くとどまり，これら細胞増殖因子を放出し続け，創傷治癒の進行に重要である．さらに，リンパ球や肥満細胞も創傷治癒にかかわる炎症細胞である．

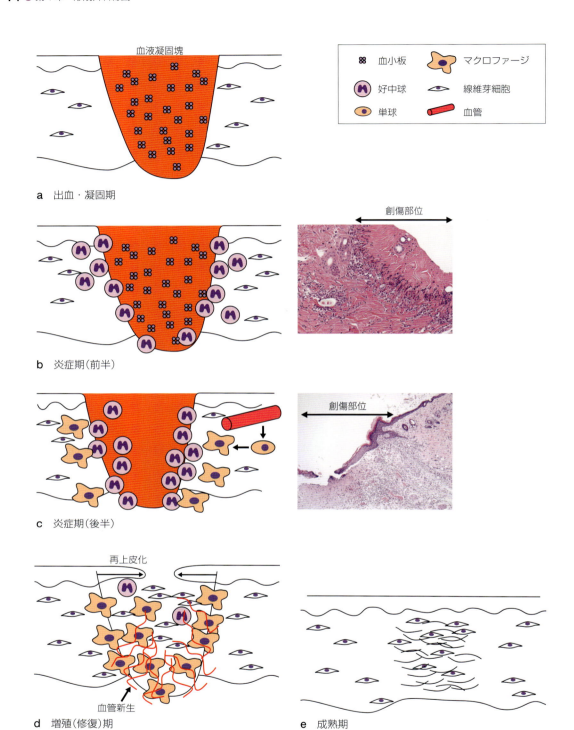

図 1-11 各創傷治癒過程のシェーマと組織像（マウス）

C 増殖（修復）期（図 1-11d）

これらの炎症細胞が放出するさまざまな増殖因子の刺激により，線維芽細胞がコラーゲンやフィブロネクチンを中心とした細胞外マトリックスの産生を多く行うようになる．これにより欠損した創傷部が埋まっていく．これは受傷後3日目ごろから始まる．一方で，新しくできた組織を栄養する必要があるので，同時に活発に血管新生が起こる．このように炎症細胞，線維芽細胞，細胞外マトリックス，新生血管などが一塊となり創を埋めていく．この組織のことを肉芽組織と呼ぶ．

正常の真皮はⅠ型コラーゲンが多いのに比べ，初期の肉芽組織はⅢ型コラーゲンが多い．前述のようにこの肉芽組織には，フィブロネクチンも多く含まれる．フィブロネクチンは，周囲の炎症細胞や線維芽細胞の移動に役立っている．この肉芽組織の中に筋線維芽細胞と呼ばれる，創収縮を引き起こす細胞が生じる．筋線維芽細胞は，線維芽細胞と平滑筋細胞双方の特徴を有し，組織を埋めてゆくとともに創の収縮を引き起こし，創の大きさを小さくしていく（図 1-12 参照）．

これら一連の反応と同時に，創縁から表皮角化細胞の分裂，増殖，遊走が起こり，肉芽組織の上を表皮が被覆する現象である再上皮化が起こる（図 1-13 参照）．再上皮化は，創面が乾燥しているより，湿潤環境にあるほうが，早く終了する．このため創傷部は，ある程度湿潤な状態で管理するのがよい．

D 成熟期（図 1-11e）

再上皮化が終了すると，もともと肉芽組織であった組織が徐々に壊され，成熟した組織に再構築されていく．これに伴い，真皮の強度も増してくる．この時期に何らかの原因で炎症が遷延する状態が続くと，肥厚性瘢痕を生じやすくなる．

これら一連の過程をまとめると，図 1-13 のようになる．

4 創傷の種類

治癒形態でみれば，創傷治癒は一次治癒と二次治癒に分けられる．

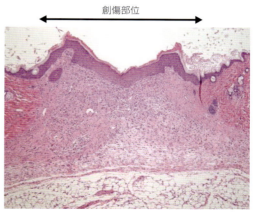
7日後

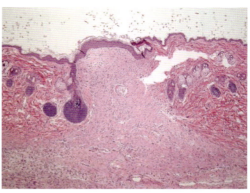
14日後

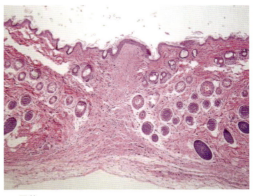
21日後

図 1-12　創の収縮（マウス）
時間経過とともに創自体が収縮する．

A 一次治癒

切創などの受傷直後に縫合された創の創傷治癒過程を一次治癒と呼ぶ．創面同士が接触している状態である．開放創でみられる肉芽組織の形成が

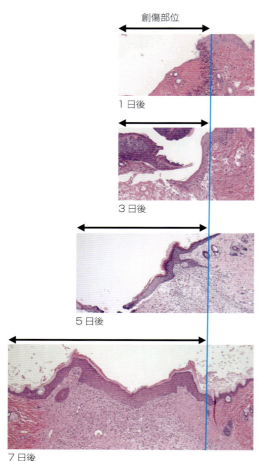

1 日後
3 日後
5 日後
7 日後
a 再上皮化

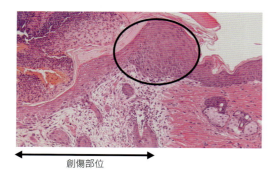

b 創縁の活発に増殖している表皮

図 1-13　創の再上皮化（マウス）
青い線は創の辺縁を示す．

あまりみられないうちに再上皮化が終了するので，炎症も軽度に抑えられる．その結果，瘢痕の幅は狭く形成される．

B 二次治癒

創傷を受傷したが縫合されないと，肉芽組織の形成と，その上に再上皮化が起こり治癒する．これを二次治癒と呼ぶ．創治癒まで時間がかかり，また瘢痕も広くなるので整容的にも不良である．このような二次治癒は，熱傷や褥瘡に代表される治癒過程に多くみられる．

健常人が二次治癒となった場合は，肉芽組織は新生血管に富み，赤色，易出血性で比較的強固である（図 1-14a，b）．一方で，褥瘡や難治性潰瘍など創傷治癒が遅延した状態では，肉芽組織は淡桃色で脆弱であることが多い．これは不良肉芽と呼ばれる．不良肉芽は，炎症細胞や新生血管に乏しく（図 1-14c，d），この上には再上皮化は起こりにくいので，デブリードマンを行う必要がある．

C 急性創傷と慢性創傷

急性創傷は，創傷治癒過程が進行し治癒していく過程である．一方で，創傷治癒を遅らせる全身的，局所的な要因が存在すると，創傷治癒過程は遷延し，これを慢性創傷と呼ぶ．褥瘡，下腿潰瘍などが慢性創傷となることが多い．

5 瘢痕の種類

A 成熟瘢痕

創傷治癒が終了し，正常の真皮の隙間に形成された線維性組織が瘢痕組織である．正常の真皮と比較して膠原線維の太さが細かく，硬い．通常，ヒトでは再上皮化終了後 6 か月で瘢痕組織は成熟瘢痕になるといわれている．

B 肥厚性瘢痕

通常創傷後の瘢痕は 6 か月程度で成熟瘢痕となるが，病的な状態のため瘢痕部が発赤し肥厚してくる状態を呈することがある．これを肥厚性瘢痕と呼ぶ．いくら肥厚しても周囲組織に浸潤することはない．

C ケロイド

肥厚性瘢痕と同様に，創傷や炎症をきっかけとして刺激部位が発赤し，肥厚してくる状態であ

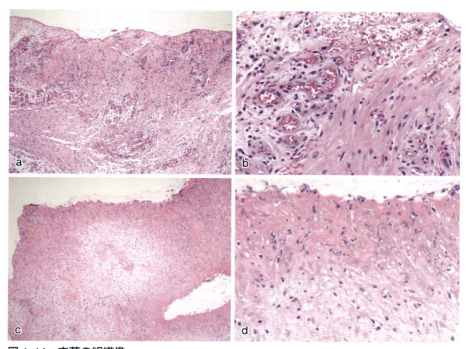

図 1-14 肉芽の組織像
a, b：良好な肉芽の組織像. c, d：不良肉芽の組織像. 炎症細胞, 血管に乏しい.

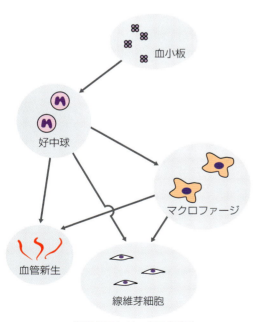

図 1-15 創傷治癒のネットワーク

る. 肥厚性瘢痕と違い, ケロイドは瘢痕の辺縁を越えて正常組織内にまで浸潤, 拡大する. 肥厚性瘢痕もケロイドも, 体の各部位で発生しやすい場所と, しにくい場所がある. 眼瞼や陰嚢にはほとんど発生しないが, 前胸部, 肩などは好発部位である.

6 創傷治癒に影響する因子

　創傷治癒の過程は, 炎症細胞や線維芽細胞などさまざまな細胞のネットワークにより創が埋まり収縮し, 上皮で覆われる（図 1-15）. このネットワークがうまく働かないと, 創傷治癒は進行しにくくなる. 創傷治癒に影響を与える因子は, 全身的なものと, 局所的なものを考慮する必要がある.

A 全身的な要因

　低栄養, 低蛋白血漿, 糖尿病, 神経障害, 低酸素, ステロイドの長期投与などにより創傷治癒は遅延する. ステロイドは長期投与により, 炎症, 増殖を抑制する.

B 局所的な要因

　圧迫による末梢循環・栄養障害，感染，壊死物質の付着などにより創傷治癒は遅延する．圧迫が起こると末梢血管が虚脱し，組織に十分な酸素，栄養，血液が届かなくなるため，創傷治癒が進まなくなる．もともと創傷部は，非創傷部に比べ3〜4倍の酸素を必要としている．感染が起こると，細菌が蛋白質を分解し肉芽組織が壊される．その一方で，消毒薬は細胞にも毒性があるので，創面は消毒をしないほうがよい．創面は生理食塩水や微温湯で洗うのがよいとされている．壊死物質の付着は，それだけで細菌の温床となる．

7 創傷治癒にかかわる増殖因子

A 線維芽細胞増殖因子
fibroblast growth factor（FGF，FGF-2）

　ヘパリンと結合するポリペプチドで，下垂体からの抽出物として発見されたが，現在までにヒトでは22種類の分子がFGFファミリーとして報告されている．名前のとおり，線維芽細胞の増殖に深くかかわっているが，組織の発生に重要な役割を果たす分子も数多く報告されている．このうちbFGF（FGF-2）は，わが国で臨床応用されていて，皮膚潰瘍に対して効果がある．また，強い血管新生作用があることも知られている．

B 血小板由来増殖因子
platelet-derived growth factor（PDGF）

　2本鎖のポリペプチドで，A鎖とB鎖の組み合わせにより，AA，AB，BBの3種類が存在する．血小板に多く含まれるが，貪食細胞や血管内皮細胞からも分泌される．線維芽細胞，平滑筋細胞などの遊走や増殖を刺激する．VEGFはPDGFファミリーの1つであるが，bFGFと同様，強い血管新生作用を有する．

C TGF-β
transforming growth factor-β

　2本鎖ポリペプチドで，哺乳類ではTGF-β1〜β3まで存在する．細胞の分裂や分化などさまざまな場面にかかわっている．このうちTGF-β1は線維芽細胞に働きかけ，さまざまな臓器に強い線維化を引き起こす．

D 表皮成長因子
epidermal growth factor（EGF）

　1本鎖のポリペプチド鎖で，細胞の分裂，成長や分化にかかわっている．表皮のみならずほとんどの上皮に増殖作用を有する．

第2章 形成手術手技

皮膚外科基本手技

A 形成外科的基本縫合術

　皮膚縫合術は，外科の基本手技であると同時に，「きれいな傷跡」を目標とする形成外科医にとってはその真価を問われるいわば生命線ともいうべき重要な手技である．ただ，皮膚縫合といっても，単に皮膚を縫い合わせるテクニックだけが問題となるのではない．「きれいな傷跡」を得るためには皮膚切開のデザイン，皮下の剝離，止血といった縫合に至る前の各手術操作にも十分な配慮が必要である．
　本項では，形成外科的皮膚縫合術の基本的手技と注意点などについて述べる．

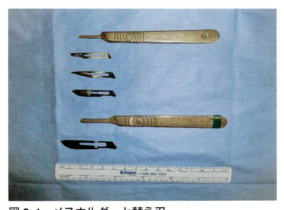

図 2-1　メスホルダーと替え刃
上から形成外科で多用される 15 番の円刃，11 番の尖刃，10 番の円刃．さらに外科用の 21 番の円刃．

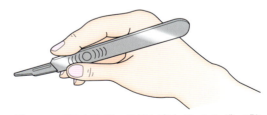

図 2-2　メスホルダーの持ち方（ペンホルダー式）

1 手術器械

　形成外科の手術では，基本的に**愛護的**（atraumatic）な操作が要求されるため，用いられる手術器械は，一般外科をはじめ他の外科領域で使用されるものに比べ，小さく繊細なものが多い．

Ⓐ メス

　創縁をきちんと合わせきれいな傷跡とするためには，シャープな皮膚切開が必要である．そのためには常に切れ味の鋭い替え刃式のメスがよく，15 番ないし 11 番が多用される（図 2-1）．前者は小円刃刀で多くの皮膚切開に用いられ，後者は尖刃刀で垂直に深く切り込みたいときや眼瞼のような薄くしなやかな組織の切開などに用いられる．広範囲な切開には 21 番のメスを用いることもある．メスの刃は切れ味が悪くなったら，できるだけ速やかに交換することが必要である．なお，メスホルダーの把持は，ペンホルダー式が原則である（図 2-2）．

Ⓑ 鑷子

　鑷子は，通常アドソン型の有鉤と無鉤の鑷子が使用されることが多いが，より繊細な操作には細

部鑷子が用いられる(図2-3).やや大きな組織の操作であればマッカンドー鑷子も用いられる.

有鉤鑷子は基本的に組織をつかむものではあるが,皮膚面に鉤の跡がしっかり残るようでは愛護的とはいえず,不適切である.真皮面に鉤をかけるようにし,皮膚面には軽く当てて保持する程度にするのが望ましい(図2-4).

無鉤の鑷子は止血用鑷子として主に用いられる.

C 持針器

持針器は縫合に使用する糸・針の太さによってそれに見合ったサイズのものを用いる.形成外科領域で多用される細い針付き縫合糸を把持する場合には,外科用のマチウ型,ヘガール型よりもかなり小さいウェブスター型の持針器が頻用される(図2-5).

また,糸が細いため,縫合糸の結紮には原則として持針器を用いた器械結びが行われるが,ウェブスター型はそのような細かい操作にも適している.持針器先端の把持部分は,溝状になっているもの(目あり)と平坦になっているもの(目なし)があるが,より細い糸の把持には後者が有用である.

D はさみ

皮下剝離や組織の切開には形成用剪刀の直剪と曲剪が用いられ,細かい部位の剝離や切開には細部剪刀が有用である.また皮下の広範な剝離などには,先端が鈍で長い柄を有するメッツェンバウム剪刀が用いられる(図2-6).

はさみは,組織を切るものと糸を切るものに仕分けしておくことはもちろんであるが,同じ人体組織でも硬い瘢痕組織と薄く軟らかい組織は別のはさみで切るようにすべきである.また本来,はさみは組織を圧挫して切るものであるので,皮膚縫合縁の切開に用いることは避けるべきである.

E 鉗子

形成外科では,鉗子は主に出血点の止血に用いられ,一般外科用ペアンよりひと回り小型で先端が細いモスキートペアンが多用される.先端部分の形状で,直と曲に分けられるが,後者のほうが使いやすい(図2-7).また,先端に鉤のあるコッヘル型鉗子は組織の挫滅が強いので,切除する組織を保持するのに用いられる.いずれにしても,温存すべき組織を鉗子で大きくつかむような操作は厳に慎むべきである(図2-4c,d参照).

F 鉤

皮膚面を愛護的に扱いながら創を展開するために,鉤は不可欠である.

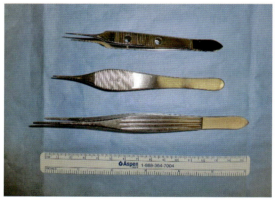

図 2-3 鑷子の種類
上から細部鑷子,アドソン鑷子,マッカンドー鑷子.

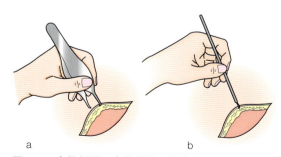
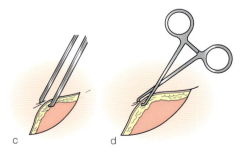

図 2-4 有鉤鑷子,有鉤鉗子の操作法
皮膚面を有鉤鑷子や有鉤鉗子で強く把持してはならない.
 a,b:有鉤鑷子か,スキンフック(単鋭鉤)を真皮側にかけるようにして創縁を保持する.
 c,d:有鉤鑷子や鉗子で皮膚面を強くつかむことは厳に慎むべきである.

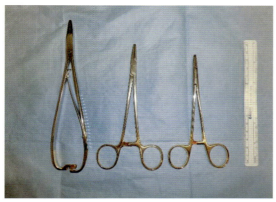

図 2-5 持針器の種類
左から外科用マチウ型，ヘガール型，ウェブスター型．

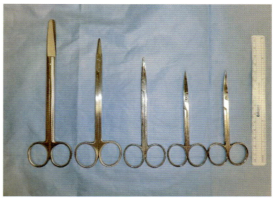

図 2-6 はさみの種類
左から雑剪（クーパー剪刀）の直，形成用剪刀（直，曲），細部剪刀（直，曲）．

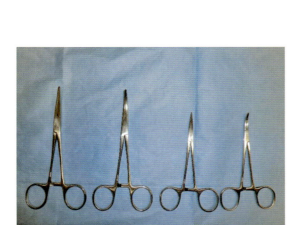

図 2-7 鉗子の種類
左から外科用ペアン（直，曲），形成用モスキートペアン（直，曲）．

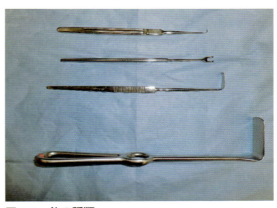

図 2-8 鉤の種類
上から，ギリス型単鋭鉤，ジョセフ型双鉤，形成扁平鉤（神経鉤），外科用筋鉤．

　鉤は先端の形態により，鋭鉤・鈍鉤・扁平鉤などに分けられ，鉤の数により単鉤・2爪鉤（双鉤）などに分類される．

　比較的小範囲の皮下剥離に際しては，ギリス型単鋭鉤（いわゆるスキンフック）やジョセフ型双鉤が，筋層に達するような場合には形成扁平鉤（神経鉤）が有用である（図2-8）．

　良好な創傷治癒を得るために，これらの鉤を使用する際には，必要以上の力をかけて創縁の皮膚を損傷することがないように留意すべきである．

❷ 皮膚切開のデザイン

　きれいな傷跡とするためには，できるだけ創縁に緊張がかからない方向に皮膚切開を行うことが大事であり，基本的には**切開線を皮膚皺襞の方向に一致させればよい**．一般にしわの方向は，皮下直下の筋肉の走行と直角になっており，顔面では高齢者になるほどその皺線が明瞭となる（図2-9）．

　なお，皮膚切開線としては，**Langer（ランゲル）割線**が有名であるが，これは Karl Langer（1861年）が屍体に孔を開けて傷の伸びる方向を調べたもので，しわの方向とは必ずしも一致しない．むしろ Borges（1962年）が提唱した relaxed skin tension line（RSTL）が，皮膚の弛緩した状態で形成される溝に沿ったもので，口唇・眉間・手掌を除きほぼしわの方向と一致しており有用である．

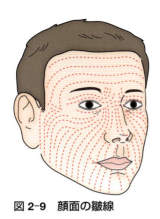

図 2-9　顔面の皺線

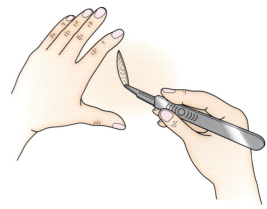

図 2-10　皮膚切開時の手の位置
利き手でメスを，反対の手で切開を加える皮膚面に緊張を与えるようにする．

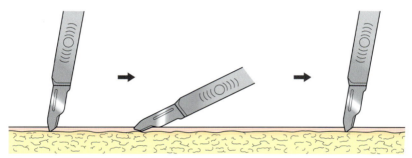

図 2-11　皮膚切開時のメスの方向
切りはじめと最後はやや垂直に立てるが，基本的にはメスの腹で皮膚を切るようにする．

❸ 皮膚切開

　皮膚切開を加える際には，術者および助手が皮膚に適度な緊張をかけておくと容易に行える（図2-10）．ペンホルダー式に把持した15番メスを用い，切りはじめは皮膚にやや垂直に立てるが，すぐに寝かせて円刃の腹の部分で皮膚切開を行い，引き抜く直前にまた立てる（図2-11）．この際，最初から脂肪深層まで一気に切り込むのではなく，真皮深層までの切開にとどめ，改めて脂肪深層まで切開するようにする．

　なお，皮膚真皮層までの切開は，通常皮膚面に対して直角に行う．例外として，眉毛，頭髪など有毛部では毛根を傷つけないよう毛流に沿った斜め切開を加え，脱毛を少しでも防止する．

❹ 皮下剥離

　皮下剥離の目的は，創縁の緊張を和らげ，できるだけ血流阻害の少ない状態で創断端の正確な接着を可能にし，その結果良好な創治癒を促すことである．また，たとえ緊張がほとんどなくても，皮下剥離を行うと真皮縫合（後述）が容易になる．

　皮下剥離範囲の目安としては，創縁同士が容易に寄るかどうかであり，無用に広範囲に行う必要はない．

　剥離の層は，通常顔面では顔面神経への損傷を回避する観点から脂肪層中間層で行う．軀幹・四肢では筋層上で行い，構造の特殊な頭皮では帽状腱膜下で行う．

5 止血

術後血腫などが生じると感染・炎症を生じて創治癒が遷延したり，線維化して硬い瘢痕となったりしやすい．したがって，きれいな傷跡を得るためには**止血**も重要な操作である．

はっきり視認できる血管を結紮することはもちろんであるが，小さな出血点も先の細い無鉤鑷子やモスキートペアンでつまんでモノポーラ電気メスで止血する（図2-12）．なお，顔面などでは，周囲組織への損傷が少ないバイポーラ型の電気メスが好んで用いられる．

十分な止血がなされていればよいが，創部が広範囲であったり，後出血や浸出液の貯留が危惧される場合には，ドレーンを留置する．

6 縫合

A 真皮縫合（皮下縫合）

縫合創の皮下に死腔を作らないことは外科縫合の基本である．そのためには，筋肉・脂肪・皮膚などをそれぞれの層で縫合する必要がある．

特に真皮に行う埋没縫合は，皮膚表層の創縁の緊張を長期にわたって緩和し，皮膚切開創の傷跡をきれいにする効果が認められている．これを**真皮縫合（dermostitch）**と称するが，形成外科における皮膚縫合法の基本中の基本といえる．

手技としては，皮膚・皮下組織の中で最も堅固な真皮層に埋没縫合を行い創面を密着させるわけであるが，創縁が正確に合い，かつやや隆起した状態になるのが望ましい．なお，この真皮縫合の際には，皮下の切開でメスをやや斜めに入れ，余分な脂肪が皮膚面の接着を妨げないようにする（図2-13）．

例外として，眼瞼・包皮などは皮膚が薄く緊張がないため，また手掌・足蹠などは術後に角質肥

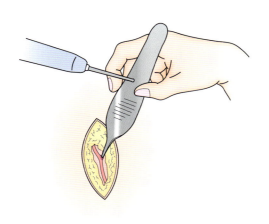

図2-12　無鉤鑷子と電気メスによる止血
ピンポイント的に止血をし，組織の損傷を少なくする．

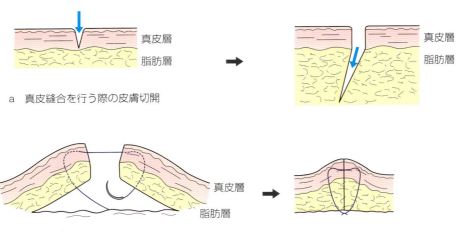

図2-13　真皮縫合を行う際の皮膚切開と真皮縫合
a：真皮層までは皮膚に垂直に，脂肪層ではやや斜めに切開を加える．
b：脂肪層より真皮層へ針をかけ，創面が密着するようにしっかり結紮する．

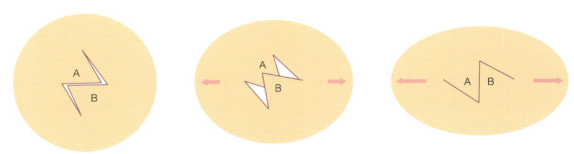

図 2-14 Z 形成術
スポンジ円板を Z 字の共通辺方向(矢印方向)に引き伸ばすと，三角弁が入れ替わって A, B 間(共通辺の両端)が延長する．
〔渡邊克益：Z 形成術と W 形成術．秦 維郎，他(監修)：標準形成外科学(第 5 版)，pp31-35，医学書院，2008 より〕

厚を生じる危険性があるため，一般には用いられない．

B 皮膚縫合法

真皮縫合ののちに，仕上げとして皮膚表層を細い縫合糸で合わせるが，真皮縫合が順調に施行されていれば，表面を軽く合わせるだけでよく，できるだけ緩く縫合する．

7 縫合糸

皮膚の縫合には，糸と針が段差なく連続しているため針刺入時の皮膚への損傷が少ない**針付き糸**(**atraumatic needle**)が用いられる．

真皮縫合には，吸収性の monofilament が頻用されるようになっている．皮膚表層の縫合には，ナイロン糸などの使用が一般的である．

糸の太さは，使用する部位，創縁の緊張などで決まるが，形成外科領域では，4-0 から 7-0 の糸が多用される．特に顔面表層の縫合に対しては，7-0 のような細い糸が用いられる．

8 術後管理

最終的にきれいな傷跡とするためには，術後の管理も重要である．

形成外科領域では皮膚表層の縫合には比較的細い糸を使用しているが，それでも縫合糸痕を避けるために通常は 1 週間以内に抜糸を行う．

術後早期の安静も必要であるが，抜糸後は，創縁の緊張を和らげる目的でテーピングを行う．通常のサージカルテープを創縁を寄せるような方向に貼付するだけであるが，瘢痕の幅の開大を防ぐ効果が期待でき，術後 2 ～ 3 か月間の貼付が推奨される．

● 参考文献
1) 小川 豊，他：日常診療に役立つ形成外科基本手技のコツ．形成外科 47(増刊号)：151-168，2004
2) 山本有平(編)：縫合の基本手技．PEPARS 14(増大号)：3-26，2007

B Z 形成術
Z-plasty

Z 形成術は，形成外科の領域では多用される手技であるが，具体的には 1 辺を共有し隣接する 2 つの二等辺三角形の皮弁を入れ替える局所皮弁(transposition flap)である．2 つの三角弁で作図される形が Z 字型であるため Z 形成術と呼ばれる．この手技は，共有する辺に一致する方向への延長効果が得られる，また傷跡・瘢痕の方向が変えられるなどの利点を有する．

1 原理と適応

ペーパーモデルにおいて，デザインした 2 つの二等辺三角形の位置を入れ替えると，中央の辺の方向に**延長効果**で山が生じ，直交する方向には短縮するのがわかる(図 2-14)．理論的には頂角が大きくなるほど延長率は高くなるが，三角弁の回転が困難となり，基部の歪みも大きくなる．実際によく用いられる 60° の場合，延長効果は約 75% となる．この延長効果を利用して，線状瘢痕拘縮

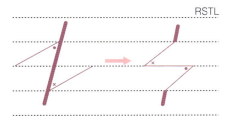

図 2-15　瘢痕切除と Z 形成術のデザイン
創痕がしわの方向(relaxed skin tension line：RSTL)に近い方向になる．

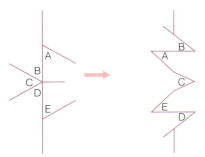

図 2-16　5-flap Z 形成術

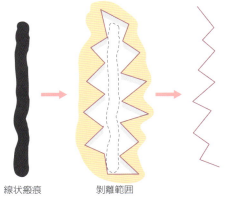

図 2-17　W 形成術
〔渡邊克益：Z 形成術と W 形成術．秦 維郎，他(監修)：標準形成外科学(第 5 版)．pp31-35，医学書院，2008 より〕

を解除したり，陥凹・隆起変形を修正したりすることができる．

また，傷跡がしわの方向に直交し目立つ場合に，傷の方向を変え，線状瘢痕を分断することにより目立たなくすることができる(図 2-15)．

2　バリエーション

連続 Z 形成術や 5-flap Z 形成術などがある．これらはいずれも横方向の緊張を少なくして延長効果を得るときに用いられる．

連続 Z 形成術は，文字どおり連続して複数の Z 形成術を行うもので，細長い線状瘢痕拘縮などに有用である．

5-flap Z 形成術は，Z 形成術と前進皮弁(advancement flap)を組み合わせたもので，指間拘縮などの解除に適している(図 2-16)．

C　W 形成術

主に**線状瘢痕の修正**に用いられる手技で，創周囲に多数の三角弁を作成し，それらを交叉するように縫合する方法である．縫合後の傷が多数の W を合わせたようなジグザグ状になるので，この名称がある．

本法のよい適応は，顔面などの瘢痕や創痕がしわの方向に一致していない場合である．本法により，術後の縫合線の一部をしわの方向に一致させることができ，全体として目立たないものに変えることができる(図 2-17)．

さらにジグザグ状の創であるため，創縁にかかる緊張を分散できるので，創の開大・肥厚・拘縮が防止できる．

●参考文献
1) 小川豊：日常診療に役立つ形成外科基本手技のコツ．形成外科 47(増刊号)：151-168，2004
2) 山本有平(編)：縫合の基本手技．PEPARS 14(増大号)：3-26，2007
3) 清水雄介，他：日常診療に役立つ形成外科基本手技のコツ．形成外科 47(増刊号)：209-213，2004
4) 細川 亙(編著)：スキンサージャリーの基本手技．pp57-60，克誠堂出版，2007

皮膚表面形成術

皮膚表面形成術とは，「皮膚組織に対して何らかの医学的処置・処理を加え，体表面上の小病変を除去したり，凹凸変形を修正したり，皮膚の色調や質感の改善を図る施術」と定義することができる．対象疾患の多様性，患者の多さ，加えて医療全般にわたる低侵襲治療の傾向と相まって，形成外科領域における重要な分野となっている．

本項では，体表面レーザー治療およびケミカルピーリングに関し，その概略を述べる．

A 体表面レーザー治療

医学領域へのレーザーの導入は，1960年ごろが最初であり，まだ歴史としては浅いが，その低侵襲性のため本法の応用範囲は確実に広がりつつある．

1 基本的原理

レーザー（laser）とは，light amplification by stimulated emission of radiation の略語である．

特殊な装置（発振器）内で特定の媒質から誘導放出されたレーザー光は，以下の特徴を有している．①波長（wavelength）が一定である，②位相（phase：振動のタイミング）にずれがない，③増幅（light amplification）が容易である，④パルス発振（pulsed operation）させることにより短時間の高エネルギー照射が可能である．

レーザーはさまざまな作用を有しているが，生体に照射されると，**その光熱的作用により，標的組織を選択的に破壊する**ことで効果を発揮する．

2 レーザー治療の各論

A 色素レーザー
dye laser

乳児血管腫（苺状血管腫），毛細血管奇形（単純性血管腫），毛細血管拡張症などの血管性病変に用いられるレーザーである．標的となる組織は，血管ではなくオキシヘモグロビンである．作用機序としては，ヘモグロビンが熱破壊される際に熱障害が血管内皮にも及ぶことで，拡張した異常血管が結果的に減少すると考えられる．

B メラニン系レーザー

ルビーレーザー，アレキサンドライトレーザー，Nd：YAGレーザーなどが含まれる．これらのレーザーはメラニンへの吸収が高く，治療の対象となる代表的疾患は，扁平母斑，老人性色素斑，雀卵斑（そばかす），太田母斑，異所性蒙古斑などである．

メラニン系レーザーの治療成績は一般的に良好で根治性も高いとされるが，一方で高エネルギーのため皮膚障害（瘢痕化，色素沈着，色素脱失）も出現しやすいとされている．そのため個々の症例に応じた配慮が必要となる．

C 炭酸ガスレーザー
CO_2 laser

波長 10.6 μm の気体レーザーで，水によく吸収される．そのため皮膚に照射すると組織内の水に吸収され，その熱破壊作用により組織を蒸散させることができる．

適応としては，皮膚の良性小腫瘍性病変の蒸散除去であり，さまざまな疾患が対象となりうる．具体的には，老人性疣贅，尋常性疣贅，単純黒子，皮膚線維腫，眼瞼黄色腫，老人性色素斑，表皮母斑，脂漏性角化症などである．

さらに近年は，皮膚を浅く剥削できるアブレーション機能や，皮膚に微細な小孔をあけるフラクション機能を有する機種もあり，ニキビ跡や皮膚の凹凸を修正する目的に使用されることがある．

B ケミカルピーリング
chemical peeling

皮膚に外用剤(化学物質)を塗布し,その化学的作用により皮膚表層を剝離させ,創傷治癒機転による皮膚の再生を促す治療法である.

ケミカルピーリングには種々の薬剤が用いられるが,その濃度,pH,施行時間,術後ケア,施術部位などにより結果が異なるため,十分な知識・経験・技量を有する者が行うことが求められる.

日本皮膚科学会では,ガイドライン(改訂第3版)を公表しており,適切な施術を指導している.その記載によれば,対象疾患に対する推奨度として,① 尋常性ざ瘡:炎症性皮疹や非炎症性皮疹(面皰)には有効であるが,陥凹性瘢痕に対する有効性は確認されていない,② 色素異常:日光黒子の小斑型には有効,肝斑・雀卵斑(そばかす)・炎症後色素沈着には明らかな有効性は確認されていない,③ 小じわ:比較的浅いしわには有効,とされている.

なお,具体的に使用される薬剤は,グリコール酸,サリチル酸,トリクロロ酢酸,乳酸などがある.

● 参考文献
1) 波利井清紀(監修),谷野隆三郎(著):レーザー治療—最近の進歩(形成外科 ADVANCE シリーズⅡ-2)改訂第2版.克誠堂出版,2004
2) 古川福美,他:日本皮膚科学会ケミカルピーリングガイドライン 改訂第3版.日皮会誌 118:347-355,2008

マイクロサージャリー(微小外科)

マイクロサージャリー(微小外科)とは,拡大鏡または手術用顕微鏡を使って行う手術操作のことをいう.具体的には,拡大された視野の下で,血管の剝離(microdissection)や吻合(microvascular surgery)をしたり,神経を縫合したり(microneuro surgery),最近ではリンパ管を吻合(micro-lymphatic anastomosis)したりすることをいう.

A 歴史

マイクロサージャリーの歴史は,1950年代にLittmanらにより開発された手術用顕微鏡により胸部外科,耳鼻科,眼科を中心に大きく発展した.1960年代に入ると胸部外科医のJacobsonにより,動物実験による微小血管吻合が報告された.その後1963年にGoldwynがイヌの下腹部皮弁を頚部に移植,1966年にBuncke がウサギの耳の切断再接着やサルの足趾から手への移植などの動物実験による成功が報告された.

臨床においては,1963年にChenが大型ルーペを使って,手首の完全切断の再接着を成功させ,1964年にMaltが上肢の再接着に成功し報告している.日本では1965年に玉井が世界で初めて母指の完全切断再接着に成功した.また,1968年にはGobbetが足趾の移植により母指の再建を成功させている.

1970年代になると,微小血管吻合を利用した組織移植の試みがなされるようになり,1973年にO'Brienのもとでトレーニングをした DanielがTaylorとともに遊離鼠径皮弁移植を初めて報告した.また,同年日本でも波利井が遊離大網移植を骨露出した頭部再建に行い成功した.その後,1976年にTaylorが血管柄付遊離腓骨移植を報告した.同じく1976年に生田はVolkmann(フォルクマン)拘縮の症例に,神経血管柄付遊離大胸筋移植を行うことで動的再建術を成功させた.また,波利井が陳旧性顔面神経麻痺に神経血管柄付遊離薄筋移植を行うことで動的再建を行ったのもこの年であった.

このようにして波利井ら3人のパイオニアのおかげで,日本におけるマイクロサージャリーは世界をリードすることとなった.その後1976年にOlivariにより広背筋皮弁の臨床応用が報告され,1977年に MathesとBostwickにより島状腹直筋皮弁が報告されると,頭頚部再建をはじめ乳房再建などに遊離組織移植は多く利用されるようになった.

1980年代後半になり,筋肉や筋膜を含まない穿通動静脈のみで皮弁が生着することが報告される

と穿通枝皮弁の概念が生まれ，マイクロサージャリーにも利用され始めた．深下腹壁動脈穿通枝皮弁を利用した乳房再建をはじめ，胸背動脈穿通枝皮弁や前外側大腿皮弁など頭頸部再建をはじめ多くの再建に利用されるようになった．穿通枝が 0.5 mm 前後の径であるためスーパーマイクロサージャリーとも呼ばれ，日本を中心に発展してきた．近年ではこの技術を生かしてリンパ浮腫の治療としてリンパ管静脈吻合が行われ，多くの報告がされている．

一方，外科領域においても食道外科における腸管の supercharge や，肝移植や肝門部悪性腫瘍切除時の肝動脈吻合にもマイクロサージャリーが応用されるようになってきた．

1990 年代後半になると，免疫抑制薬の発達により同種手の移植術が行われ始め，2000 年代に入るとフランス，中国，米国において同種顔面移植が行われるようになった．これら同種移植は，日本ではドナーの獲得が難しいため普及しにくいと思われるが，世界的には広まると思われる．

このように形成外科や整形外科を中心に，各科領域においてマイクロサージャリーは必要不可欠な手術手技となっている．

B 基本手技

マイクロサージャリーは，糸や器具などの進歩，また技術の向上により 90％以上の成功率が標準となってきた．しかし，通常の手術とは異なり，正確な手術手技が要求され，修練を積む必要がある．ここでは，基本的な血管吻合と神経縫合について記載する．

1 微小血管吻合

手術用顕微鏡下に 1〜2 mm 程度の細い血管を吻合する方法で，頭頸部領域をはじめとして各種皮弁移植において重要な役割を果たす．すなわち血管吻合することで，離れた欠損部位に適当な皮弁を移植することが可能になる．

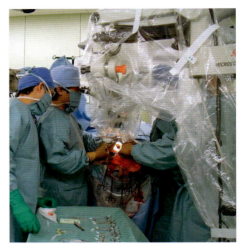

図 2-18 手術用双眼対面顕微鏡
清潔な専用カバーをかけて用いる．

A 器具

1 手術用顕微鏡

微小血管吻合に手術用顕微鏡は必須であり，20〜30 倍の拡大率が必要である．また，焦点距離を 200〜300 mm までの間で対処できるものが必要である．基本的には対面型顕微鏡でハンドスイッチかフットペダルにより焦点距離や倍率を変えられること，顕微鏡の位置を自由に変えられることが重要である．その他に，光量が強く調節可能であること，観察用のカメラなどの装備も必要で，モニタリング用の画面と接続できるとよい（図 2-18）．

2 手術器具（図 2-19, 20）

a 持針器
ロック付きとロックなしのものがあるが，使いやすいものを使うのがよい．実際に吻合する際にはロックなしがよいと思われるが，器具を出す看護師から受け取る際にはロックされていたほうが針を確実に受けとることができ有用である．

b 鑷子
血管の把持などに用いる．先端が細くかみ合っていることが重要である．購入する際，かみ合わせがあっているかどうかを確認することも重要である．

c 剪刀
直剪刀と曲剪刀がある．直剪刀は血管吻合予定

マイクロサージャリー(微小外科)—B. 基本手技

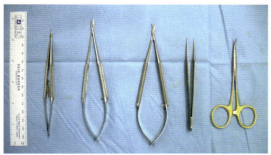

図 2-19 マイクロサージャリー用器具
左から持針器, 直剪刀, 曲剪刀, 鑷子, 血管剥離用モスキート.

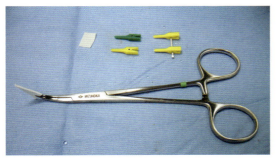

図 2-20 血管クリップと M.Q.A.®
シングルクリップとダブルクリップ, M.Q.A.® はモスキートに挟んで用いる.

部を直線的に切るときに用い, 曲剪刀は血管周囲の組織切除や, 血管の剥離, 縫合糸の切離に用いる.

d 血管クリップ

シングルクリップとダブルクリップがある. シングルクリップは閉鎖力 30, 60, 120 g などがあり, 色で区別することもできる. これらは動脈と静脈で使い分ける. すなわち動脈では 120 g や 60 g を, 静脈では負担のかからない 30 g を利用する. ダブルクリップは実際に血管を吻合するときに用いる.

e 縫合糸

組織反応が少ないモノフィラメントのナイロン糸がよく用いられる. 一般的に 8-0~11-0 の太さの糸を, 血管の太さに応じて用いる. 針は糸付き縫合針 (atraumatic needle) で組織損傷を起こさないようになっている.

f その他

二段針と注射器 (ヘパリン生食用) や水分を吸収させる眼科用吸収スポンジ, 血管剥離用のモス

キートなどが必要である.

B 基本手技

1 ● 吻合までの準備

吻合する血管を同定したら, 血管クリップをかけて直剪刀で切断し, 血管内をヘパリン加生理食塩水にて洗浄する. 通常, ヘパリン加生理食塩水は生理食塩水 100 cc にヘパリン 1 万単位を加えたものを利用する.

次に, 血管周囲の結合組織や脂肪を曲剪刀にて切除する. 吻合時に血管内腔に入るような外膜は切除するが, 血管壁への血行を考慮して外膜の切除は最小限にとどめるのがよい.

2 ● 実際の吻合

a 端々吻合

通常, 術者からみて 12 時の方向にまず 1 針目を入れる. **血管内膜に確実に糸をかける**ように, 外膜から垂直に針を通すように心掛ける. 針の刺入部は血管壁の厚さによって変える必要がある. 厚い血管壁の場合には血管の断端から少し厚めに刺入してもよいが, 薄い場合には厚すぎないように刺入する. 対側の血管は同様に 12 時の方向に内膜を確実に拾うようにして針を通す.

糸の結紮は持針器と鑷子で行う方法と, 鑷子を両手にもって行う方法がある. 慣れた方法で行えばどちらでもよい. 2 針目は 6 時 (術者からみて最手前) の位置に糸をかける. 前壁の縫合は, この 2 つの支持糸の間をヘパリン加生理食塩水で洗浄しながら 3~4 針かける. 口径差が異なる場合は, 全体的にみて均等になるように糸をかける. この場合, 糸を結紮すると内腔がみえにくくなるため, 結紮しないですべての糸を通したあとで, **内腔を確認したあと**に結紮する.

前壁が終了したら血管クリップごと翻転し, ヘパリン加生理食塩水で内腔を洗浄して, 前壁の縫合を確認したあと, 後壁側を前壁と同様に縫合する. 縫合が終了したら末梢側よりクリップを外す. 吻合部から血液の漏出があれば, 再度クリップをかけて漏れている部分を縫合する (図 2-21).

b 端側吻合

血管吻合の基本手技は, 端々吻合と同じである. 太いほうの血管の側壁に孔をあけて細いほうの血管の断端を吻合する. 手技的には端々吻合よ

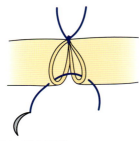

図 2-21　端々吻合
12 時の方向に 1 針かけ糸を結んだあと，6 時の位置（術者からみて手前）に糸をかける．

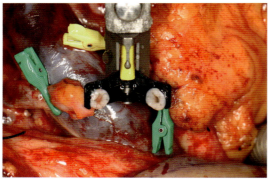

図 2-22　自動血管吻合器による吻合
リングの中に血管を通して翻転させてピンに血管の内腔をかける．

り難易度は増す．太いほうの血管を犠牲にできない場合や血管の口径差が大きい場合によく用いられる．

c 自動血管吻合

　ナイロン糸を使わないで血管を吻合する方法で，主に口径差のない静脈に用いられる．リングは対になっており，6 か所のピンと穴がそれぞれ対応するようになっている．リングの中に血管を通して 6 か所のピンに血管をかけて翻転させ，リングが合体すると血管の内膜同士が癒合し，吻合が完成する（図 2-22）．

3 ● 血管吻合後

　術中・術後を通して，血栓予防のための抗凝固薬や，血管拡張薬などの全身投与は通常行なわないが必要に応じて行うこともある．局所的に，ヘパリン加生理食塩水を用いて血管内腔を洗浄することや，血管攣縮予防にパパベリン塩酸塩を用いることもある．

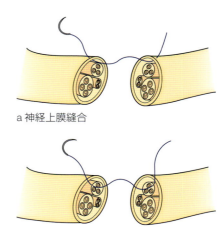

a 神経上膜縫合

b 神経周膜縫合

図 2-23　微小神経縫合

2　微小神経縫合

　四肢の末梢神経や顔面神経などを対象として顕微鏡下に神経を縫合するもので，手術器具や基本手技は血管吻合と同様である．

A 神経縫合術

　神経縫合では，神経束をつなげることが原則であるため，神経断端を鋭利なナイフや直剪刀を使って切離して，断端の神経束群の分布を確認することが重要である．神経縫合には，神経上膜縫合術と神経周膜縫合術の 2 つがあり，神経束の分布を適合させるためには**神経周膜縫合術**がよい（図 2-23）．神経束が適合しない場合には神経上膜縫合でもよいが，原則的には神経周膜縫合がよい．

　血管吻合と異なり，3〜4 針かけて軽く縫合して神経が再生しやすいようにする．必要以上に縫合糸をかけることや，強く糸を結ぶことは，瘢痕ができやすくなり神経再生にとって障害となる．

B 神経移植術

　神経欠損部が長く，単純に縫合できない場合に用いられる．移植する神経は，後遺症の少ない腓腹神経などの知覚神経を用いる．最近では，血管柄付遊離神経移植を行うことで，よりよい神経再生を求めることもある．縫合は通常の神経縫合と同様である．

●参考文献
1) 波利井清紀：微小血管外科．克誠堂出版，1977
2) 生田義和，他：微小外科（改訂第2版）．南江堂，1993
3) Sunderland S：Nerves and Nerve Injuries. Churchill Livingstone, Edinburgh, 1972

組織移植術

A 概論

1 皮膚移植術

A 定義と種類

皮膚移植術とは，身体表面に生じた皮膚欠損に，皮膚あるいは皮膚を含む組織を移植する外科的修復法をいう．皮膚を構成する表皮（上皮）と真皮を生体から剝離して他の部位に移植する**植皮**（skin graft）と，皮膚・皮下組織を栄養する動静脈を含ませた茎を付着させて移植する**皮弁**（skin flap）に大別される．植皮は遊離植皮とも呼称されたが，遊離皮弁（後述）登場以降はあまり使用されなくなった．皮弁は有茎皮弁（pedicle flap）ともいい，以前は有茎植皮とも呼ばれ，古くはインド造鼻術のころまでさかのぼる．

皮弁には，筋肉や骨，神経などの組織を含めて移植する複合組織皮弁（composite flap），真皮下血管網を温存した限りなく植皮に近い超薄皮弁（thin flap），皮弁血管茎を穿通枝の末梢レベルまで追及する穿通枝皮弁（perforator flap）がある．また静脈皮弁（venous flap）とは，皮膚に皮静脈茎を付加させて動脈または静脈に微小吻合する方法で，生着を有利にし，血行のバイパスをする作用があると考えられている．

植皮と皮弁の分類では説明できない皮膚移植の方法としては，有茎皮弁の栄養血管をいったん切り離して，移植床の血管と顕微鏡下微小吻合（マイクロサージャリー）し，血行を再開させる遊離皮弁（free flap）がある．さらに，皮弁の一端が有茎で他端の血管を微小吻合する連合皮弁（combination flap），血行の不安定な末梢部に動静脈を付加して生着を保証したり，あるいは生着域を拡大したりするスーパーチャージ皮弁（supercharge flap）などの諸法がある．

B 移植の原則

表2-1に植皮と皮弁の長短を記す．この2つの決定的な違いは，植皮片は血行がないグラフト（移植片）であり，生着のことを「takeする」という．一方，皮弁はそれ自身の血行を維持しているため，生着のことは「生存 survival」ともいう．両者とも生着しなければ壊死（necrosis）する．

植皮や皮弁は臓器移植の一種である．皮膚移植術には，採皮床（ドナー）および移植床（レシピエント）との関係によって，表2-2のような種類がある．一般的に植皮や皮弁は，免疫拒絶反応が起こらない自家移植（autograft）を指すことが多い．

なお植皮や皮弁の上皮同士は癒合しない．これを利用して上皮面で咽頭食道などの管腔を作る手

表 2-1 植皮と皮弁の比較

	植皮	皮弁
生着機序	移植床からの血行再開	血管茎からの血行維持
移植組織	皮膚（表皮＋真皮）のみ	皮下脂肪・筋・骨・神経など付着
移植床	骨皮質・軟骨・腱表面には困難 感染創にも一部適用可	血行不良面にも可能 感染創には不適
術後固定	タイオーバーなど一定期間圧迫	血行維持のため過度の圧迫禁
生着後の変化 　収縮・色素沈着 　弾力・伸展 　荷重・摩擦 　表面運動	生じる 健常皮膚に劣る 弱い 視認が比較的可能	生じにくい ドナーの性状を維持 対応可能 遮蔽・埋没しやすい

表 2-2　皮膚移植術の分類

移植の種類	ドナーとレシピエントの関係
自家移植 autograft	両者が同一 （培養表皮，幹細胞も含む）
同種移植 allograft （同種同系は isograft）	同じ種類の異なる個体へ （例：ヒトからヒトへ，脳死移植，双子，母子）
異種移植 xenograft	両者が異なる （例：ブタからヒトへ，乾燥豚皮）
混合移植 intermingled graft	自家と非自家の混合

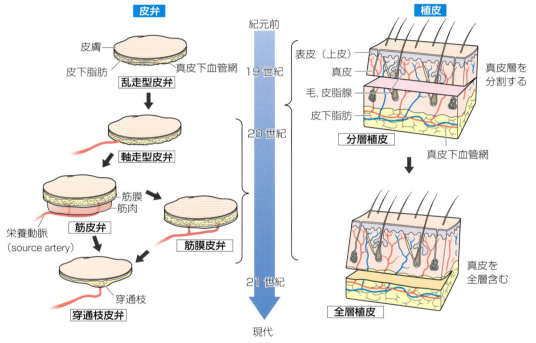

図 2-24　皮膚移植術の進化
〔三鍋俊春：皮弁—総論．波利井清紀，他（監），清川兼輔，他（編）：形成外科手術手技全書Ⅱ．pp73-90，克誠堂出版，2017．Neligan PC (ed)：Plastic Surgery 3rd ed. Vol. 1, Elsevier, Amsterdam, 2013 より改変〕

法がある．また，上皮面側を癒合させるには脱上皮（denude）を行う．

C 術式の進化（図 2-24）

皮膚移植術は，形成外科学発展の歴史の中心をなす．その進化においては紀元前に始まる有茎植皮すなわち皮弁が，植皮に先行した（「形成外科の概念」の項参照➡2頁）．当初の皮弁は，真皮下血管網に血行を依存する皮膚と皮下脂肪からなる**乱走型皮弁**（random pattern flap）であった．これを局所，あるいは腕を移動媒体（キャリア）にするなど遠隔部位に移植する時代が続いた．

一方，植皮は19世紀半ばに発明された．先に**分層植皮**，次に**全層植皮**が臨床応用され，遠隔皮膚移植が可能となった．

20世紀後半にようやく皮弁の革新が起こった．皮膚を直接栄養する血管を含む皮弁がより広い範囲の安定生着を得ることができ，**軸走型皮弁**（axial pattern flap）として従来の乱走型と区別されるようになった．

その後，筋肉や筋膜を皮弁に含めるとさらに広範囲が生存できるようになった．さらに遊離皮弁の開発とあいまって皮膚や皮弁の血行の解明が進み，動・静脈から分岐して筋膜を通過し，皮膚皮

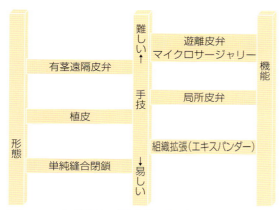

図 2-25　皮膚移植・再建術の再建ラダー(Reconstructive Ladder)
(Neligan PC(ed): Plastic Surgery 3rd ed. Vol. 1, Elsevier, Amsterdam, 2013 より改変)

下脂肪の穿通枝に至るまでの末梢血管解剖が明らかとなった．これを根拠として21世紀には，**穿通枝皮弁**が使用されるようになった(→38頁)．

D 臨床応用

　植皮や皮弁は歴史とともに発展してきたが，新しいものが優れ，古いものが劣ることはまったくない．例えば皮膚欠損創が存在する場合は，単純縫合閉鎖から始まり，組織拡張（エキスパンダー），植皮，局所皮弁（乱走型皮弁），有茎遠隔皮弁（軸走型皮弁），さらにはマイクロサージャリーを要する遊離皮弁や血管柄付遊離複合組織移植まで，さまざまな再建法が考えられる（図2-25）．

　これらを，患者の状態や希望はもとより，手術手技の難易度や術者の技量などを考慮して適応する．手技や技術に加えて常に重要なことは，形態だけでなく機能の改善まで図ることである．また，再建部（受皮部）と採皮部の双方の変形や得失を均衡させることも重要である．

● 参考文献
1) 三鍋俊春：皮弁―総論．波利井清紀，他（監），清川兼輔，他（編）：形成外科手術手技全書Ⅱ．pp73-90，克誠堂出版，2017
2) Neligan PC(ed): Plastic Surgery 3rd ed. Vol. 1, Elsevier, Amsterdam, 2013
3) 波利井清紀：マイクロサージャリーの基本手技．克誠堂出版，2015
4) 鬼塚卓彌：形成外科手術書　第4版―基礎編．pp225-227，南江堂，2007

B 皮膚移植術

1 植皮（遊離植皮）

　皮膚欠損は直接閉鎖が困難である場合，植皮術や皮弁術で被覆される．有茎植皮術という言葉がかつては有茎皮弁術と同義に使用されたが，現在では植皮あるいは植皮術(skin graft)というと遊離植皮術(free skin graft)をさすことが多い．植皮術のほとんどが自家移植で，重要かつ基本的な手術手技の1つである．皮膚を採取する部位を**採皮部**(donor site)，植皮で覆われる部位を**移植部**(recipient site)という．

　稀ではあるが重症熱傷や巨大色素性母斑に対して自家培養表皮移植が行われることもある．この方法は，日本では再生医療等製品として認可されている．

A 植皮片の厚さ（図2-26）

　植皮は厚さによって**分層植皮**(split thickness skin graft：STSG，図2-27)と**全層植皮**(full thickness skin graft：FTSG，図2-28)に分かれる．分層植皮はさらに3つに分けるのが一般的である．

1 ● 薄目分層植皮
　　thin split thickness skin graft
　表皮と真皮乳頭部を含む網状層の上部を植皮片とする．植皮片の厚さは0.18〜0.25 mm(7/1,000〜10/1,000インチ)程度である．通常の場合，生着は最も良好であるが術後収縮しやすい．

2 ● 中間分層植皮
　　intermediate split thickness skin graft
　厚さ0.3〜0.4 mm(12/1,000〜15/1,000インチ)程度の植皮片で，表皮と真皮上層部の半分程度を含む．薄目分層植皮より術後の収縮がやや少ない．

3 ● 厚目分層植皮
　　thick split thickness skin graft
　0.45〜0.75 mm(18/1,000〜30/1,000インチ)程度の厚さで採皮する．全層植皮に近い質感が得られるが，上皮化した採皮部の瘢痕が目立つ．

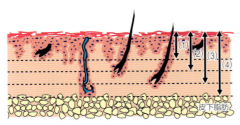

a　植皮の厚さ

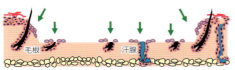

b　薄目(1)あるいは，中間(2)の分層植皮の採皮創

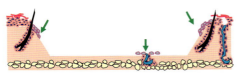

c　厚目の分層植皮の採皮創(3)

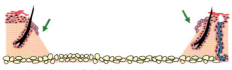

d　全層植皮の採皮創(4)

図 2-26　植皮の厚さと採皮創の上皮化
皮膚表皮にも幹細胞があると考えられ，再生に関与している．
a：(1)薄目の分層植皮，(2)中間の分層植皮，(3)厚目の分層植皮，(4)全層植皮．
b：周囲の表皮と毛根と汗腺から表皮が再生する．
c：主に汗腺から上皮化する．
d：周囲から上皮化する．

4　全層植皮

full thickness skin graft

表皮と真皮の全層を含み，皮下脂肪を除いた植皮片を移植する．術後の収縮が少なく質感がよい．採皮部は直接閉鎖するか，別部位より分層植皮を行う．

5　その他

含皮下血管網全層植皮(preserved subcutaneous vascular network skin graft)がある．これは真皮直下に存在する血管網を温存し，皮下脂肪をわずかに残して移植片を作成する方法である．薄い植皮片手術より生着は難しい．

B　生着機序

採皮された植皮片は血流がいったん途絶する．そのため植皮片は，植皮後血行再開までは創面からの浸出液で代謝を維持する．この時期は**組織液循環期**(plasmatic circulation)と呼ばれている．

血行再開機序は主に3通りの説がある．
1) 植皮片と母床の血管が直接連結，吻合する．
2) 植皮片の内皮細胞が形成する管腔に向かい，母床からの新生血管と連結する．
3) 新生血管が，移植床から植皮片内の真皮内に侵入する．

血流の再開時期に関してもさまざまな見解があるが，一般的には植皮後2〜3日目と考えられている．植皮片の生着によって創閉鎖が得られる．

C　手術

1　適応

大きい皮膚欠損で外科的に閉鎖するとき，植皮か皮弁が用いられる．どちらが適しているかは欠損創の状況や求められる質感に応じて決定する．

植皮の代表例としては，Ⅲ度熱傷部，皮膚悪性腫瘍切除後の皮膚欠損部，皮弁を作成したあとに生じ直縫縮閉鎖できない皮膚欠損部(図2-27)などに対する修復が挙げられる．また**母床の血流**が欠如している部位には原則として生着しない．すなわち，骨膜を欠く露出骨，軟骨膜を欠く軟骨，腱膜を欠く腱などである．

2　植皮片の採取方法

分層植皮は広い面積を必要とすることが多いため，採皮専用の手術器具が開発されている．ドラム式として広く用いられるPadgett-Hood(パジェットフード)型ダーマトーム，電動あるいは気動式ダーマトーム，フリーハンドダーマトームなどがある．また切手大程度であれば，カミソリやメスにて採皮する．

採取された植皮片は**シート状植皮片**という．**網状植皮片**(→155頁)に加工する際はメッシュダーマトームを使用する．全層植皮片の採取を行う場合は，メスで皮膚を切り取り，その後皮下脂肪を除去する．

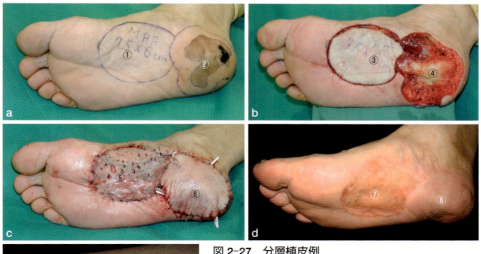

図 2-27 分層植皮例
荷重部に足底の皮弁による再建を行った．土踏まず部は非荷重部であるため，分層植皮による再建で機能的問題はほとんどない．
a：① 内側足底皮弁，② 踵部の悪性黒色腫．
b：③ 皮弁挙上，④ 腫瘍切除後の欠損．
c：⑤ 皮弁移動後の欠損に分層植皮を施行．血腫予防のため小孔をあけた，⑥ 移動した皮弁．
d：⑦ 生着した植皮，⑧ 皮弁生着．
e：採皮創（大腿部）の上皮化．

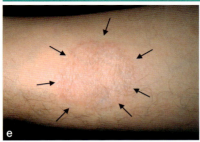

3 ● 採皮部

採皮部の選択は重要である．整容的に裸露部を避け衣服に隠れる部位から採取したほうが瘢痕が目立たない．頭皮から分層で採皮することもある．

顔面の植皮では色調や質感が重要である（図2-28）．小さな採皮では耳前部や耳後部が好まれる．鷲卵大程度の採皮では，鎖骨上窩部の皮膚がカラーマッチ（color match）の点で優れている．手指や手掌の熱傷，瘢痕，拘縮などに対する植皮は足底の土踏まず部位からの採皮が好まれる．

4 ● 固定方法

植皮片の固定はコットンやガーゼで**圧迫固定**（pressure dressing）することが多い．また，植皮片の周囲を長い糸で縫着しつつ植皮片を包みこむようにコットンやガーゼで固定する方法を**タイオーバー固定法**（tie over dressing）という．四肢の植皮で反対側に固定用縫合糸を集中させて縛り上げる方法を逆タイオーバー固定法（reversed tie over dressing）という．四肢では包帯固定，副木，ギプス固定も有用である．

5 ● 採皮部の処置

分層植皮採皮部の管理は，上皮化するまで医療用の被覆材料を用いることが多いが，軟膏療法も有効な方法である．全層皮膚採皮部は，直接閉鎖か分層植皮術を行って閉鎖する．

D 特殊な植皮

1 ● 網状植皮 mesh graft

主にシート状分層植皮片を網目状に加工して植皮する．広範囲熱傷や，面積の広い植皮で多用される．網目の間に存在する創も，上皮が再生する．採皮皮膚の節約とともに，血腫を生じさせない効果が高いが，生着後の整容は劣る．

2 ● 切手状植皮 stamp graft

切手大程度あるいはやや小さめの大きさの植皮である．広い創面には，間隔をあけて多数の切手状植皮を行うと網状植皮より移植片が少なくてすむ．

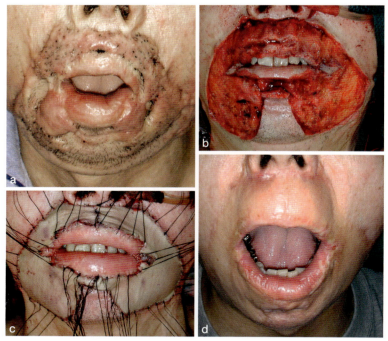

図 2-28 全層植皮例
a：口囲の瘢痕と拘縮による開口障害.
b：瘢痕切除と欠損.
c：鎖骨上窩より全層植皮術，タイオーバー固定法．口角形成術を追加.
d：植皮生着の状態．開口は十分.

3 ● 遅延植皮 delayed skin graft

移植床を直ちに植皮せず，翌日以降に植皮を行う方法である．早期には，出血や感染の影響を減じる効果がある．血行障害部位の肉芽形成を待つときや，悪性腫瘍の病理結果を確認してから植皮を行う場合などに用いる．

4 ● 内ばり移植 inlay graft

口腔前庭部や眼窩腔の再建時に，植皮片の真皮側を外側にして植皮片を筒状あるいは楕球状に加工して上皮下に埋め込み，生着後に移植片の内腔を切開して開放する方法である．

5 ● special skin graft

病変部の皮膚表面を薄く切除し，薄目の分層植皮を行う方法である．整容的改善を目的とする場合が多い．

6 ● ピンチ植皮 pinch graft

小さな皮膚を鑷子などで引っぱり，眼科用剪刀やメスで米粒大程度の皮膚片を採取して移植する方法で，Reverdin（ルヴェルダン）法，Davis（デーヴィス）法などがある．

7 ● その他

Suction blister法による表皮植皮，培養表皮移植，粘膜移植，真皮移植，真皮脂肪移植，複合組織移植，tunnel skin graft，植毛などが遊離植皮に準じて考案されている．

E 後療法

採皮部の瘙痒感が強い場合は，ステロイド外用薬塗布やトラニラスト内服を考慮する．

1 ● 植皮片の変化

分層植皮は萎縮傾向があり，手術時の植皮面積よりやや縮小する．全層植皮は術後拘縮が少ない．分層植皮では通常，付属器を欠いているため発毛や発汗はない．分層，全層植皮とも術後1～2か月で末梢神経の再生がみられ，**知覚機能**が出現

する.

2 ● 採皮部の変化（図2-26参照）

分層植皮では，Ⅱ度熱傷の治癒過程とやや類似の上皮再生過程が起こる．熱傷では，上層に壊死組織が付着しておりデブリードマンあるいは自然脱落後に上皮化が進むが，採皮創では真皮層にはじめから壊死組織がない点が異なる．一般に薄目や中間層の分層植皮採皮創では術後1〜2週，厚目の採皮創では，2〜3週間で上皮化する．

Ｆ 合併症

植皮片の生着不良は，**固定不良，血腫，感染，過圧迫**などによる．**漿液腫**は植皮片の壊死に至らないこともある．

抗凝固療法を使用している患者には，術前に内服中断と代替療法を検討する．

植皮片周囲や採皮創の肥厚性瘢痕やケロイド発生にも注意する．植皮片の色素沈着に対しては遮光を心がける．ビタミンＣの内服やハイドロキノンの外用も稀に用いられる．

●参考文献

1) 塚田貞夫：遊離皮膚移植の分類と適応．添田周吾，他（編）：図説臨床形成外科講座2，pp50-51，メディカルビュー社，1987
2) Rudolph R, et al：Skin graft. *In* McCarthy JG, et al（eds）：Plastic Surgery Vol. 1, pp221-274, Saunders, Philadelphia, 1990
3) Zook EG：Soft tissue coverage. *In* Goldwyn C（ed）：The Unfavorable Results in Plastic Surgery, Avoidance and Treatment（3rd ed）, pp87-102, Lippincott Williams & Wilkins, Philadelphia, 1990
4) Kiyosawa T, et al：A new method for the dressing of free skin grafts. *In* Harahap M（ed）：Innovative Techniques in Skin Surgery, pp461-466, Marcel Dekker, New York, 2002
5) 清澤智晴：戦傷の再建．防衛医学編纂委員会（編）：防衛医学，pp150-154，防衛医学振興会，2007

2 有茎皮弁

薄い皮膚を移植する植皮（遊離植皮）に対して，皮下脂肪などの下部組織を含めて皮膚を移植する有茎皮弁（単に皮弁ともいう）について概説する．

Ａ 定義

皮弁（skin flap）とは，皮膚・皮下組織をその血流を保ったまま挙上した組織の塊である．血流を有したまま移植することが皮弁移植術の本質であり，血流のない移植である植皮とは対になる．

近年，筋皮弁（musculocutaneous flap），筋膜皮弁（fasciocutaneous flap）など種々の型のflapが開発され，皮弁はそれらのflapも含めてもう少し広い意味の「組織移植」という意味で解釈されるようになってきた．しかしそれでは「皮弁（skin flap）＝flap」として解釈されてしまうことになり，理解が難しくなる．そこでflapを「血流のある組織弁」と考え，狭義・広義的な皮弁を下記のとおりに考えると理解しやすい．

狭義的な皮弁とは，皮膚・皮下組織のみを弁状に挙上したものをさす．身体と連続性を保っている部位は茎部（pedicle）と呼ばれ，皮弁は茎部を通して周辺組織から血行を受けて生存する．茎部は皮膚・皮下脂肪筋膜組織・血管・神経などで構成され，それらを単独あるいは複合して用いられる．

広義的な皮弁とは，皮膚の構成要素（表皮・真皮・皮下組織）の全部，あるいは一部を含むだけでなく，さらに筋肉が付随した筋皮弁や，骨が付随した骨皮弁（osteocutaneous flap）をさす．しかし，単独の筋弁（musculo flap）や骨弁（bone flap）は除外される．

Ｂ 分類

皮弁には○○皮弁，と呼ばれる数多くの種類がある．多くは前額皮弁（forehead flap）や鼠径皮弁（groin flap）などのように皮弁を作成する身体の部位の名称や，大胸筋皮弁（pectoralis major musculocutaneous flap）や広背筋皮弁（latissimus dorsi musculocutaneous flap）などのように，具体的に皮弁の構成組織の解剖学名を名称につけたものである．しかし，これらは独自の皮弁を特定するものであり，いわば皮弁の固有名詞のようなものである．

ここでは皮弁を理解するうえで必要最小限の知識として，① 血行による分類，② 位置関係による分類，③ 移動法による分類，の3つを紹介する．

1 血行による分類

血行に注目して皮弁を分類した場合，無軸型皮弁（random pattern flap），有軸型皮弁（axial pattern flap），穿通枝皮弁（perforator flap）の3つに分類することができる．しかし穿通枝皮弁の概念の導入により，三者の境界は曖昧な点が多い．

McGregor と Morgan（1973）は，皮弁の血行形態を解剖学的に random pattern と axial pattern の2つの概念に分け，皮弁の血行を分類した（図2-29）．しかしそれだけで皮膚血行を説明するには不十分で，現在ではより詳細な分類がなされている．

a 無軸型皮弁 random pattern flap

真皮下血管網により栄養される皮弁であり，特に皮弁を栄養する主要動静脈をもたず，血流の方向は定まっていない．生着範囲は幅と長さの比率で制限され，「幅：長さ＝1：1～2」の範囲内に作図すると安全であるとされる．

しかし，これはあくまでも1つの目安に過ぎない．実際には解剖学的位置，皮弁生着条件に影響を与える因子（年齢，動脈硬化などの基礎疾患，放射線照射部など）の有無により異なる．例えば顔面は血流が豊富なため，これよりもやや長く作成しても生着が可能なことが多い．一方で，動脈硬化の強い下腿の皮弁は，通常よりも短く作図するほうが安全である．

b 有軸型皮弁 axial pattern flap

皮弁長軸方向に栄養する，主要動静脈（主幹動脈またはその皮枝）を有する皮弁である．代表的なものに前額皮弁，前胸三角筋皮弁（deltopectoral flap），鼠径皮弁などが挙げられ，個々の皮弁の安全範囲はすでに解明されているものが多い．皮弁内に主要動静脈を含むため，皮弁の生着範囲は無軸型皮弁と比較して大きく作図できる．また，細長い皮弁などの作図も可能で自由度は高い．

c 穿通枝皮弁 perforator flap

皮膚穿通枝を茎にした皮弁の総称である．従来の皮下組織茎皮弁（subcutaneous tissue pedicle flap）は，術中に穿通枝を同定しないものの，深部から真皮下血管網に流入する穿通枝，またはさらに細かな capillary perforator によって栄養されていると推測され，穿通枝皮弁に含まれる．

さらに近年，穿通枝を術前または術中に同定

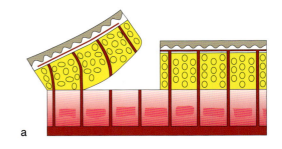

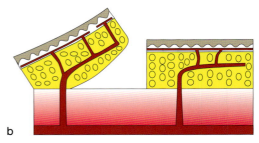

図 2-29　無軸型皮弁（a）と有軸型皮弁（b）

し，それらを茎に含んだ局所穿通枝皮弁（local perforator flap）の有用性が数多く報告されている．

2 位置関係による分類

最も一般的な分類方法で，組織欠損創と皮弁との位置関係によるものである．

a 局所皮弁 local flap

皮弁作成部位を組織欠損部位周囲に求める皮弁の総称である．術後の色調・質感に優れる特徴をもち，一般に「random（無軸）」な血行形態の概念から作成される．皮弁の到達距離や大きさに制限があるため，比較的大きな欠損には用いられない．後述する前進皮弁（advancement flap），回転皮弁（rotation flap），横転皮弁（transposition flap）に代表される欠損部に隣接した皮弁を指す．

b 区域皮弁 regional flap

「axial（有軸）」な血行を含む皮弁を，移植近隣部に求める皮弁の総称である．指の再建での手背部皮弁や，肘部の再建における上腕・前腕の皮弁，近隣部への有茎で移動する筋皮弁や axial な筋膜皮弁，中隔皮弁などもこの範疇に含まれる．

c 遠隔皮弁 distant flap

皮弁作成部位を組織欠損のある移植部より遠隔部とするもので，一期的に皮弁を移植部へ到達させる直達皮弁（direct flap）や，介在部へ皮弁を一次的に移植し，二期的に皮弁を移植床へ到達させ

組織移植術—B. 皮膚移植術　39

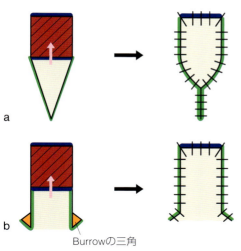

図 2-30　前進皮弁
　a：前進皮弁
　b：矩形前進皮弁

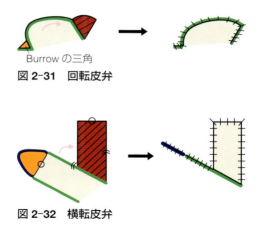

図 2-31　回転皮弁

図 2-32　横転皮弁

る介達皮弁（indirect flap）などが挙げられる．皮弁の切り離しや一定の安静期間を要し，患者への負担が大きいことなどが欠点である．

　昨今では技術の発達により遊離皮弁（free flap）が標準的となったため，介達皮弁の適応はほとんどない．また，厳密には遊離皮弁もこの遠隔皮弁に属するが，現在では遠隔皮弁から遊離皮弁を独立させて分類することが多い．

3 移動法による分類

　前進皮弁，回転皮弁，横転皮弁が基本3型である．穿通枝皮弁の概念の導入により，局所穿通枝皮弁のなかでこれらの移動法に当てはまらないものがでてきた．

a 前進皮弁 advancement flap

　隣接する皮弁を前進させて欠損部に移動するものである．茎部のねじれが少ないため，皮膚の歪みが生じづらい利点がある．一方で，可動性が少ないために後戻りの傾向がある．前進する距離は，皮膚または皮下脂肪の伸展性に起因する．

　図 2-30 は皮弁を最も単純に前進させるデザインであるが，この皮弁の前進を容易にするために，皮弁基部で二等辺三角形の皮膚を切除することが多い．このアイディアを最初に思いついた人物名に因んで「Burrow の三角」と呼んでいる．この Burrow の三角状の皮膚切除法は前進皮弁のみならず，後述する回転皮弁の際にも有効である．

b 回転皮弁 rotation flap

　扇状の皮弁を円周方向に回転させて隣接する欠損部に移動させるものである．皮膚欠損の大きさによって皮弁も大きくなるが，この皮弁は欠損部の面積よりもかなりの大きさ（2～3倍）の面積を起こす必要があり，必ずしも図 2-31 のように創を閉じられるとは限らない．

c 横転皮弁 transposition flap

　皮膚欠損部の周囲に作成した皮弁を横に移動するものである（図 2-32）．多少とも回転の要素が含まれるため，回転皮弁と混同されやすい．皮弁採取部は縫縮可能な場合は縫縮し，できない場合は植皮を追加する．

　特殊な横転皮弁として Limberg（リンバーグ）(rhomboid) 皮弁や Dufourmentel（デュフォーメンタル）皮弁などがある（図 2-33）．Limberg 皮弁は血行に不安のない顔面，特に尾翼部付近のほくろ切除時などに有効である．Dufourmentel 皮弁は，皮弁の基部の幅が広いため，血行不良に近い仙骨部褥瘡の手術に有効である．

C 適応

　皮弁は植皮と同様，体表の皮膚・軟部組織欠損に対して有力な再建法である．皮弁か植皮かの選択は，皮弁でなければならない絶対的適応と皮弁のほうが優れている質的な相対的適応がある．

1 絶対的適応
a 重要組織の露出部位

　骨・軟骨・腱・靭帯・神経・血管などの露出部は組織の保護，機能確保の面から皮弁の適応となる．

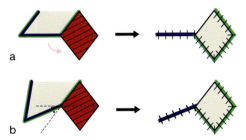

図 2-33　特殊な横転皮弁
　a：Limberg（rhomboid）皮弁
　b：Dufourmentel 皮弁

b 血行不良部位
　慢性潰瘍や放射線潰瘍など母床の血行不良部では植皮が生着しにくく，生着しても潰瘍化しやすいため適応となる．
c 荷重部位
　足底部・坐骨・仙骨・大転子部など持続的に負荷の加わる部分には，クッションとしての役割を果たす強靭な皮弁が適応となる．
d 立体的組織欠損部位
　眼瞼・耳介・口唇・乳房・胸壁・腹壁・会陰部などでは，三次元的な修復が可能である皮弁が適応となる．
e 量的不足部位
　進行性半側顔面萎縮症，Poland（ポーランド）症候群，膿胸，骨盤死腔など，面ではなく容積として組織が欠損しているところではボリュームを追加できる皮弁が適応となる．
f 機能的再建を要する部位
　顔面神経麻痺や造指術などの運動や知覚といった機能的再建を要求される状況や，神経移植・筋移植などが必要な場合は，複合組織を血管や神経を付加させたまま移行できる皮弁が適応となる．

2● 相対的適応
a 瘢痕拘縮好発部位
　頸部や腋窩や鼠径部などの関節部では瘢痕拘縮をきたしやすく，植皮より皮弁の適応となる．
b 質的適応部位
　顔面，頸部，上下肢の露出部などでは整容的観点から皮膚としての肌理（texture match），色調（color match）などが必要とされ，植皮より皮弁の適応となる場合が多い．

3● 利点と欠点
a 利点
　血行がよいため血流不良部へ移行でき，感染・外力に対する抵抗力が強く，皮下組織・筋・骨を含めた複合組織の移動が可能である．立体的・一次的再建が行えることや，皮弁下の腱・骨などの組織との癒着が少なく，比較的早期より自動運動が可能であることなどが挙げられる．
b 欠点
　作図，挙上，移行，delay（あえて日本語でいうと「遷延」）といった手技が比較的複雑で，dog ear や厚みなどを生じ，後日修正術を要することがある．遊離皮弁ではマイクロサージャリー技術や特殊器具を必要とすることや，筋・筋皮弁では採取部の筋脱落症状など機能的損失も考慮しなければならないことが挙げられる．

D 皮弁の作成

1● 手術計画
　皮弁を用いて実際に再建手術をするときの，考え方の手順と必要事項について述べる．
a 再建部位の評価
　再建部位の正確な評価こそが，手術の成否を決める最大の要素と言える．
　一般的な評価として患者の性別，年齢，職業，全身状態，合併症の有無などが挙げられる．幼小児では手術に対する理解や忍耐にも限界があり，成長に伴う問題もある．高齢者では血管病変をはじめ他の生活習慣病を合併し，血行や創傷治癒力に問題がある場合が少なくない．スポーツ選手では，筋力の低下や減退を残すような筋皮弁の選択は避けるべきである．
　局所的な評価としては，原疾患の性質，再建の部位，感染の有無なども重要な要素となるが，何よりも欠損の形態的評価が最重要事項となる．先天性疾患や後天性の変形に対する再建では，正常な形態をいかに正確に想定しうるかがポイントと

> **NOTE　delay（遷延）**
> 　皮弁への血流障害が危惧される際，皮弁を安全かつ確実に移行させるための前処置として用いる方法である．実際には，皮弁作成予定部に予め分割切開を加え，皮下剝離を行う．皮弁を阻血状態として側副性循環の増大を図ることを目的とする．

組織移植術—B. 皮膚移植術 ● 41

なる．その際，瘢痕拘縮などにより実際の欠損と現実の欠損に差があることに留意する必要がある．

切除と再建が同時に行われる一期的再建では，生ずる欠損をいかに正確に想定しうるかがポイントとなる．それには切除に関する一般的な外科的知識や，臨床解剖学的な知識の有無が重要な要素となる．

b 皮弁の選択

欠損の評価が済み再建法の検討に入るとき，まずどこまで再建しうるかを推考する．欠損を解剖学的に完全に修復するのは理想ではあるが，欲張りすぎて完璧をめざし，かえって基本的なレベルで手術に失敗することも少なくないからである．

皮弁の選択にあたっては，各種皮弁の特徴と適応を理解し，前述の評価ができていればおのずと決まってくる．手術法は常に少なくとも二番手までは考えておくことが大切である．なぜなら遊離皮弁に限らず，すべての手術の成功率は絶対に100％にはならないからである．

2 ● 生着条件

皮弁が生着するかどうかは，再建手術の根幹であり，皮弁壊死は絶対に避けなければならない．皮弁を生着させる基本的な条件は，まず適正な皮弁を選択し，正確にデザインし，確実に皮弁を操作することである．

そして，血行障害をきたすようなあらゆる因子を考慮・排除することである．患者側の因子として，フレイル・糖尿病・動脈硬化・低栄養・放射線照射部などが挙げられ，医療者側の因子として，雑な手術操作・皮弁の過緊張やねじれ・術後の浮腫による循環障害・血腫・感染などがある．

3 ● 血行判定

皮弁の血行状況が，皮弁の生着の良し悪しを規定するといえる．そのため血行の判定は，術後管理の最優先事項である．判定法には次のものが臨床的に有用である．

・皮弁の色調・温度・緊張度
・pin prick（ピンプリック）テスト（皮弁からの動・静脈性の出血確認）
・毛細血管再充満時間（capillary refilling time）
・ドップラー血流計法

● 参考文献

1）百束比古：アトラス形成外科手術手技．pp 46-56，中外医学社，2011
2）市田正成：スキル外来手術アトラス―すべての外科系医師に必要な美しく治すための基本手技 改題第3版．pp 57-65，文光堂，2015

③ 遊離皮弁（血管柄付遊離組織移植）

組織移植を行う際，血流が遮断された状態で組織を採取し，これを移植することを遊離組織移植と呼ぶ．移植する組織名に応じて，遊離皮膚移植，遊離骨移植などと呼称される．これらは移植後に新生血管が移植組織に侵入することによる，血行再開を期待して行われるものである．

これに対して，マイクロサージャリーの発展に伴い血行再開を血管吻合することにより行い，移植を確実なものとすることが可能となった．血行再開のためには，組織を灌流している動静脈と移植を受ける部位（移植床）の動静脈を顕微鏡下に吻合する必要がある．移植組織の血管が組織の柄のように見えることからこれを血管柄と呼び，このような移植形態を血管柄付遊離組織移植と呼ぶ．

開発当初は皮膚組織を含む皮弁組織の移植がもっぱら行われており，flap を皮弁と日本語訳していたこともあって，有茎皮弁に対応して遊離皮弁（free flap）と名付けられた．その後，皮膚だけでなく筋肉や骨組織などあらゆる種類の組織移植が行われるようになってからも，慣用的に広義の遊離皮弁と呼称されている．ここでは混乱を避けるため，血管吻合を伴う組織移植を血管柄付遊離組織移植とし，そのなかで皮膚組織を含んだ場合に血管柄付遊離皮弁移植と呼ぶこととする．

Ⓐ 血管柄付遊離皮弁移植

血管柄付遊離皮弁には，皮下脂肪組織を含む皮膚組織のみを移植する遊離皮弁（free vascularized skin flap），筋組織，筋膜組織をキャリアとしてもつ遊離筋皮弁（free musculocutaneous flap），遊離筋膜皮弁（free fasciocutaneous flap）などがある（図 2-34）．

Free vascularized skin flap を採取できる部位は，皮膚を栄養する血管が血管吻合に適した太さをもっている必要があるため，その種類が限られ

ている．一方，遊離筋皮弁は太い血管を栄養血管としてもつ表在骨格筋が多いため，その種類も豊富である．さらに最近では，筋皮弁の筋肉から皮膚組織への穿通枝を温存しながら，筋肉成分を極力減量した皮弁（穿通枝皮弁）も開発されている．現在，頻繁に用いられている代表的な皮弁を表2-3に示す．

1 ● 特徴

有茎皮弁と比較して，遊離皮弁は多くの利点を有する．
① 遠隔部より皮弁を採取し，移植することができるので皮弁の選択肢が広い．
② 有茎皮弁のように茎部の組織が必要ないため，組織を有効に利用できる．
③ 有茎皮弁と比較して血行が安定しているため，感染にも強い．
④ 三次元的に複雑な組織欠損でも，死腔を残さず再建することができる．
⑤ 皮弁採取部は創閉鎖が容易であることが多いので，術後瘢痕が少ない．

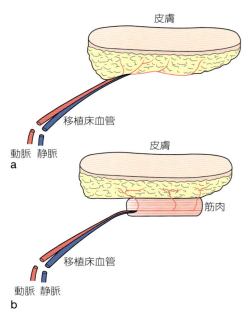

図 2-34　血管柄付遊離皮弁の代表的形態
a：血管柄付遊離皮弁
b：血管柄付遊離筋皮弁

表 2-3　代表的な血管柄付遊離皮弁

遊離皮弁 free flap	鼠径皮弁 groin flap 　血管径は細く，茎も短いという難点をもつが，薄い皮弁で採取部の瘢痕が目立たないので整容的改善を要求される手術に適している．
遊離筋皮弁 free musculocutaneous flap	腹直筋皮弁 rectus abdominis musculocutaneous flap 　血管径が太く，茎も長い．皮弁部分や筋体部分はそれぞれ成分量を調節することができるので広い用途に用いられる．筋体をすべて除去して，穿通枝のみを温存したものは腹直筋穿通枝皮弁と呼ばれる．
	広背筋皮弁 latissimus dorsi musculocutaneous flap 　血管径が太く，茎も長い．筋体と皮弁部分の自由度は低いが，大きな筋体を採取できるので広範囲の再建に適している．
遊離筋膜皮弁 free fasciocutaneous flap	肩甲皮弁 scapular flap 　血行の安定した皮弁であるが，採取に体位変換が必要なことが多いので，現在は骨皮弁として用いられることが多い．
	前腕皮弁 forearm flap 　血管径が太く，茎も長い．皮弁は薄く血行も安定しているため用途は広いが，主要血管を犠牲にすること，露出部に採取後の瘢痕を残すことが問題となる．
	前外側大腿皮弁 anterolateral thigh flap 　血管径が太く，茎も長い．皮弁は前腕皮弁より厚く，体幹からの他の皮弁より薄いため利用価値は高い．しかし，皮弁血行が不安定である場合があるという問題点を抱えている．

欠点としては，吻合部血栓を生じると皮弁全体が壊死に陥る可能性があることが挙げられる．しかし，手術用顕微鏡などの発達に伴って吻合部血栓の可能性は低くなっており，特に頭頸部における再建では2～3％と低い確率となっている．

2 ● 適応と禁忌

遊離皮弁の適応は広く，以下のような場合に用いられる．

① 遊離植皮が生着しない骨，腱，関節など血行不良部の被覆．

② 神経・血管などの深部重要組織が露出している場合の被覆．

③ 頸部や関節部など術後の拘縮を予防したい部位の被覆．

④ 陥凹部など三次元的な再建を行いたい部分の被覆．

⑤ 近隣部位に瘢痕を残さないように，整容的に優れた結果を得たい部位の被覆．

一方，禁忌としては以下のような場合が挙げられる．

① 放射線照射などによって移植床の血管病変が著しい場合．

② 患者が長時間の手術に耐えられない場合．

③ 高度な糖尿病や閉塞性動脈硬化症などの血管性疾患の患者において，下肢から皮弁を採取すること．

B 血管柄付遊離筋肉移植

1 ● 特徴

体幹・四肢の骨格筋は運動機能の力源として重要であるが，いくつかの筋が共同で1つの運動を行っている場合などでは，そのうちの1つの筋組織を採取しても機能的にほとんど問題のない場合がある．そのような筋肉を選択して，マイクロサージャリーを利用した移植を行うことを血管柄付遊離筋肉移植と呼ぶ．多くの場合，筋体を栄養する血管柄だけでなく筋の支配神経を付けて採取し，移植床の神経と縫合することにより，筋体の収縮力を再現させる神経・血管柄付遊離筋肉移植術として用いられる．

2 ● 適応と選択

筋肉組織はもともと血行に富んだ組織であり，

形状を容易に変化させることができるため，血管柄付遊離筋肉移植は，感染の可能性が考えられる部位への移植や，複雑な形状をした死腔の充填に適している．具体的には，上顎洞近辺の再建や，頭蓋底における硬膜と前頭洞との遮断，あるいは骨髄炎掻爬後の死腔充填などに用いられる．選択される筋組織としては，腹直筋や広背筋が広く用いられている．

一方，神経・血管柄付遊離筋肉移植術は，陳旧性顔面神経麻痺の治療のほか，腕神経叢麻痺や四肢における運動機能回復を目的として施行される．選択される筋組織としては，陳旧性顔面神経麻痺の場合，広背筋，腹直筋，薄筋が用いられることが多い．四肢においては，筋体の滑走距離が長い薄筋や広背筋が第一選択となることが多い．

C 血管柄付遊離骨移植

1 ● 特徴

従来行われてきた遊離骨移植では，移植された骨の中に存在する骨芽細胞，破骨細胞などが生存し続ける可能性が低い．したがって，移植骨はいったんは吸収されたあと，周囲から侵入した細胞により改めて骨代謝が行われる．これに対して血管柄付遊離骨移植は，骨組織を生きたまま living bone として移植することができるので，感染に強く，吸収されることなく周囲骨と癒合するのも早い．

2 ● 適応と選択

下顎骨の再建では，長さ5 cm 以上の欠損に対しては血管柄付遊離骨移植が必要とされている．また上顎における二次再建や，骨髄炎など感染に対抗する必要がある場合に用いられる．さらに下腿や脊椎の固定など，負荷がかかる部位の再建にも用いられる．

移植骨の選択としては，腸骨，肩甲骨，腓骨，肋骨，橈骨などが現在用いられている（図2-35）．これらのうち，どの骨を選択するかは，必要な骨の長さ，形状，血管柄の長さ，骨と同時に再建が必要な皮膚・軟部組織欠損の大きさ，などを考慮したうえで総合的に判断する．

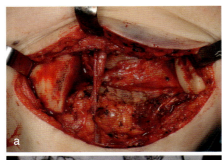
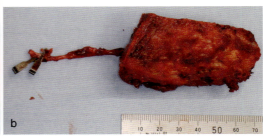
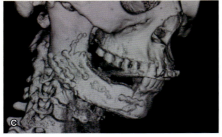

図 2-35 下顎骨髄炎切除後の欠損に対する腸骨移植による下顎再建
a：骨髄炎切除後の下顎骨欠損．
b：採取した腸骨．
c：術後の三次元 CT．

D 足趾の移植

1 特徴

足趾を血管柄付遊離組織として，手指の再建に用いる．主にピンチ機能の再建を目的として，拇指再建が行われることが多いが，関節機能の再建のために足趾の関節のみが移植される場合もある．さらに爪欠損に対して，整容的改善を目的に足趾の爪を含めた皮膚・軟部組織の移植も行われている．

2 適応と選択

拇指再建において，中手指節関節（MPJ）以遠の再建であれば，移植した腸骨の周囲に第1趾の爪，皮膚，指神経を含んだ血管柄付遊離組織（wrap around flap）を適応することが多い．爪再建においても同様の皮弁を用いる．拇指 MPJ より近位からの再建では，強度の強い第2趾を中足骨を含めて移植する second toe-to thumb が中心となる．

E 内臓の移植

1 特徴

内臓器も血管柄付遊離組織として移植されるが，代表的なものとして空腸や結腸などの腸管のほか，大網が用いられる．また遊離組織移植ではないが，胃管や結腸などの吊り上げ術の際に，吊り上げた腸管の先端部分の血行不良に対して，先端部分の血行を支配している血管を吊り上げた場所で移植床動静脈と吻合することにより血行改善を図る，いわゆる血管付加吻合（supercharge）もマイクロサージャリーを応用した技術である．

2 適応と選択

下咽頭癌や頚部食道癌の切除後の欠損に対して，空腸（稀に結腸）が移植される（図2-36）．癌切除後の欠損が全周性にわたる筒状である場合は，空腸などをそのまま欠損部に移植するが，部分的な欠損の場合は腸管を開き，パッチ状にして再建を行う．大網は血行とリンパ組織に富み，感染に強いため，慢性骨髄炎の治療や放射線潰瘍などの治療に用いられる．

● 参考文献

1) Harii K：Microvascular Tissue Transfer. Igaku-Shoin, 1983
2) 波利井清紀：マイクロサージャリーの基本手技．克誠堂，2015

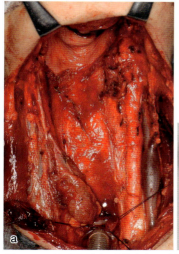
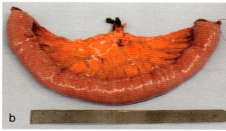
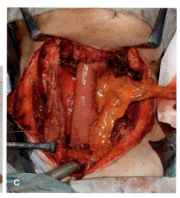

図 2-36　下咽頭癌切除後欠損に対する空腸移植による食道再建
a：下咽頭癌に対する咽頭喉頭食道摘出術後の欠損.
b：採取した空腸.
c：食道再建を行ったところ.

C 骨・軟骨移植術

1 骨移植術

A 歴史

世界初の骨移植の試みは，1682年にVan Meertenがヒト頭蓋骨欠損にイヌ頭蓋骨を骨片として移植したことに始まる．

現在，形成外科領域で用いられている骨移植は自家骨移植であり，他人の骨を移植する同種骨移植やヒト以外の哺乳類の骨を移植する異種骨移植は，わが国ではほとんど行われていない．

B 目的

骨移植の意義は，力学的支持性と骨形成能の獲得にある．特に形成外科では，悪性腫瘍切除後の骨欠損部に対する再建，顔面骨骨折後の骨欠損や変形に対する輪郭の再建に骨移植が行われる．

C 骨の基本構造

骨は，骨質（**皮質骨**および**海綿骨**），骨膜，骨髄から構成されている．骨の種類にかかわらず，最外側の骨膜に覆われた皮質骨とその内部の骨髄内に存在する海綿骨を共通構造として有している．骨質を構成する皮質骨と海綿骨の割合は，部位によって異なっている．このため，皮質骨と海綿骨の力学的強度は骨によって異なる．

D 骨移植の作用機序

骨移植は他の臓器移植と異なる．例えば，腎移植では，移植された臓器がそのまま生着し機能を続けるが，骨移植では移植された骨はいったん，ほとんど吸収され，新生骨によって置換される．この移植骨の吸収と置換は，**骨伝導**（osteoconduction）と**骨誘導**（osteoinduction）によって行われる．

1● 骨伝導とは

移植床から移植骨に向けて，毛細血管や骨形成細胞が遊走する．

2● 骨誘導とは

骨誘導は，移植後3週目以降に生ずる．移植骨の骨基質中にある**骨形成蛋白**（例えばbone morphogenic protein：BMP）が，移植骨や移植床の未分化間葉系細胞に作用し，骨形成細胞へ分化誘導する．

46 ●第２章 形成手術手技

Ⓔ 骨移植の種類

形成外科領域で用いられる骨移植は，ほとんどが自家骨移植と人工骨の移植である．自家骨移植は，手術手技によってさらに**遊離骨移植**と**血管柄付遊離骨移植**に区別される．

1 ● 遊離骨移植

自家骨移植は，自己の組織移植であるので，病原体による感染の心配が少ない．しかし自己の骨を採取するため，採取部に陥凹変形や疼痛をはじめとする犠牲が生じる．主な採取部位として，頭蓋骨，腸骨，腓骨，肋骨などがある．移植に際しては，海綿骨，皮質骨のおのおのの特性を考慮して用いる．骨膜を付加して移植する場合や母床との接触面積が広い場合は，移植骨の生着が高まる．

a 海綿骨移植

骨梁の表面が広く，移植床からの組織液の浸達や血行の再開は移植後約２週間であり，極めて早い．また，感染に強く生着がよい．したがって，多くの未分化間葉系細胞が骨形成細胞に分化誘導されるため，骨形成能に優れている．一方，量的に生着率を推定することが難しく，力学的支持性を獲得しにくい欠点がある．

b 皮質骨移植

吸収と置換を受けにくく，長期間，本来の骨形態を保つ．したがって，海綿骨移植と比較して力学的強度は維持されやすく，移植床に強固な固定をすることができる．

一方，移植床からの組織液の浸達や血行の再開が遅いため，骨形成細胞の供給が制限され，骨形成能は低い．移植後６か月間における移植片の力学的強度は，正常骨の40～50％であり，本来の骨強度が回復されるまでに１～２年を要する．

2 ● 血管柄付遊離骨移植

これまで述べた遊離骨移植と違ってマイクロサージャリーの技術（顕微鏡下での血管吻合）を用い，血行を温存した状態で骨を移植する方法である．これを導入することによって，移植骨内の細胞成分は生着し，骨形成能は高く，良好な骨癒合を得ることができる．一方で，マイクロサージャリーという高度な技術が必要となる（➡27頁）．

本法は骨欠損長が６cm以上に適応され，採取部として肋骨，腸骨および腓骨などから選択される．

3 ● 人工骨

近年，生体材料の開発が進み，骨の無機質成分（リン酸カルシウム）である**ハイドロキシアパタイト**や**β-TCP**を主成分とするバイオマテリアルが骨欠損部の再建材料として臨床応用されている．

ハイドロキシアパタイトを骨欠損部に移植した場合，母床骨からの骨芽細胞がハイドロキシアパタイトの表面に沿って増殖するため，周囲の骨組織と良好に結合して骨伝導による骨形成を促進する．ハイドロキシアパタイトは，生体にほとんど吸収されず，その形状は保たれるが，材料内部にまで細胞は侵入しない．そのため，術後感染や複雑な形状加工が困難といった欠点が指摘されている（図2-37）．

一方，β-TCP は，ハイドロキシアパタイトの前駆体物質であり，生体内で分解・吸収される点においてハイドロキシアパタイトと異なっている．

② 軟骨移植術

Ⓐ 軟骨の基本構造と分類

軟骨は，**軟骨細胞**と**軟骨基質**から構成されている．軟骨細胞は，軟骨小腔と呼ばれる区画の中に閉じ込められ，その機能は軟骨基質の産生・維持とされている．軟骨細胞が分泌する軟骨基質としては，主にコラーゲン（13％）とプロテオグリカン（7％）が知られている．特にプロテオグリカンは一般に**アグリカン**と呼ばれ，親水性の巨大分子として軟骨基質の中に大量の水（80％）を溜め込み，軟骨組織に膨張力を付与する．この膨張力が，軟骨特有の性状や質感に大きく関与している．

Ⓑ 軟骨の特徴

一般に軟骨は組織学的に，① 硝子軟骨（関節，鼻中隔，肋軟骨，喉頭，気管など），② 弾性軟骨（耳介，喉頭蓋など），③ 線維軟骨（円板，靭帯・腱の骨への付着部）の３種類に分類される．

軟骨は，内部には血管，神経，リンパ管が存在せず，外部は軟骨膜に覆われている．軟骨膜は，血管が豊富に分布する緻密結合組織である．軟骨

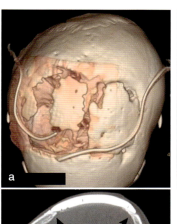
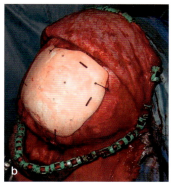
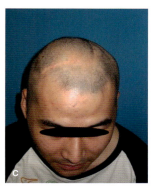
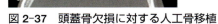

図 2-37　頭蓋骨欠損に対する人工骨移植
a：術前 3D-CT 像，b：人工骨の移植，c：術後，d：術後 CT．矢印は人工骨部分を示す．

膜が，一端，軟骨から剝離されると軟骨新生を開始することや，移植軟骨の長期生存に影響することが広く知られている．軟骨は粘弾性を有し，外力に対して生ずる変形（ねじれ）は復元する．外力が 6〜12 か月続く場合は，形状変化する．

軟骨細胞の大部分は，成長軟骨細胞に分化したのち，内軟骨性骨化の過程をたどって死滅する．つまり，発生した軟骨は，次第に骨組織に置換される．しかし一部の軟骨細胞（気管，鼻中隔，耳介，関節など）は，終生，永久軟骨として残る．

C 軟骨移植の種類と実際

軟骨移植を目的として体内より採取が可能な部位は，鼻中隔軟骨，肋軟骨および耳介軟骨である．これらの軟骨を組織学的に分類すると，鼻中隔軟骨および肋軟骨は**硝子軟骨**に分類され，表面は滑らかで硬い．一方，耳介軟骨は**弾性軟骨**に分類され，軟骨細胞間に多くの弾性線維の束を含んでいるため，弾力性に富み軟らかい．

移植床の血流が豊富な場合は，移植軟骨の生着は良好であり，移植組織量は維持される．また，軟骨小片を用いて移植する場合，移植組織は吸収されやすい．

1 ● 鼻中隔軟骨

軟骨採取後の創痕を鼻腔内にとどめることができるため，醜形をきたしにくい利点がある．鼻中隔軟骨は鼻粘膜に挟まれている．この解剖学的特徴を生かして，一側の粘膜と鼻中隔軟骨を**複合移植**して，眼瞼（特に下眼瞼外反症）や外鼻の小範囲の支持組織の再建に用いる．しかし，採取した軟骨は薄く，採取量に制限（軟骨片として 2×3 cm 程度）がある．軟骨採取量が大きい場合や，採取に際して鼻中隔の窓枠を残さない場合は，採取後に鞍鼻変形が生じることが知られている．

2 ● 肋軟骨

大きな軟骨塊が得られるため，比較的広範な支持組織の欠損や変形をもつ症例（小耳症，鞍鼻および斜鼻などの鼻変形，眼窩および頬骨周囲の変形，陰茎再建など）に有効である．しかし，手術侵襲が大きく，採取後に胸郭変形や術後疼痛をきたす．また，永久軟骨ではないため，将来的に石灰化や骨化が生じる可能性がある．

3 ● 耳介軟骨

弾性軟骨であるため，薄く，軟らかい軟骨の採取が可能である．耳輪部からの皮膚と耳介軟骨を複合移植して，鼻部（特に鼻翼や鼻柱の再建）の小範囲の支持組織の再建に用いる．軟骨の採取量が，軟骨片として 1×2 cm 程度であれば，耳介の変形が生じることはない．

●参考文献
1) 秦　維郎：骨移植の歴史と展望—創傷の治療最近の進歩．pp3-9, 克誠堂出版, 1995
2) Mathes SJ（ed）：Plastic Surgery（2nd ed）Vol. 1, Sanders, Philadelphia, 2006

D 脂肪, その他の移植術

　皮膚移植（植皮，皮弁移植術），骨・軟骨移植と同様，生体のさまざまな組織欠損に対し，それに相応した組織移植が可能である．移植組織のドナーにより**自家組織移植**，**同種組織移植**，**異種組織移植**が考えられるが，広範囲熱傷に対するスキンバンク保存皮膚移植（同種移植）など特別な場合を除き，永久生着を目的とする場合は自家組織移植が行われている．

　移植組織が変性や壊死を起こすことなく，移植された場所で生着して組織学的な構造や機能を維持するためには，十分な血行が移植組織に供給されることが必須である．移植組織に血流が入る機序は植皮や皮弁移植術と同様，移植組織周辺からの毛細血管新生に依存するものであるか，ないしは皮弁やマイクロサージャリーによる血管柄付遊離組織移植など，移植組織への血流を維持した状態での移植のどちらかが必要である．そのため移植組織が小さい，薄い，細いものであれば周囲組織からの血管新生のみでも生着するが，組織が大きい，厚いような場合は血行が付加された皮弁や血管柄付遊離組織移植が必要となる（**表2-4**）．

1 脂肪移植

　体表面の細かな陥凹変形の修正や比較的大きな軟部組織欠損に対する充塡や増大を目的として行われる．補塡する組織量が少量であれば**遊離脂肪移植（free fat grafting）**，あるいは血管網の存在する真皮組織を脂肪組織とともに移植し，脂肪組織への血流を補う**遊離真皮脂肪移植（free dermal fat grafting）**で対応可能である．しかしながら，大きな組織量の移植が必要とする際，あるいは瘢痕などの存在のため周辺組織からの血流が期待できないような場所に移植する際は，周辺組織からの血管新生のみでは血流の供給を受けることが不可能なため，**血管柄付遊離脂肪弁・真皮脂肪弁移植（vascularized free fat/dermal fat transfer）**を要する．

A 遊離脂肪移植

　体表面の比較的小さい陥凹変形や，顔面のしわやくぼみなどの整容的な改善を目的として行われる．移植方法は通常，脂肪注入（fat injection）という手段をとるため脂肪の採取も脂肪吸引（liposuction）によって行われる．移植する脂肪の採取は体のいかなる場所からも可能であるが，簡便性かつ整容面上ドナーの傷が目立たない場所，具体的には腹部，殿部，大腿内側部から採取されることが多い．採取された脂肪は，混入している血球成分や局所麻酔薬，血管収縮薬などを除去する目的で洗浄，遠心分離されたのちに注入移植する．注入量は1つの注入か所にはできるだけ少量とし，何

表 2-4　血行の観点からみた各種移植組織と主な適応疾患

	遊離移植	有茎移植，血管柄付遊離移植
脂肪	体表面の小さな陥凹変形，顔面のしわ，くぼみなど	進行性半側顔面萎縮症，乳房再建など
筋	—	慢性骨髄炎，軟部組織欠損の被覆，顔面神経麻痺，腕神経叢麻痺など
神経	顔面神経麻痺（新鮮例），新鮮外傷に伴う神経欠損など	顔面神経麻痺，腕神経叢麻痺など
筋膜	眼瞼下垂，顔面神経麻痺，腹壁瘢痕ヘルニアなど	顔面神経麻痺，腹壁瘢痕ヘルニアなど
粘膜	眼瞼結膜欠損など	口蓋瘻孔，赤唇欠損，鼻咽腔閉鎖機能不全など
硬毛	男性型禿髪など	瘢痕性禿髪，眉毛欠損など
複合組織	外鼻の小欠損など	手指欠損など
爪，その他	爪欠損など	爪を含む指尖部欠損など

注）筋組織の移植は有茎または血管柄付遊離移植に限定される．

か所にも移植したほうが生着がよいとされている．
　問題点は移植組織の生着量が予測しにくく，かつ移植場所の血流に依存を受けることである．顔面など血流の豊富な場所への移植は良好な結果を得やすい反面，その他の部位においてはおおよそ50％以上は吸収されてしまう．そのため必要量よりも多めに移植したり，複数回に分けて移植したりすることが多いが，1か所に大量の脂肪注入をすると，組織の変性，壊死，oil cystの形成，石灰化などの合併症を起こす．

B 遊離真皮脂肪移植

　遊離脂肪移植に比べて真皮組織に存在する血管網を移植脂肪塊と一緒に移植するため，遊離脂肪移植組織に比べて若干大きな組織を移植できるといわれている．しかし注入移植という手段がとれないため切開創瘢痕を残してしまうこと，皮膚直下に存在する表在性陥凹変形のみが対象であること，移植組織の大きさに限界があることなどから，本法でもおおよそ移植組織の30〜40％は吸収を受ける．そのため必要とする大きさよりも，やや大きめの真皮脂肪を移植する必要がある．

C 血管柄付遊離脂肪弁・真皮脂肪弁移植

　進行性半側顔面萎縮症に伴う顔面の広範囲な陥凹変形や，乳房再建術の際にエキスパンダーで拡張された胸部の皮下に自家組織移植を行う場合など，比較的大きな軟部組織の充塡を要する場合には，血管柄付遊離脂肪弁・真皮脂肪弁移植が適応となる．
　採取部位は，解剖学的な栄養血管の存在部位により制約を受ける．採取部位の整容面を考慮し，主な部位は腹部（深下腹壁動静脈を血管茎とする），鼠径部（浅腸骨回旋動静脈を血管茎とする）などである．

1 ● 脂肪組織由来幹細胞を付加した脂肪移植術

　近年の再生医学の進歩に伴い，ヒト皮下脂肪組織中に多分化能を有する**幹細胞(stem cells)**が存在することが証明され，脂肪組織由来幹細胞(adipose-derived stem cells)と呼ばれている．この細胞は，脂肪細胞をはじめとする種々の成熟細胞に分化するだけでなく，虚血環境下に移植されると多くの血管新生因子を放出して，局所の血流の増

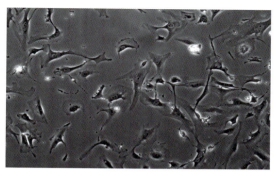

図2-38　脂肪組織由来幹細胞

加と恒常性の維持に寄与することがわかっている（図2-38）．
　この脂肪組織由来幹細胞をコラゲナーゼなどの酵素処理によって脂肪組織より分離し，注入移植予定の脂肪組織に添加し脂肪組織中に存在する脂肪組織由来幹細胞量を増やして移植することで，移植された脂肪組織の生着率が有意に向上することが，臨床的にも報告されている．

2 筋移植

　筋移植の目的は大きく2つある．すなわち，①豊富な血行を有する組織である利点を利用した死腔や感染創への充塡，骨髄炎の治療および軟部組織欠損の被覆と，②筋本来の機能を保ったまま移植することによる，運動機能の再建である．したがって，遊離骨移植や遊離脂肪移植と異なり，血行を伴わない遊離筋組織移植という概念は存在せず，すべてが有茎もしくは血管柄付遊離組織移植の形態をとる．

A 有茎筋移植による死腔・感染創への充塡，骨髄炎の治療，軟部組織欠損被覆

　移植筋の起始部もしくは停止部を離断し，血行を温存させた状態で移行する．具体的には，①胸骨骨髄炎や前縦隔炎に対する感染制御と死腔の充塡を目的とした大胸筋や腹直筋移植，大腿骨，脛骨骨髄炎に対する病巣掻爬後の充塡や，②股，膝の人工関節露出部の被覆を目的とした大腿直筋，外側広筋，大腿筋膜張筋，下腿三頭筋（腓腹筋，ヒラメ筋）移植，血行の乏しい下腿前面，果部の被覆を目的とした前脛骨筋，下腿三頭筋移植，③足底

荷重部の皮膚・軟部組織欠損の被覆やクッションの再建を目的とした短趾屈筋，母趾内転筋移植などがある．

B 有茎筋移植による動的機能再建

動的機能再建を行うには，移植する筋肉を支配する運動神経を温存させた状態で移植する必要がある．具体的には顔面神経麻痺患者の口角挙上を目的とした側頭筋，咬筋移植，腕神経叢麻痺患者の肩関節挙上再建を目的とした僧帽筋移植（Leo Myer法），肘関節や指屈曲機能再建を目的とした広背筋移植，母指外転（対立）運動再建を目的とした小指外転筋移植（Huber-Littler法），肛門括約筋再建を目的とした薄筋移植などがある．

C 血管柄付遊離筋移植による動的機能再建

マイクロサージャリーにより移植する筋組織を，その栄養血管と支配神経とともに血管吻合，神経縫合をすることで機能的な筋移植が可能となり，種々の動的機能再建に用いられる．顔面神経麻痺の動的再建に多く利用され，主に薄筋，広背筋，腹直筋が利用される．それらの運動神経（閉鎖神経，胸背神経，肋間神経）はレシピエント神経（健側の顔面神経，舌下神経，副神経など）に縫合され，栄養血管（内側大腿回旋動静脈，胸背動静脈，深下腹壁動静脈）はレシピエント血管（顔面動静脈，上甲状腺動静脈，浅側頭動静脈，外頚静脈など）と吻合される．それ以外には手指，肘の屈曲・伸展の再建に対し，薄筋，広背筋移植が可能である．

3 神経移植

新鮮外傷や悪性腫瘍切除に伴う運動神経の部分的な欠損が生じた場合に，他の健常な神経を移植することで機能の回復を図ることが可能である．一般的に切断された神経は神経縫合によって軸索がすぐに連続性を取り戻すのではなく，再生軸索がその切断端から神経鞘内を伸長し終末器官に到達することで目的の結果が得られる．同様に神経移植の場合もいったん移植神経の変性が生じ，その後に移植神経内に残存した足場を伝って神経線維が近位側から再生していく．末梢神経には大きく分けて運動神経と知覚神経の2種類があるが，そのような理由から，運動神経の再建においても知覚神経移植によって目的を達成することが可能となる．

再生軸索の伸長速度は1日1mmといわれている．したがって，再生軸索が終末器官に到達するまでの間に筋が廃用性萎縮に陥らないよう，四肢の骨格筋では低周波などの刺激を与えておくこともある．軸索の伸長の程度をおおよそ把握する方法として，神経の再生端を軽く指で叩く方法がある．伸長されている箇所では叩打痛を感じる．これをTinel（ティネル）signと呼んでいる．

神経縫合の際には拡大鏡もしくは手術用顕微鏡を用い，**神経上膜縫合**（epineural suture），**神経束縫合**（funicular suture）を行うが，軸索再生に支障をきたさぬよう，神経断端同士に強い緊張がかからない程度に縫合する．また縫合の形態としては端々縫合が一般的であるが，近年，端側縫合でも良好な神経再生を得られることがわかっている．

神経の移植形態には他の組織移植と同様，遊離神経移植，有茎神経移植（神経移行），血管柄付遊離神経移植がある．

A 遊離神経移植

移植床の血行が良好かつ移植神経が周辺の軟部組織で被覆されるような場所において実施される．逆に瘢痕組織内，放射線照射領域，骨膜などの露出部位といった周辺組織の血流の悪い箇所だと移植神経に十分な血流が供給されないため，移植神経の変性や中心性壊死をきたすおそれが生じる．

移植神経には神経束間に神経の分岐と結合が存在し，そこで軸索が減数するといわれているため，移植に際しては中枢側と末梢側を反対にして逆行性に縫合するのがよいとされている．

腓腹神経は遊離神経移植の際に最も利用される神経の1つで，アキレス腱外側から内側腓腹皮神経まで採取すればおおよそ40cmの神経が採取可能である．採取における知覚脱失は足背外側を中心に発生するが，徐々に範囲は限局したものになる．

本法が適応となる代表的疾患は，顔面神経麻痺に対する治療である．例えば耳下腺悪性腫瘍摘出時における顔面神経合併切除の際，顔面神経の中

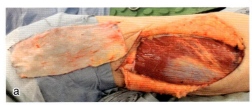
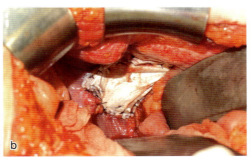

図 2-39 遊離大腿筋膜移植による腹壁欠損再建
a：採取された大腿筋膜．b：二つ折りにして補強された大腿筋膜を，腹腔内より腹壁欠損部に移植．

枢断端が表層部に残っていて神経縫合が可能であれば，即時に遊離神経移植を行い，顔面表情筋機能の回復に努める．また陳旧性顔面神経麻痺の場合でも，反対側の健側顔面神経の分枝と神経縫合し，麻痺側へ軸索再生を誘導する**交叉顔面神経移植（cross-facial nerve grafting）**を行い，その後の2期的な神経血管柄付遊離筋膜移植によって顔面の動的再建が可能となる．

また正中神経の再建など，再建神経に比べて移植神経が細い場合には，3，4本の移植神経を束ねる神経束移植（cable graft）が行われる．

B 有茎神経移植（神経移行）

損傷を受けた末梢神経の中枢側が神経再建に利用することができない場合，近傍に存在する神経を皮弁の形で移行し再建する方法である．この場合，治療の目的が運動機能再建か知覚再建かによってレシピエントとなる末梢神経の選択に注意する必要がある．

具体的には顔面神経麻痺に対する同側の舌下神経交叉移行術，腕神経叢麻痺の筋皮神経，正中神経などへの肋間神経移行術などがある．

C 血管柄付遊離神経移植

移植神経を伴走する血管とともに採取し，再建部位周辺で血管吻合を行って神経への血行を温存した状態で移植する方法であり，移植床の血流の悪い部位への神経移植の際には有用である．移植神経の血行が温存されている分，遊離神経移植に比べて神経の中心性壊死の確率が少なく，軸索再生も早いといわれている．

4 筋膜移植

筋膜は比較的強靭でかつ支持性を有する組織であり，採取におけるドナーの犠牲もほとんどないため，主に組織の吊り上げ材料や補強材料として利用される．筋膜は他の組織に比べて薄いために遊離移植でも吸収されにくく，支持性も比較的長期にわたって維持される．

A 遊離筋膜移植

先天性上眼瞼下垂症に対する眼瞼の吊り上げや，腹壁瘢痕ヘルニアに対する腹壁補強の材料として大腿筋膜が利用されている（図 2-39）．大腿筋膜の採取において，専用の筋膜ストリッパー（fascia stripper）を用いると小さな切開で細くて長い筋膜を採取することが可能である．また，顔面神経麻痺による口角下垂の静的再建に側頭筋膜が用いられている．

B 有茎筋膜移植（筋膜移行）

筋膜を栄養する血管または筋膜と連続する筋とともに有茎移植することで，筋膜の血流を温存した形での移植が可能になる．したがって，顔面神経麻痺によって生じた閉瞼障害や口角下垂に対する有茎側頭筋膜移行や腹壁欠損に対する有茎大腿筋膜張筋弁移行のほかに，顔面領域での死腔充填や植皮の移植床形成に，有茎側頭筋弁移行が有用である．

5 粘膜移植

粘膜が皮膚と大きく異なる特徴は，角層を伴わ

ない，皮脂腺，汗腺，毛囊などの皮膚付属器がなく，粘液腺を有する点にある．したがって，皮膚で代用することが望ましくない部位の粘膜欠損に対しては，粘膜移植によって治療する必要がある．

粘膜移植の形態は，他の組織移植と同様，遊離粘膜移植，有茎粘膜弁移植がある．

A 遊離粘膜移植

欠損部位の近傍に粘膜組織のない，比較的小範囲の粘膜欠損に対して実施される．眼瞼結膜欠損に対する口蓋粘膜移植や鼻中隔粘膜移植，口蓋裂閉鎖に伴う粘膜欠損に対する頬粘膜移植などがある．

B 有茎粘膜弁移植

粘膜欠損部に隣接した健常粘膜組織を，血流を保った状態で移植する方法である．口蓋瘻孔閉鎖に対する有茎頬粘膜弁移植，赤唇欠損部位に対する有茎赤唇弁移植，大きな口蓋瘻孔に対する舌粘膜弁，鼻咽腔閉鎖機能不全に対する咽頭粘膜弁移植などがある．

6 硬毛移植

成人頭皮にはおよそ10万本の毛髪があるといわれており，1か月あたりおよそ1cmの毛髪伸長がある．1つの毛根からは1～3本の毛髪が存在する．

硬毛移植は通常，頭皮有毛部より皮膚，毛根を一塊にして採取し，1～2個の毛包（micrograft）あるいは3～6個の毛包（minigraft）に分けたものを禿髪部位に点状に移植する．一度におよそ1,000～3,000個の毛包移植が可能である．毛髪採取部位に関しては，生理的な男性型禿髪の影響を受ける頭頂部ではなく，女性ホルモンの影響を受け移植後も脱毛となる確率の低い後頭部から採取することが多い．

移植された毛包が局所で生着するには，移植床が良好な状態であることが必要であるため，熱傷や外傷後の瘢痕性脱毛部では生着が期待できない．そのような場合には，浅側頭動静脈を血管茎とする有茎皮弁やティッシュエキスパンダーによって拡張された頭皮皮弁の移植が考慮されなければならない．

7 複合組織移植，その他

複合組織移植とは，2つ以上の組織で構成されたものを移植することである．臨床的には鼻翼や鼻柱の小欠損に対する耳介複合組織移植などがある．

遊離複合組織の生着機序は植皮同様，① 組織液の拡散，② 毛細血管の吻合，③ 血液の流入を介してのものである．そのため移植組織の代謝需要の点で大きさに限界があり，一般的にその幅は1.0～1.5cm程度といわれる．

また，複合組織を血管柄付遊離移植片としてマイクロサージャリーにより移植することもあり，代表的なものとして手指欠損に対する血管柄付遊離足趾移植，近位指節間関節，中手指節間関節の関節強直や欠損に対する第2または第3中足趾節間関節移植などがある．その他の複合組織移植として，爪甲欠損に対する爪床，爪母，爪周囲組織を一塊とした爪遊離複合組織移植や血管柄付遊離爪複合移植などがある．

●参考文献

1) Stevenson TR, et al：Repair and grafting of dermis, fat, and fascia. *In* Mathes SJ（ed）：Plastic Surgery Vol. 1（2nd ed），pp569-590, Saunders, Philadelphia, 2006
2) Rudkin GH, et al：Repair, regeneration, and grafting of skeletal muscle. *In* Mathes SJ（ed）：Plastic Surgery Vol. 1（2nd ed），pp605-620, Saunders, Philadelphia, 2006
3) Shenaq SM, et al：Repair and grafting of peripheral nerve. *In* Mathes SJ（ed）：Plastic Surgery Vol. 1（2nd ed），pp719-744, Saunders, Philadelphia, 2006
4) Zuk PA, et al：Advances in Tissue Engineering Volume 2—Stem Cells. pp119-133, Mary Ann Liebert Inc, New Rochelle, 2010

ティッシュエキスパンダー法（組織拡張法）

ティッシュエキスパンダー法（組織拡張法）とは，エキスパンダーと呼ばれるシリコン製の組織拡張器（ゴム風船のようなもの）を皮下に埋入し，これに数週間～数か月かけて徐々に生理食塩水を

注入することで局所の皮膚を伸展させ，この伸展された皮膚で再建を図る手技である．皮膚の表面積を増加させることで目的とする十分な大きさの皮弁移植が可能となり，また皮弁採取部を一次縫合により閉鎖できるなど整容的な効果も期待できる．

A エキスパンダー（組織拡張器）

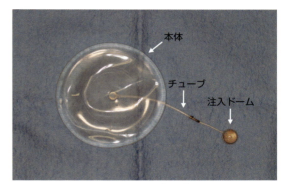

図 2-40　ティッシュエキスパンダー

エキスパンダーはシリコン製バッグの本体部分，生理食塩水を注入するドーム部分（reservoir dome）と，これらを連結するチューブからなる（図2-40）．ドーム部分に注射針を体外から刺し，生理食塩水を徐々に注入することで本体部分が拡張され，エキスパンダーを覆っている皮膚部分が伸展される．

エキスパンダーには，円形型，長円形型，長方形型，三日月形型など種々の形状のものがあり，容量も20 cc程度のものから1,000 ccを超えるものまで用意されている．最近では乳房再建専用として乳房の形状に合わせたものもある．

B 基本的な術式

原則として2回の手術が必要である．初回手術ではエキスパンダーの埋入を行い，2回目の手術でエキスパンダーの抜去および皮弁移植を行う．

1 初回手術

通常エキスパンダーは再建部に隣接した部位に埋入され，生理食塩水の注入により局所の皮膚が伸展されたのちに，この伸展された皮膚を皮弁移植することで移動させる．皮膚切開ののち，皮膚および皮下組織を筋膜上で剝離挙上しポケットを作成したのち，エキスパンダーを埋入する．

2 生理食塩水の注入

術後1～2週間から生理食塩水の注入を開始する．注入には細い注射針（23 G以下）を用いる．通常，外来通院で週1回程度のペースでエキスパンダーの容量の10～15％程度を注入する．全容量の注入まで標準的には合計10数回，期間は2～3か月かかる．拡張量は伸展した皮膚で再建部分を十分被覆できると判断された時点までである．

3 2回目の手術

2回目の手術ではエキスパンダーの抜去および皮弁の移動が行われる．エキスパンダーを抜去し皮弁を移動させてみて再建部分が完全に被覆できることを確認してから，移植床の瘢痕や母斑の切除を行う．

C 部位別の適応・使用法

1 乳房

現在エキスパンダーが最も用いられるのは**乳房再建**においてである．乳癌切除により胸部皮膚が切除された症例での使用となる．

乳癌切除と同時の即時再建あるいは二期的な再建において，大胸筋下にエキスパンダーを挿入する．エキスパンダーは円形型または涙滴型（tear-drop type）のものが用いられる．通常健側よりもやや大きい程度にまで拡張し，乳房インプラントへの置換術などが行われる．

2 頭皮

頭皮はティッシュエキスパンダー法が最も有効

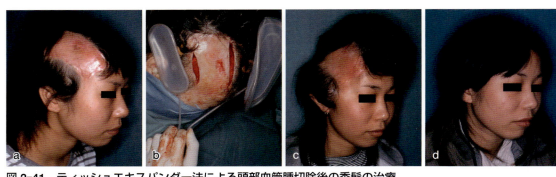

図2-41　ティッシュエキスパンダー法による頭部血管腫切除後の禿髪の治療
a：術前．b：手術時．2個のエキスパンダーを埋入．c：full expansion の状態．d：術後．

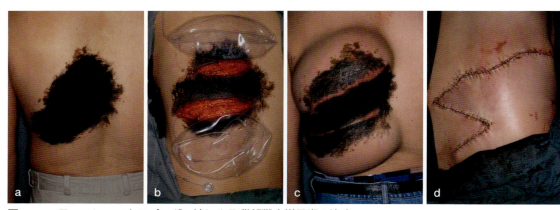

図2-42　ティッシュエキスパンダー法による背部獣皮様母斑の治療
a：術前．b：手術時．母斑内の切開部から2個のエキスパンダーを埋入した．
c：full expansion の状態．d：術後．

である部位の1つである．その理由として頭髪部分の皮膚を伸展することで毛髪を含む頭皮の再建が可能である点，また頭部は下床が頭蓋骨であるためエキスパンダーの拡張により頭皮の伸展が有効に行えるという解剖学的利点も挙げられる．このため熱傷後の瘢痕性禿髪や腫瘍切除後の禿髪の再建には欠かせない方法となっている（**図2-41**）．

3　顔面

顔面の熱傷瘢痕や母斑の再建では整容的な改善が求められるので，色調・質感の近い近接する部位からの皮弁移植が望ましい．この際にエキスパンダーを用いて皮弁を伸展させることで，大きな面積の再建が可能となる．

4　軀幹

軀幹部は皮膚に余裕があるため，多少の組織欠損が生じても通常一次縫合が可能である．ティッシュエキスパンダー法は一次縫合できないような，広範囲の熱傷瘢痕や巨大獣皮様母斑の切除などに適応される（**図2-42**）．

5　四肢

四肢の瘢痕や母斑切除に際して，エキスパンダーが用いられる．前腕や下腿では皮下組織が薄くエキスパンダーの露出などの合併症の発生率が高いので，注意を要する．

D 特徴

ティッシュエキスパンダー法の特徴を，以下に示す．長所として，以下の3点が挙げられる．
1）術式が簡単である．
2）再建部分に近接した部位の皮膚を伸展させて利用するので，色調・皮膚の質感などの点で整容的に優れた再建が行える．
3）ドナーの犠牲が少ない．

また，欠点としては，以下の4点が挙げられる．
1）2回の手術が必要である．
2）頻回の外来通院が必要であり，治療期間が長期にわたる．
3）エキスパンダーの拡張中は，外観上社会生活に著しい不都合を強いる．
4）異物を体内に埋入する方法なので，感染や露出などの合併症がある．

E 合併症

合併症として術後血腫・漿液腫形成，感染，エキスパンダーの露出，エキスパンダーの不具合などがある．

●参考文献
1) Neumann CG：The expansion of an area of skin by progressive distention of a subcutaneous balloon. Plast Reconstr Surg 19：124-130, 1957
2) Radovan C：Tissue expansion in soft-tissue reconstruction. Plast Reconstr Surg 74：482-490, 1984
3) Nordström RE, et al：Scalp stretching with a tissue expander for closure of scalp defects. Plast Reconstr Surg 75：578-581, 1985
4) Versaci AD：A method of reconstructing a pendulous breast utilizing the tissue expander. Plast Reconstr Surg 80：387-395, 1987

クラニオフェイシャル・サージャリー（頭蓋顔面外科）

クラニオフェイシャル・サージャリー（craniofacial surgery：頭蓋顔面外科）とは，頭蓋や顔面の骨を対象とした手術手技の総称であり，主に骨の変形に対し骨切りを行い移動させ治療することを目的としている．上顎骨や下顎骨の骨切り・移動術をマキシロフェイシャル・サージャリー（maxillofacial surgery：顎顔面外科）と分けて呼称することもあるが，両者を含めてクラニオマキシロフェイシャル・サージャリー（craniomaxillofacial surgery：頭蓋顎顔面外科）もしくはクラニオフェイシャル・サージャリーという呼称が用いられることが多い．

歴史的には顎変形症に対する上顎骨や下顎骨の骨切り術は20世紀初頭より始まり，1960年代にフランスのPaul Tessierにより先天性の頭蓋顔面変形に対して頭蓋骨や眼窩などの上顔面の骨切り術が確立され，以後飛躍的に治療手技が発展してきている．近年では，こうした技術は頭蓋底や顔面深部の腫瘍へのアプローチや腫瘍切除後の再建，頭蓋顔面外傷，さらには美容外科領域へも応用されている．

A 対象疾患

先天性疾患として，頭蓋では短頭蓋や舟状頭蓋などの頭蓋縫合早期癒合症（craniosynostosis）のほか，Crouzon（クルーゾン）症候群やApert（アペール）症候群などの頭蓋に加えて，顔面骨などにも発育障害をみる症候群性の頭蓋顔面異骨症（craniofacial dysostosis）がある．また顔面では，両眼窩隔離症などの顔面裂や唇顎口蓋裂，第1，第2鰓弓症候群などの顎変形がある．

後天性疾患としては，頭蓋顔面骨骨折後の変形治癒，アプローチや再建に難渋するような頭蓋底・顔面深部に及ぶ腫瘍，頭蓋顔面領域の線維性骨異形成症，さらには咬合異常をきたす顎変形症

や美容外科領域における顔面輪郭形成などが対象となる．

B クラニオフェイシャル・サージャリーの実際

1 手術に必要な局所解剖

頭蓋骨や顔面骨の基本的構造，とりわけ副鼻腔とbuttress（バットレス）構造（顔面骨の梁構造をなす骨の厚い部分）を理解することが重要である（図2-43）．さらには血管・神経の走行では，骨切り操作において損傷する恐れのある顎動脈とその分枝や翼突筋静脈叢，顔面神経や三叉神経の走行を熟知する必要がある．また咬合（上下顎歯列の噛み合わせ）に関する知識も大切である．

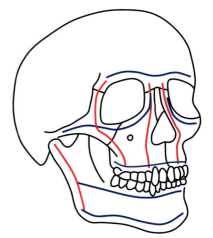

図 2-43　顔面骨のbuttress（バットレス）構造
━：横方向のbuttress
┃：縦方向のbuttress

2 術前準備

A チームアプローチ

クラニオフェイシャル・サージャリーでは頭蓋から顔面骨全体に及ぶ手術になるため，関連各科との連携が欠かせない．開頭を伴う手技においては脳神経外科，咬合管理を伴うマキシロフェイシャル・サージャリーにおいては矯正歯科との連携が必須である．また術前評価，術後管理において小児科，眼科，耳鼻咽喉科，麻酔科，放射線科などとの協力体制も重要である．

B 術前診察・検査

術前診察においては頭蓋や顔面の外貌を視診し，変形の程度や全体像を把握することが大切である．また顎顔面変形では，顎関節運動や咬合に関しても把握しておく．

画像検査としては頭蓋顔面のX線撮影に加えて，CT画像にて骨や軟部組織の状態を精査するとともに，3D-CT画像から骨格形態の全体像を把握することが可能である．また上下顎の形態や位置関係を定量的に把握するには，頭部X線規格写真（セファログラム）が必須であり，上下顎歯列の情報や下顎とりわけ顎関節の形態を把握するには歯列パノラマX線写真（オルソパントモグラフィ）が有用である．

C 術前計画

クラニオフェイシャル・サージャリーで骨切り移動するには，術前の計画が重要であり，3D-CT画像や頭部X線規格写真を用いて行う．3次元的な移動を必要とするような症例では，CTデータをもとにコンピューター上で3D画像シミュレーションを行ったり，実体モデルを作成して実際の手術と同様にモデルを骨切り移動するシミュレーションサージャリーを行ったりして，形態の確認や移動量の計測，プレートなどによる骨固定部位の決定を行う．また骨延長術を行う場合においても，骨切り部位や骨延長器装着部位の決定や延長量の計画において実体モデルでのシミュレーションは有用である．

顎変形症などに対するマキシロフェイシャル・サージャリーにおいては，従来頭部X線規格写真を用いたペーパーサージャリーと咬合模型（歯列石膏モデル）を用いたモデルサージャリーが一般的であった．しかし，これらは3次元非対称を呈する症例には不十分であり，近年では3D画像や実体モデルを用いたシミュレーションが必要不可欠となってきている（図2-44）．

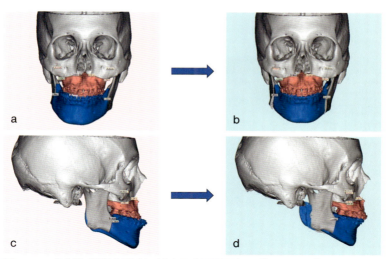

図 2-44 非対称性顎変形症に対する上下顎骨切り術の 3D 画像シミュレーション
a：移動前正面，b：移動後正面，c：移動前側面，d：移動後側面．

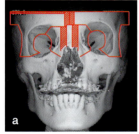 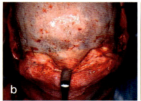 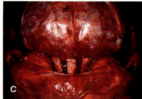 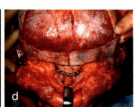

図 2-45 眼窩隔離症に対する眼窩骨切り移動術
a：3D-CT 像による術前計画（左右 6 mm ずつ▨，計 12 mm の傍正中切除）．
b：術中所見：眼窩隔離を認める．
c：前頭開頭後に傍正中切除術施行．
d：両眼窩の正中移動・固定後．

3 骨切り術
osteotomy

A 前頭・上眼窩骨切り（移動）術

　主に冠状縫合早期癒合を生じる短頭蓋や斜頭蓋，クルーゾン症候群などの頭蓋顔面異骨症に対して，前頭部の頭蓋内容積の拡大や前額部の形態改善を目的に行われる．また，前頭蓋底から鼻腔副鼻腔にかけての腫瘍や眼窩内腫瘍へのアプローチにおいても適用される．

B 眼窩骨切り（移動）術

　両眼窩隔離症や眼窩位置異常を呈する頭蓋顔面裂などに対して，眼窩の移動を目的に行われる．眼窩上壁の移動を伴う場合には頭蓋内操作が必要となるため，前頭開頭も併せて行われる（図 2-45）．

C Le Fort（ルフォー）型上顎骨切り（移動）術

　上顎骨の骨切り術は Le Fort Ⅰ～Ⅲ型の 3 タイプに分類され，これらは上顎骨骨折における骨折線の分類法に準じている．

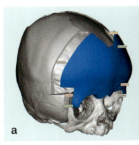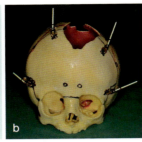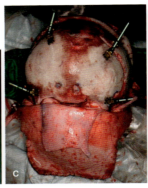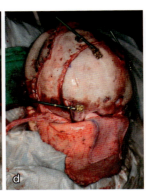

図 2-46　短頭蓋に対する前頭・上眼窩骨延長術
前頭骨と上眼窩を一塊に骨切りし，創内型骨延長器を装着している．
a：3D 画像シミュレーション
b：実体モデルによるシミュレーションサージャリー
c：延長器装着時（正面）
d：延長器装着時（側面）

　Le Fort Ⅰ型骨切り術では，上顎歯槽部のみの骨切り術で，主に後天性の顎変形症や唇顎口蓋裂に伴う上顎後退症などに適応される．またⅡ型では上顎骨に鼻骨，篩骨を一塊として，Ⅲ型ではさらに頰骨まで一塊として中顔面を骨切り移動させる術式で，主に頭蓋顔面異骨症や顔面多発骨折後の中顔面後退に対して適応される（→139頁）．

D 下顎枝矢状分割骨切り術

　下顎枝を矢状分割し下顎体部を移動させる術式で，下顎前突症，下顎後退症，開咬症などさまざまな顎変形症に適応される．分割した内外両骨片間の接触面積が大きいため，骨の癒合において優れているが，骨切り分割部に下歯槽神経管があるために，おとがい部の知覚障害が生じやすいという欠点もある．

E その他の骨切り術

　舟状頭蓋に対する全頭蓋形成術，上顎前突や下顎前突に対する上下顎それぞれの分節骨切りによる後方移動術，鼻骨骨切り術，おとがい骨切り術，下顎角部骨切り術（輪郭形成術）などがある．

4 骨延長術
distraction osteogenesis

　骨切り後に一期的に骨を移動するのではなく，骨延長器を装着して漸次延長を図り，延長部位の骨新生を促す手法である．クラニオフェイシャル・サージャリーにおいては1990年代前半に鰓弓症候群に対する下顎骨延長に始まり，その後上顎骨や頭蓋骨に適応が広がっている．延長器には創外型と創内型があるが，延長量や延長方向により使い分けがなされている．

　利点は一期的移動術と比べて移動量に制限があまりなく，皮膚軟部組織の拡張も同時に図れることや手術侵襲が少ないことが挙げられる．一方，欠点は治療期間が長く，延長器除去手術が必要なことなどである（図 2-46）．

C 合併症

1 出血

　骨からの出血は軟部組織などと比べて止血が困難であるため，ある程度の出血が予想される．必要に応じて輸血の準備が必要であり，成人の顎変形症などでは，あらかじめ自己血輸血のための貯血を行うことも多い．また術中の血管損傷，特に顎動脈とその分枝や翼突筋静脈叢からの出血では，予想外の出血量となることもあるので留意する．

2 神経損傷

前頭蓋底部骨切り術に際しての嗅神経や上眼窩骨切り術時の眼窩上神経,上顎骨切り術時の眼窩下神経,下顎骨切り術時の下歯槽神経などの損傷に留意する.

3 感染

骨切り移動術後に生じた死腔に血液や浸出液が貯留したり,頭蓋腔と鼻腔の交通が残存したりすると感染を引き起こしやすい.また,骨固定用のプレート類なども感染源となることがある.

4 その他

上顎骨切り術に際して不完全な骨切りから視神経管に向かって骨折が生じ,失明などの視神経損傷をきたすことがある.また上下顎領域の手術では,術後に口腔咽頭領域の浮腫が生じ,気道閉塞をきたしやすい.とりわけ上顎骨・下顎骨の低形成や後退をきたしている症例では,気道確保に十分な注意が必要である.

●参考文献

1) Tessier P：The definitive plastic surgical treatment of the severe facial deformities of craniofacial dysostosis. Crouzon's and Apert's diseases. Plast Reconstr Surg 48：419-442, 1971
2) McCarthy JG, et al：Lengthening the human mandible by gradual distraction. Plast Reconstr Surg 89：1-8, 1992
3) Rudderman R, et al：1.3.1 頭蓋顔面骨格のバイオメカニクス. 下郷和雄(監訳)：AO法 骨折治療 頭蓋顎顔面骨の内固定. p19, 医学書院, 2017

組織工学と再生医療

A 発展の歴史

再生医療は組織工学を基礎にして,組織を再生させる医療として発展してきた.この源は,1950年代に行われた人工臓器開発の研究にさかのぼる.人体に移植する機器の開発においては,生体組織との親和性の高い素材の工学と融合した研究開発が行われ,組織工学(tissue engineering)と呼ばれた[1].

この tissue engineering を現在のように体系づけたのは,1993 年に米国 Massachusetts Institute of Technology の Dr. Langer と,Harvard 大学の Dr. Vacanti により Science に発表された総説である[2].これによると,生体組織を再生する方法として,① 細胞の移植,② 細胞増殖因子などを用いた再生,③ 細胞と細胞足場材料,あるいは異種細胞と免疫隔離膜とを組み合わせた再生を述べている.翌年には,Vacanti 兄弟らはマウスの背中にヒトの耳の形をした軟骨を再生させて,形成外科領域のみならず,大きな注目を浴びた[3].

その後,再生医療は,組織工学,分子生物学,発生遺伝学の目覚ましい進歩,さらには京都大学の山中伸弥教授らにより確立された iPS 技術[4]により,大きく発展してきている.

現在において,再生医療は2つの分野に進化しつつある.1つは,従来からの流れである組織を再生することで,疾患を治療する再生治療である.もう1つは,細胞自体を研究する細胞研究と,それらの細胞を利用して新しい治療薬を開発する創薬をめざす再生研究となってきている.今後は,2つ目の分野にも大きな注目がなされるものと思われる.

一方,再生医療が現実的な治療となり,臨床現場に応用される状況となると,細胞移植の安全性,ドナーの問題などが医学的な問題だけでなく,倫理的,社会的な問題として扱われ,それらの解決が急務となっている.

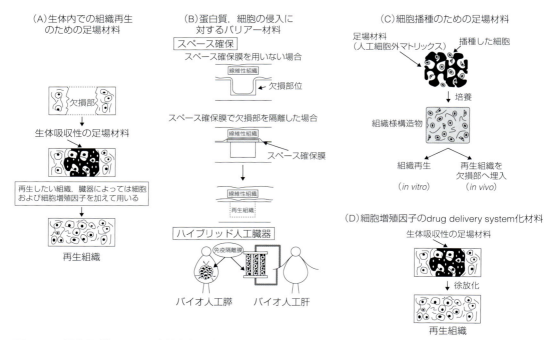

図 2-47　再生医学における生体材料の役割
〔田畑泰彦：再生医学における材料学の役割．医学のあゆみ 196：301-306，2001 より改変〕

B 足場となる生体材料の重要性

組織再生においては，細胞，細胞の足場，細胞増殖因子の3つを組み合わせているが，そのなかで足場となる生体材料（scaffold，スカフォールド）が重要となる（図 2-47）[5]．

この体内で使用される生体足場材料においては，細胞増殖に有用な足場を提供する機能，細胞増殖を妨げるものに対するバリア機能とともに，細胞増殖因子などを必要な部位に必要な期間送り出す機能，つまり Drug delivery system も求められる．さらに生体に悪影響を及ぼさない生体親和性が求められ，多くの場合には生体組織が構築されてくるにつれて，もともとある足場材料は生体にとって障害物となるので，その経過に合わせて分解・吸収される生体吸収性が必要となる．

この生体足場材料には，無機材料（ハイドロキシアパタイトなど），脱細胞化組織（生体組織を無細胞化したもの，無細胞化真皮など），生体吸収性高分子材料が用いられる．なかでも生体吸収性高分子材料が多く用いられる．

生体吸収性高分子材料には，ポリ-L-乳酸，ポリグリコール酸などの合成高分子と，コラーゲンやゼラチンなどの天然高分子が使用される．目的とする形状に合わせて多孔材料やゲルに加工されて用いられる．それらの生体吸収性，強度，多孔構造を変化させることで，再生したい組織に適応できるようにしている．天然高分子材料は生体内で早期に吸収されてしまうため，一定期間不溶化とするために，化学架橋，熱架橋などの処置が必要となる．

脱細胞化組織は，生体の組織構造との相同性が高いこと，成長因子などが多く残っているために，組織再生に有利であるが，そのソースや個体差などの問題がある．

C 形成外科領域での組織工学や再生医療を用いた治療手技・製品

形成外科領域においては，すでに1990年代より組織工学を用いて作製された二層性人工真皮の臨床使用が開始され，またわが国初の再生医療製品である自家培養表皮の臨床使用が始まっており，

医学界のなかでも，組織工学と再生医療のトップを走っている臨床診療科である．

以下に，形成外科領域において，すでに臨床応用が行われているもの（医療製品として承認されているもの），今後臨床応用が期待されているもの（臨床治験などが進んでいるもの）に分けて，その概要，臨床使用などについて紹介する．

1 すでに臨床応用が行われているもの

A 二層性人工真皮

1990年代後半より，わが国で承認されてきた組織工学よって作製された．これはブタやウシのコラーゲン組織より，多孔性のコラーゲンシートを作製したものである．表皮の代わりとして，シリコン膜を貼り合わせているものが一般的である．現在は4種類の製品がわが国で臨床使用されている．使用したコラーゲンの種類，コラーゲンに強度を与えるための架橋の状態に差がある．

この人工真皮を皮膚全層欠損創に貼付したあと，2～3週間で母床より線維芽細胞など自己の細胞が侵入，毛細血管の侵入が起こり，類真皮組織

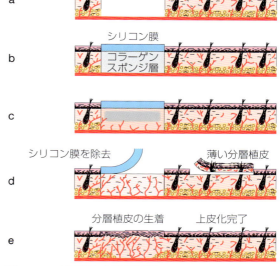

図 2-48　人工真皮の治癒過程
a：皮膚欠損創．
b：人工真皮を貼布．
c：人工真皮コラーゲン層の中に，母床からの細胞や血管が侵入して，真皮様の組織を構築．
d：表層のシリコン膜を除去して，その部位に薄い分層植皮の移植．
e：皮膚欠損創の人工真皮による再建の完了．

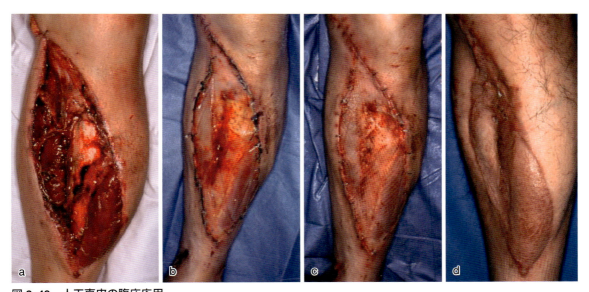

図 2-49　人工真皮の臨床応用
a：下腿筋群と脛骨の露出の症例．
b，c：人工真皮（インテグラ®）を貼付後21日にて，表層のシリコン膜を除去して，7/1,000インチの厚さの1.5倍薄層網状植皮を施行した．
d：自家植皮後5か月の状態．

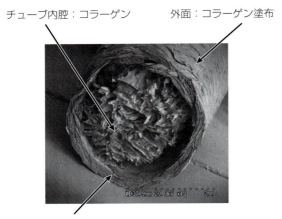

チューブ内腔：コラーゲン　　外面：コラーゲン塗布

チューブ本体：ポリグリコール酸

図 2-50　神経再生誘導チューブ（ナーブリッジ®）断面

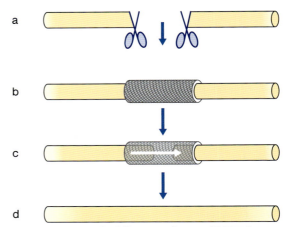

図 2-51　神経再生誘導チューブによる神経再生
a：神経損傷欠損後，断端の新鮮化を行う．
b：神経再生誘導チューブを装着して，周囲からの外組織の侵入の防止．
c：神経の再生
d：外層の分解吸収

が形成される．これを待って，薄い分層植皮を行うことで創閉鎖が完成される（図 2-48, 49）．つまり，人工真皮自体は細胞足場の製品で，そこに自己の細胞を誘導するものである．人工真皮を貼付することで，① 真皮成分を追加することで，瘢痕・瘢痕拘縮を抑制できる，② 創閉鎖に要する分層植皮は非常に薄いものでよく，採皮部の整容性が向上する，③ 小範囲の骨や腱の露出があっても，それ以外の母床からの細胞侵入によるブリッジング効果により分層植皮で創閉鎖することができる，などの利点がある[6]．

B 神経再生誘導チューブ

現在では，2 種類の製品がわが国で使用されている．1 つは，合成吸収性材料のポリグリコール酸（PGA）製の筒状物の中にブタ真皮由来のコラーゲンが充塡され，外面にもコラーゲンが塗布されている．約 2〜4 か月間後に PGA 並びにコラーゲンはともに体内で分解・吸収される（ナーブリッジ®，図 2-50）．もう 1 つは，全体がコラーゲンで作製され，外筒部とその内部にコラーゲン線維束が充塡されている（リナーブ®）．

いずれも切断された神経の両断端を架橋し，中枢側から末梢側へ神経の伸展を誘導し，一定期間の後，分解吸収される（図 2-51）．外筒部は神経組織が伸展するための空間を保持し，線維束は神経伸展の足場となり，人工真皮と同様に細胞足場の製品として，そこに自己の細胞を誘導する．

C 自家培養表皮シート

ヒトの細胞・組織を用いた国内初の再生医療製品として 2007 年 10 月に薬事承認を取得し，2009 年 1 月からジェイス®として発売を開始している．表皮細胞の培養は 1975 年に Howard Green らによって初めて報告され[7]，数 cm^2 の患者の皮膚組織から約 2 週間の培養で 1,000 倍の面積の培養表皮シートを得ることができ，約 3 週間で患者のもとに届けられる（作製法は http://www.jpte.co.jp/Professional/JACE/Product_outline.html 参照）．

このとき，表皮細胞を安定的に増やすために，マウス由来の 3T3 細胞をフィーダーとして用い，角化表皮細胞を増殖・重層化させることができて，シート状の構造物として作製される．創面（真皮残存もしくは真皮再構築された創面が望ましい）に移植することで，1 週間程度で生着し，基底層から有棘層，顆粒層および角質層に至る表皮の形態が認められる．しかしながら自家培養表皮シート自体が極めて薄く脆弱であり，創面の細菌コンタミネーションに弱く，現時点では広範囲熱傷症例での生着率は 60％台後半となっている（図 2-52）[8,9]．

2018 年 11 月時点では，Ⅱ度Ⅲ度合計 30％ TBSA 以上の重症熱傷，先天性巨大色素性母斑に対して保険収載がされている．これらの自家培養

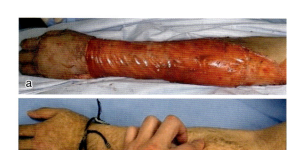

図 2-52　広範囲熱傷症例
a：熱傷創のデブリードマン後に，人工真皮にて真皮を再構築した．シリコン膜を除去後に，自家培養表皮ジェイス®を移植した．
b：移植後1年の状態．非常に質感のよい皮膚が再現されている．

製品は非常に高額であり，採取・培養キットに対して4,380,000円，調製・移植キット151,000円/枚（1枚80 cm^2，重症熱傷では40枚まで，先天性巨大色素性母斑に対しては30枚まで）が保険償還される．今後，先天性表皮水疱症に対しても適応が検討されている．

2 今後臨床応用が期待されているもの

A 自家皮膚細胞スプレー

小範囲の皮膚分層採皮片を蛋白分解酵素であるトリプシンで処理することで，細胞をバラバラにして自家皮膚細胞懸濁液を作り，皮膚欠損部にスプレーしたり塗布したりすることで，皮膚欠損創の上皮化をめざす治療法である．採取した皮膚小切片の大きさの約80倍の面積に適応が可能である．懸濁液には，基底膜周囲の細胞，つまりケラチノサイト，メラノサイト，Langerhans細胞，線維芽細胞，血管内皮細胞などが含まれる．

Ⅱ度熱傷や採皮部などの分層欠損創に対しては単独で，Ⅲ度熱傷や皮膚全層欠損に対しては，分層網状植皮と併用される．これにより，早期上皮化，採皮部の減少，整容性の向上が得られる．オーストラリアでReCell®として開発された製品で，2018年には臨床治験が行われ（UMIN試験ID：UMIN000030985），わが国での臨床使用が期待されている．

B ヒト同種線維芽細胞添加ハイドロゲル被覆材

スイスで作製された白色人種12週齢の男子胎児の皮膚から単離された同種線維芽細胞FE002-SK2細胞株と，その足場となるハイドロゲルを混和させて創傷に貼付するものである．同種線維芽細胞から創面に放出される増殖因子およびサイトカインが創傷治癒を促進すると考えられている．2018年に台湾との国際共同治験が行われ（ClinicalTrials.gov Identifier：NCT02737748），わが国での臨床使用が期待されている．

同様の同種線維芽細胞を含んだ創傷被覆材としては，Dermagraft（Organogenesis 社）が米国を中心に，糖尿病足潰瘍の創傷治癒を促進するとして多く使用されている．

C 血管内皮前駆細胞移植

慢性重症下肢虚血患者に対して，血管内皮前駆細胞（endothelial progenitor cell；EPC）を局所投与することで，血管新生を促進して，組織血行を改善する臨床研究が以前より行われている．EPCは末梢血中の単核球成分の一部として存在し，また単核球中のCD34陽性分画がEPCを豊富に含んでいる．血液成分採血装置を使い，体外循環によりCD34陽性細胞を採取したり，無血清生体外培養増幅法を用いて，患者末梢血からEPC細胞集団を作製して局所投与したりする方法も研究されている．

D ヒト同種培養表皮シート

前述した自家培養表皮シートを，同種（他家）の表皮細胞を用いて作製するものである．予め確立したセルバンクより培養して作製する．このため自家培養表皮シートでは，皮膚採取から3週間の待機期間が必要であるが，同種培養表皮シートでは使用したいときに供給が可能である．

現在，わが国での臨床試験が計画段階である．比較的安価に作製することが可能であり，自家培養表皮よりも，比較的重症度の低い皮膚欠損創にも適応が望まれる．

● 参考文献

1）金丸眞一：再生医療を支える基本概念．耳鼻臨床 98：

519-527, 2005

2) Langer R, et al：Tissue engineering. Science 260
（5110）：920-926, 1993

3) Vacanti CA, et al：Neo-cartilage generated from
chondrocytes isolated from 100-year-old human car-
tilage. Transplant Proc 26：3434-3435, 1994

4) Takahashi K, et al：Induction of pluripotent stem
cells from mouse embryonic and adult fibroblast cul-
tures by defined factors. Cell 126：663-676, 2006

5) 田畑泰彦：再生医学における材料学の役割. 医学のあ
ゆみ 196：301-306, 2001

6) 松村 一：人工真皮—熱傷・皮膚欠損創に対する有効性

と展望—. 熱傷 31：11-21, 2005

7) Rheinwald JG, et al：Serial cultivation of strains of
human epidermal keratinocytes：the formation of
keratinizing colonies from single cells. Cell 6：331-
343, 1975

8) Matsumura H, et al：Application of the cultured epi-
dermal autograft "JACE®" for treatment of severe
burns：Results of a 6-year multicenter surveillance
in Japan. Burns 42：769-776, 2016

9) Matsumura H, et al：Chronological histological find-
ings of cultured epidermal autograft over bilayer
artificial dermis. Burns 39：705-713, 2013

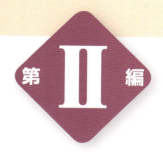

先天性疾患

第3章 先天異常

先天異常概論

A 先天異常の定義

先天性疾患(congenital disorder)は，胎児の発生過程に生じ，形態や機能に異常を生じた疾患群のことである．新生児の3〜5%に認められる．本項では先天性疾患のうち，形態異常を有する先天異常(congenital anomaly)について述べる．

なお，日本語でいう「奇形」とは，広義の異常である anomaly と，発生学的に定義された狭義の異常である malformation の両者を含む．形成外科領域では奇形という用語を使わない方向性にあるが，遺伝学的に奇形という用語が常用されているため，本項でも一部同用語を含む．

B 発生機序による分類

形態異常(anomaly)は発生機序により，次の4つに分類される．

1 狭義の異常
malformation

発生の初期の器官形成過程で，内在的要因(染色体や遺伝子の変化)や環境要因，またはそれらが複合的に影響して生じた異常である．口唇口蓋裂，多指症，先天性心疾患など．

2 変形
deformation

正常に発生した臓器が，胎児期の物理的な外力によって生じた形成異常や位置異常である．胎児外の要因として双角子宮による斜頚や下肢の弯曲など，また胎児要因として筋疾患や中枢神経系の異常による運動低下の結果生じた四肢の変形などがある．内反足，股関節脱臼など．

3 破壊・断裂
destruction, disruption

正常に発生した胎児組織が特定の時点の外的要因で，非可逆的に形態が失われる著しい形態異常のことである．物理的な外力だけではなく，血管障害による虚血や臓器の癒着によっても生じ，発生学的には異なる複数の臓器に及ぶ．羊膜破裂シークエンスなど．

4 異形成
dysplasia

組織の細胞機能が，発生から出生後の成長までの全過程において正常に働かないために形態異常を呈したもの(ムコ多糖症などの先天代謝異常)．

C 多面発現の発生過程による分類

単一の原因により，発生の異なる時期あるいは胚の異なる部位に複数の先天異常が生じることを，多面発現(pleiotrophy)と呼ぶ．多面発現は発

生過程の相互関連により，以下のように分類される．

1 症候群
syndrome

単一の原因が同時に並行して複数の器官の発生過程に影響して，形態異常を引き起こしたもの．Apert（アペール）症候群，歌舞伎メーキャップ症候群，第1，第2鰓弓症候群など．

2 シークエンス
sequence

発生過程において，ある原因が1つの器官系のみに形態異常や機能異常を起こし，それが二次的，三次的に影響を及ぼし，複数の形態異常を引き起こしたもの．Pierre Robin 症候群など．

3 連合
association

非偶然的に同時に生じる頻度が高い複数の奇形の組合せであり，症候群やシークエンスでないもの．VATER 連合など．

D 先天性疾患の原因

先天性疾患は，原因別に遺伝学的要因と環境要因，両者が複雑に絡み合って生じる多因子疾患に大別される．先天異常の40%程度は多因子疾患であり，染色体異常が25%，単一遺伝子疾患は20%程度と考えられている．

1 染色体異常

染色体全体あるいはその一部分に含まれる複数の遺伝子の，過剰あるいは過不足が原因である．染色体異常の割合は，自然流産児の約50%，周産期死亡児では約6%で，新生児期の染色体異常児の頻度は約0.6%である．数的異常（トリソミーなど）と構造異常の2つに大別される．

2 単一遺伝子疾患

常染色体優性遺伝として Apert 症候群，Crouzon（クルーゾン）病，Recklinghausen（レックリングハウゼン）病，Treacher Collins（トリーチャ・コリンズ）症候群など．

3 環境・催奇形因子

胎児の催奇形因子に対する感受性は，曝露されたときの発生段階に左右され，遺伝的背景も関与している．最も感受性が高いのは，受精後3~8週の胎芽期であり，発生する異常の発現は，曝露された期間と量による．母子感染（トキソプラズマ，サイトメガロウイルス，風疹ウイルス，梅毒，ヒトパルボウイルスなど），薬剤（抗てんかん薬，抗うつ薬，抗甲状腺薬，ワルファリン，サリドマイドなど），飲酒，喫煙，放射線など．

4 多因子疾患

複数の遺伝学的要因と環境要因が複雑に絡み合って生じる．疾患への罹患しやすさに影響する多数の遺伝子座の総合的な効果と，疾患の発現を促進あるいは抑制する環境因子の相互作用によって，発症の有無が決定される．口唇口蓋裂，多指症など．

E 胎生期における身体器官の形成

受精後2週までが前胚子期，3~8週を胚子期，9週から出生までを胎児期という．3週に外，中，内胚葉の三胚葉層となる（表3-1）．胚子期には主要な内外器官の発生が開始することから，この時期に先天異常が最も多く発生する．

以下に主要器官の発生につき述べる．

1 鰓弓（咽頭弓）

4週に6対の鰓弓が胚子頚部に出現する．第1鰓弓（三叉神経支配）からは，上顎，下顎，外耳，ツチ骨，キヌタ骨，咬筋，側頭筋などが，第2鰓

表 3-1　各胚葉からの主な発生器官

外胚葉	表皮, 皮膚付属器, 爪, 乳腺, 神経系, 感覚上皮(嗅覚, 味覚, 聴覚), 眼球
中胚葉	結合組織, 筋, 骨, 軟骨, 血管, リンパ管, 血球, 脾臓, 心臓, 泌尿生殖系(子宮, 腎臓, 卵管, 尿管)
内胚葉	消化器系(肝臓, 膵臓, 消化管上皮), 呼吸器系(気管上皮), 内分泌系(甲状腺, 胸腺), 感覚系(鼓室, 耳管上皮), 泌尿器系(膀胱, 尿管上皮)

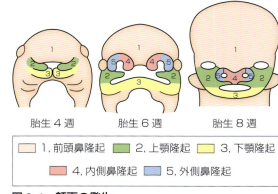

図 3-1　顔面の発生

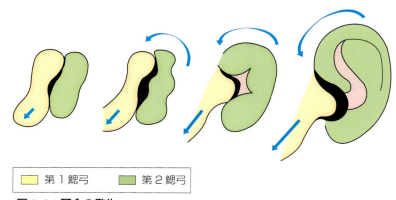

図 3-2　耳介の発生
〔Wood-Jones F, et al：The development of the external ear. J Anat 68：525-533, 1934 より〕

弓(顔面神経支配)からは,顔面,頚部表情筋,舌骨,アブミ骨,側頭骨茎状突起などが形成される.

2 顔面(外鼻,口唇)(図 3-1)

4週に5つの隆起(前頭鼻隆起,第1鰓弓由来の左右上顎隆起,下顎隆起)が出現し,顔面の大部分を形成する.前頭鼻隆起から鼻板が出現し,鼻窩,内側鼻隆起,外側鼻隆起を作る.

6〜7週で内側鼻隆起と上顎隆起が癒合し,上口唇を形成する.外側鼻隆起は鼻翼となる.前頭鼻隆起からは額・鼻背・鼻尖が,上顎隆起からは頬部・上口唇が,下顎隆起からは頬部・下口唇・おとがいが形成される.

3 耳介(図 3-2)

6週ごろに第1,第2鰓弓にそれぞれ3つの結節が出現し,それらが癒合することで形成されるという考えが一般的である.しかし,どの部分がそれぞれ第1,第2鰓弓にあたるかについては諸説ある.Wood-Jonesらが提唱した後方からの回転しながら耳介が形成される説が近年支持されており,これによると耳珠のみ第1鰓弓から,他は第2鰓弓から形成されるとしている.

4 口蓋(図 3-3)

一次口蓋と二次口蓋の癒合により形成される.一次口蓋は,左右の内側鼻隆起の癒合により生じた正中口蓋突起から形成される.二次口蓋は,両側上顎隆起に生じた外側口蓋突起から生じる.そ

れぞれが伸長，癒合することで口蓋が形成される．

5 四肢

4週に胚子体壁が隆起し，上肢芽，下肢芽が形成される．それらは伸長し，6週には手板内に指放線が形成され，8週までに指が分離する．

6 生殖器（図3-4）

3週ごろに生殖結節が出現し，その左右に生殖隆起が生じる．6週ごろ生殖結節は生殖茎となる．9週より男性は，アンドロゲンの分泌により生殖茎が伸長し陰茎へ，生殖隆起は陰嚢になる．女性の場合，生殖茎は陰核に，生殖隆起は大陰唇となる．

F 先天異常へのアプローチ

1 病歴の取り方と診察

母体の妊娠中の喫煙，飲酒，薬剤，放射線被曝，流死産などを含めた妊娠・分娩歴，家族歴を聴取し，三世代程度の家系図を作成する．
身体所見の診察においては，重度異常（大奇形）だけではなく，日常生活に支障をきたさないような軽微な所見（小奇形）を見逃さないことが重要である．また可能であれば，両親および同胞に類似した所見がないかを確認する．

2 診断

A 臨床診断

臨床経過，身体的特徴，一般検査の結果に基づいて行われる．医師の診たてによる主観的な要素が含まれる．形態異常を診断し，その組み合わせ

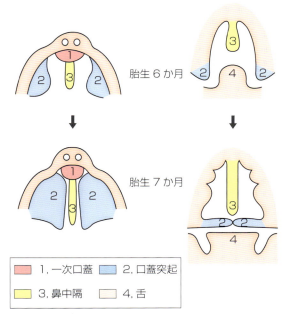

図 3-3 口蓋の発生

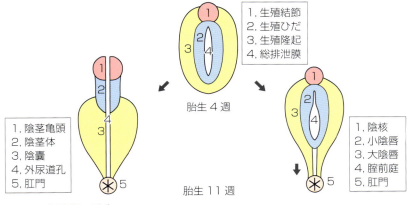

図 3-4 生殖器の発生

から先天異常症候群の診断に至るには，データベース〔Online Mendelian Inheritance in Man (OMIM)，UR-DBMS Syndrome Finder（琉球大学遺伝性疾患データベース）など〕が有用である．

B 遺伝学的診断

染色体や遺伝子の検査結果に基づく診断であり，生殖細胞系列の遺伝情報の変化という客観性の高い根拠に基づくため診断確度が高くなる．

3 遺伝カウンセリング

遺伝学的検査の前には，主治医や臨床遺伝専門医，認定遺伝カウンセラーによる適切な遺伝カウンセリングが提供される必要がある．一般的な遺伝学的検査の考え方，クライエントと共有しておく項目については，日本医学会「医療における遺伝学的検査・診断に関するガイドライン」を参照されたい．

従来は特定の疾患を疑って診断を確定するために選択される**特異的検査**が主であったが，近年ではマイクロアレイ CGH 法や次世代シークエンサー法を用いた網羅的ゲノム解析の臨床応用が進んできた．

4 出生前診断

妊娠成立以降の胎芽，胎児に対する診断と，体外受精により成立した受精卵に対する診断（着床前診断）がある．前者は確定的検査（羊水，絨毛を用いる）と非確定的検査（超音波計測，母体血清マーカー，母体血胎児染色体検査）に分けられる．

5 形態異常の標準化用語について

形態異常の記載法については，日本小児遺伝学会のウェブサイトに「国際基準に基づく小奇形アトラス」として掲載されている．また形態異常を含めたヒトの網羅的な表現形の記述用語についての国際的な取り組みとして，Human Phenotype Ontology（HPO）が公開されている．

●参考文献
1) Spranger J, et al：Errors of morphogenesis：concepts and terms. Recommendations of an international working group. J Pediatr 100：160-165, 1982
2) 小崎健次郎, 他：先天異常症候群. 小児内科47：1796, 2015
3) 黒澤健司, 他：先天異常症候群の新しい展開. 小児科診療79：12. 2016
4) 福嶋義光. 他(訳)：トンプソン＆トンプソン遺伝医学 第2版. メディカル・サイエンス・インターナショナル, 2017
5) Rogers BO：Embryology of the face and introduction to craniofacial anomalies. *In* Converse JM(ed)：Reconstructive Plastic Surgery(vol. 4). Cleft Lip & palate and Craniofacial deformities, p2296, Saunders, Philadelphia, 1977
6) 瀬口春道, 他(訳)：ムーア人体発生学 原著8版. 医歯薬出版, 2011

皮膚（母斑・母斑症）

A 母斑（あざ）

母斑，いわゆるあざの定義は，以前は遺伝的または胎生的要因に基づき，生涯のさまざまな時期に発現し，極めて徐々に発育し，かつ色調あるいは形の異常を主体とする限局性の皮膚の奇形であった．

近年は，母斑の遺伝子的背景が判明して，「遺伝子の突然異常で生じる，すなわち遺伝的モザイクによる皮膚または粘膜の病変で，増殖傾向がほとんどないもの」といわれている[1]．単純性血管腫や苺状血管腫も含まれる（血管腫の項参照➡75頁）．

1 表皮母斑
epidermal nevus

【症状】

生後1〜2歳ごろまでにみられる，皮膚表面がザラザラしたうす褐色状の母斑である．顔面や頚部，四肢に多い．加齢とともに1〜2 mm 程度のいぼ状になり，凹凸が顕著となり色調も濃くなる．しばしば皮膚の Blaschko 線に沿って列状の分布

となる．

【病理所見】
　表皮が肥厚して，特に角質が増生して乳頭腫様となる．

【治療】
　二次性腫瘍の発生は少なく，治療しなくともよい．治療は炭酸ガスレーザー，削皮術，切除術などがあるが，病変を完全に取り除かないと再発することがある．

2 脂腺母斑
sebaceous nevus

【症状】
　特徴的に脂腺の異常増生がみられることから命名された母斑の1つであるが，脂腺以外に表皮，真皮，毛包，汗腺などの構成成分にも異常がみられることが多い．生下時から顔面や頭部などにみられる．黄褐色からうすピンク色の色素斑として気がつかれることが多い．頭部ではしばしば脱毛斑となる（図3-5）．加齢とともに色が褐色になり，形状は桑実状になる．また，壮年期以降に付属器腫瘍を発生し，基底細胞癌などに悪性化する可能性がある．

【病理所見】
　毛包脂腺アポクリンユニットの発生異常から所見が多彩となる．脂腺増殖を主として表皮，付属器，結合織の増殖が加わる．乳頭状に増殖して表皮が肥厚，過角化を呈する．成熟毛包構造を欠くことが特徴の1つであり，毛根の発達は乏しく未熟な毛包を認める．真皮から皮下で異所性にアポクリン腺が増殖する．

【治療】
　以前は基底細胞癌が多く合併するとされ，学童期までの切除が推奨されてきた．しかし，最近ではそのほとんどが良性の毛芽腫であることが指摘され，現在では壮年期までに切除するように変更された[2]．ただし，年齢が進むと頭皮が固くなり単純切除は困難となり，分割切除かエキスパン

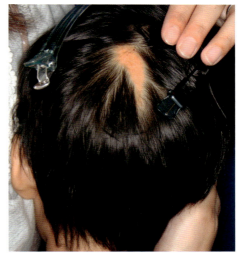

図3-5　脂腺母斑
頭頂部に頭髪の乏しい黄褐色の脂腺母斑を認める．

ダーの併用などが必要となる．

3 色素性母斑
pigmented nevus

【症状】
　褐色ないし黒色の色素斑ないし腫瘤で，自然経過は徐々に肥厚して発毛を伴うことが少なくない．小型のものは俗称黒子（ほくろ）と呼ばれ，数mm大である．ダーモスコピーにより悪性黒色腫と鑑別を要する．

【病理所見】
　母斑細胞は，胎生期に神経堤を原基として生じ，正常な色素細胞にも正常なSchwann（シュワン）細胞にもなりきれず，分化能力が不十分なまま種々の段階にとどまっている細胞である．色素性母斑では，このメラニン顆粒をもつ母斑細胞が皮膚の深部まで広がって，母斑細胞の存在部位（深さ）とメラニン含有量の多寡で，褐茶色から黒色を呈する．

> **NOTE　Blaschko（ブラシュコ）線**
> 胎生期の皮膚の細胞が分裂しながら増えていく方向を示している線．

> **NOTE　毛包脂腺アポクリンユニット**
> 皮膚の付属器の発生において，毛包・脂腺・アポクリン腺が単位（ユニット）となって発生する．

【治療】

体幹や四肢の小さいものは切除して縫合できるが，少し大きなものでは分割切除などが必要になることがある．一方，顔面の色素性母斑では，小さいものはレーザー治療や切除して開放療法で治すことができるが，比較的小さくても単純に切除することが困難で，全層植皮などを要することがある．

4 巨大色素性母斑
giant pigmented nevus

【症状】

巨大な色素性母斑で，成人の体表面積に換算して直径20 cm以上（乳児期において頭部9 cm以上，体幹で6 cm以上の母斑）で有毛性のもので，スクール水着の範囲にあることが多い（図3-6）．新生児期には母斑細胞は皮膚表面に分布しているが，徐々に深層に広がっていくことが知られている．

徐々に肥厚して剛毛が生えることがしばしばある．また，頭蓋内や眼球など色素細胞が分布する部位で，母斑細胞が分布してメラノーシスを起こすことがある．さらに，将来悪性化の危険性が高いといわれている[3]．

【病理所見】

母斑細胞は通常の色素細胞より深部に達して，時に皮下脂肪から筋膜に達することがある．

【治療】

生後数週間では，キュレット（掻爬手術）が非常に有効である．それ以降では分割切除，エキスパンダーを併用した切除，人工真皮と分層植皮術の組み合わせの治療などが必要となる．さらに最近，巨大色素性母斑に対して**培養表皮移植**が保険適用されて，治療の選択肢が広がった．

5 太田母斑
Ota's nevus

【症状】

早発型では1歳ごろまでに眼の周りの青色からうす褐色の色素斑として気づかれることが多い．一方，遅発型では20歳ごろに色が濃くなることが多い．色素は三叉神経第1枝第2枝領域，つまり，

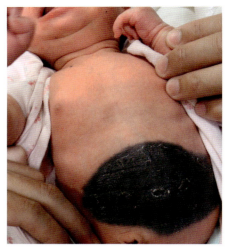

図3-6 巨大色素性母斑
腹部全体に広がる．

上眼瞼・下眼瞼からコメカミ部・前額部・鼻翼に及ぶことがある（図3-7）．さらに眼球結膜にも色素がみられることがある．男女比では4倍ほど女性に多い．

【病理所見】

原因は胎生期の神経管から遊走する，皮膚メラノサイトの定着過程での障害である．表皮メラニン顆粒増加と真皮メラノサイトが認められる．

【治療】

以前はドライアイスや植皮術が行われてきたが，Qスイッチレーザー治療の進歩で，ほぼ完治できるレベルになった．

6 異所性蒙古斑
ectopic mongolian spot

【症状】

蒙古斑は，新生児の仙骨部や殿部にみられる青色斑で，発生頻度が黄色人種ではほぼ100％である．10歳ごろまでに多くは自然消退する．一方，異所性蒙古斑は殿部以外にある蒙古斑で，蒙古斑と同様に色調は薄くなっていくが，濃いものは残ることがある．

【病理所見】

胎生期の真皮メラノサイトが残存（消失遅延）したものである．真皮の中層から下層にかけて，真皮メラノサイトを認める．

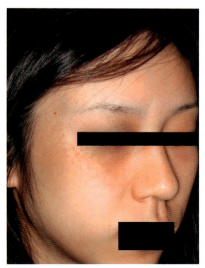

図 3-7　太田母斑
主に下眼瞼・コメカミ部鼻翼に及ぶ.

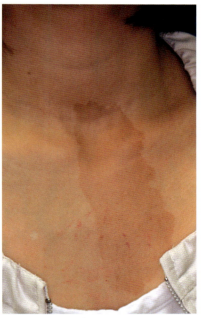

図 3-8　扁平母斑
前頸部から前胸部に及ぶ.

【治療】
　濃いものは，特に四肢にあるものは自然消退しないことがあり，レーザー治療の適応となる．レーザー治療によく反応するが，やりすぎると脱色素斑になることがあり注意が必要である．

7 扁平母斑
nevus spilus

【症状】
　色調が均一な茶色の母斑で，小さいものを含めると非常に多くの人にみられる(図 3-8)．自然消退することはないが，盛り上がることも濃くなることもない．

【病理所見】
　表皮基底層にメラニン顆粒の増加である．メラノサイトの増加や母斑細胞はない．

【治療】
　レーザー治療で色調が改善できることが多いが，再発することが多い．母斑が小さければ切除することがある．切除できない大きな露出部の母斑では，**カバーマーク**(あざや傷跡をカモフラージュする化粧品の商品名)も選択肢の1つとなる．

8 青色母斑
blue nevus

【症状】
　蒙古斑や太田母斑に比較して真皮メラノサイトが多く，結節状・腫瘤状となる．通常1cm以下の青みがかってみえる，硬い小結節を形成する．表面が平滑で，一般に単発性で成長が緩徐である．顔面，手背，足背，殿部に好発する．

【病理所見】
　メラニン顆粒が充満した真皮メラノサイトが，真皮網状層に増殖する．色調が青色を呈するのは，深部まで存在するメラニン色素が光線を散乱させるためである．

【治療】
　診断もかねて切除することが好ましい．病変が深いので，十分に皮下脂肪層をつけて切除する．

B 母斑症

　皮膚に母斑を形成するだけでなく，その母斑性の病変が全身の諸器官にも生じて中枢神経などを

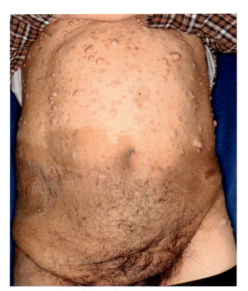

図 3-9　神経線維腫症 1 型
胸部に多発する神経線維腫を認める．腹部に巨大びまん性神経線維症を認める．

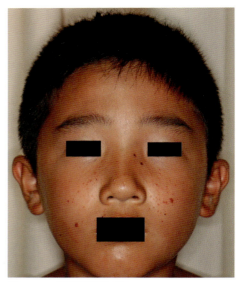

図 3-10　結節性硬化症
顔面に左右対称性に小結節を認める．

含んだ 1 つのまとまった病像を呈する．母斑症という診断名が使用されてきたが，最近では国際的には**神経皮膚症候群 neurocutaneous syndrome** が使用されている．

1 神経線維腫症 1 型
neurofibromatosis type 1
（レックリングハウゼン病
von Recklinghausen's disease）

【症状】
　出生時や乳児期に褐色の**カフェオレ斑**が認められ，成長期に体表面に大小の多発する神経線維腫や巨大びまん性神経線維症を認める（図 3-9）．小児例では，直径 1.5 cm 以上のカフェオレ斑が 6 個以上あれば，あるいは，褐色の色素斑が複数みつかり，鼠径部や腋窩に点状の色素斑がみられるときに疑う．表現型は，神経の異形成，皮膚腫瘍，骨形成異常，軟部腫瘍，虹彩異常など多彩な症状を呈する．
　頻度は出生約 3,000 人に 1 人の割合である．常染色体優性遺伝で，およそ半数は散発例である．原因遺伝子は，染色体 17 番 17q11.2 にある腫瘍抑制遺伝子で，遺伝子産物は細胞の増殖や分化を制御する働きをもつとされている[4]．

【病理所見】
　全身または局所の末梢神経の Schwann 細胞由来の線維腫である．軟部組織はほとんどが良性腫瘍で，ごく一部に軟部肉腫がみられる．

【治療】
　褐色で帯状となった皮膚腫瘍や，突出した皮膚軟部腫瘍は切除する．腫瘍内で大出血することがあり注意が必要である．生涯進行性で稀に悪性化することがある．神経線維腫が硬く急激に増大したときには，生検して組織学的検査を行う．

2 結節性硬化症
tuberous sclerosis

【症状】
　顔に多発する小皮膚腫瘤と，中枢神経系などに過誤腫を形成する母斑症である．顔面の皮膚症状は特徴的で，左右対称性に鼻唇溝から頬部にかけて常色から紅色の小結節が蝶形にみられる（図 3-10）．中枢神経系の過誤腫は CT と MRI で脳内の結節や石灰化を示し，痙攣発作（てんかん）と知能障害などの中枢神経症状を示す．
　従来は常染色体優性を示すことが知られていたが，近年は原因遺伝子として Tuberous Sclero-

sis Complex 1（TSC1）遺伝子，TSC2遺伝子の2種類が同定され，その遺伝子産物は細胞成長，増殖，自己消化などを調節する働きをもつとされている[5]．その他の症状として眼底腫瘍，心臓横紋筋腫，囊胞腎を認めることがある．

【病理所見】
顔面に多発する皮膚腫瘍は，血管拡張を伴った結合織の増生で血管線維腫である．

【治療】
レーザー治療や切除になるが，完全に切除しないと再発する．

●参考文献
1) 三橋善比古：母斑と母斑症の定義．古江増隆（総編集）：診る・わかる・治す　皮膚科臨床アセット15　母斑と母斑症．pp2-5，中山書店，2011
2) 南谷洋策，他：脂腺母斑に生じたTrichoblastomaの1例．皮膚科の臨床48：1635-1639，2006
3) Tannous ZS, et al：Congenital melanocyte nevi：clinical and histopathologic features, risk of melanoma, and clinical management. J Am Acad Dermal 52：197-203, 2005
4) Peltonen S, et al：Neurofibromatosis type 1 gene：Beyond café au lait spots and dermal neurofibromas. Exp Dermatol 26：645-648, 2017
5) Henske EP, et al：Tuberous sclerosis complex. Nat Rev Dis Primers 2：16035, 2016

血管腫・血管奇形・リンパ管腫

Ⓐ 総論

❶ 概念・分類

血管腫，リンパ管腫と呼ばれてきた皮膚皮下組織の脈管系疾患は，現在では**血管性腫瘍**と**脈管奇形**に大別されている（**表3-2**）．血管性腫瘍は，脈管新生異常に起因した増殖性病変である．脈管奇形は，内皮細胞の増生を伴わない形成異常であり，毛細血管，動脈，静脈，リンパ管など病変構成要素で細分される．皮膚皮下組織に多いが，筋肉，骨，神経，内臓にも発生する．

❷ 症状

色調変化，変形などの整容的症状のほかに，熱感，搔痒，潰瘍，出血，疼痛，感染などの機能的症状がある．巨大病変や多発性病変では，全身性血液凝固障害が起こりうる．

❸ 診断

臨床経過（出現時期，増大・退縮傾向の有無など），局所所見（色調，隆起，拍動など）や症状（下垂時の腫脹や疼痛など）の把握と画像診断が重要である．全般に**女性に多い**．

超音波検査は簡便で無侵襲であり頻用される．病変範囲の検索にはMRIや造影CTを要し，単純X線の有用性は静脈石や骨病変の判定に限られる．脈管病変は，MRIでT1強調像low，T2強調像でhigh intensityとなり，造影効果は血管病変に顕著で，リンパ管病変では乏しい．CT angiography（CTA）は血管造影とともに，動静脈奇形などの流入・流出血管の特定に役立つ．

❹ 血液凝固異常

Ⓐ カサバッハメリット現象
Kasabach-Merritt phenomenon（KMP）

従来，カサバッハメリット症候群と呼ばれていた急性全身性血液凝固異常である．血管性腫瘍内で血小板などが捕捉され，血小板減少と凝固因子が減少し，出血傾向や播種性血管内凝固症候群disseminated intravascular coagulation（DIC）をきたす．紫斑や内臓出血が出現し，出血傾向から死に至る危険もある．従来は巨大血管腫に起こるものとされていたが，近年では房状血管腫かKaposi（カポジ）肉腫様血管内皮細胞腫に合併する現象と考えられている．

治療は，ステロイド，インターフェロン，ビンクリスチン，シロリムスなどの投与，放射線照射，塞栓療法，外科的切除などが行われるが，確実なものはない．

表 3-2　血管異常（vascular anomaly）の ISSVA 分類（2018 年）

血管性腫瘍 vascular tumor			同義語（従来語）
良性		乳児血管腫（infantile hemangioma：IH）	苺状血管腫
		先天性血管腫（congenital hemangioma：CH）	
		急速退縮性先天性血管腫（rapidly involuting CH：RICH）	
		非退縮性先天性血管腫（non-involuting CH：NICH）	
		部分退縮性先天性血管腫（partially involuting CH：PICH）	
		房状血管腫（tufted angioma）	血管芽細胞腫（中川）
		毛細血管拡張性（化膿性）肉芽腫（pyogenic granuloma）	
		など	
境界型		Kaposi 肉腫様血管内皮細胞腫（kaposiform hemangioendothelioma）	
		など	
悪性		血管肉腫（angiosarcoma）	
		類上皮型血管内皮細胞腫（epithelioid hemangioendothelioma）	
		など	
脈管奇形 vascular malformation			
単純型	低流速性	毛細血管奇形（capillary malformations：CM）	単純性血管腫
		リンパ管奇形（lymphatic malformations：LM）	リンパ管腫
		一般型　大囊胞性（macrocystic）リンパ管奇形	囊胞状リンパ管腫
		小囊胞性（海綿状）（microcystic）リンパ管奇形	海綿状リンパ管腫
		混在性（mixed cystic）リンパ管奇形	
		全身性　Kaposi 肉腫様リンパ管腫症（kaposiform lymphangi-omatosis）	
		ゴーハム病（Gorham-Stout disease）	
		原発性リンパ浮腫（primary lymphedema）	
		静脈奇形（venous malformations：VM）	海綿状血管腫
		青色ゴムまり様母斑症候群　　など	
	高流速性	動静脈奇形（arteriovenous malformations：AVM）	蔓状血管腫
		動静脈瘻（arteriovenous fistula：AVF）	
複合型		毛細血管リンパ管奇形（CLM＝CM＋LM）	
		リンパ管静脈奇形（LVM＝LM＋VM）	
		毛細血管リンパ管動静脈奇形（CLAVM＝CM＋LM＋AVM）	
		など	
他の先天異常を合併するもの			
症候群名		症状	体細胞遺伝子変異
クリッペル・トレノネー症候群（Klippel-Trenaunay syndrome）		CM＋VM（＋/－ LM）＋四肢過成長	PIK3CA
パークスウェーバー症候群（Parkes Weber syndrome）		CM＋AVF＋四肢過成長	RASA1
スタージ・ウェーバー症候群（Sturge-Weber syndrome）		顔面 CM＋脳軟膜 CM＋眼球異常（＋/－骨または軟組織過成長）	GNAQ
マフッチ症候群（Maffucci syndrome）		VM（＋/－ spindle cell hemangioma）＋内軟骨腫	IDH1/IDH2
クローブス症候群（Cloves syndrome）など		LM＋VM＋CM（＋/－ AVM）＋脂肪腫様過成長	PIK3CA

ISSVA：International Society for the Study of Vascular Anomalies

Ⓑ 局所性血管内凝固障害
localized intravascular coagulopathy（LIC）

　巨大または多発性の低流速型脈管奇形（静脈奇形，リンパ管奇形）において，異常脈管内で血液凝固因子が大量消費されることで起こる慢性全身性血液凝固障害である．フィブリノゲン減少，D-ダイマー高値が先行するが，手術などの刺激で悪化すると血小板減少も併発し DIC に至る．

　治療は，圧迫療法や原病変に対するものが主となり，カサバッハメリット現象とは自然経過も治療方針も異なる．

B 各論

1 血管性腫瘍

A 乳児血管腫 infantile hemangioma（苺状血管腫 strawberry mark）

【症状】
　乳児期に発症する代表的良性血管性腫瘍で，発生率は日本人で1～2％程度，白人で2～10％程度とされる．多くはイチゴに似た紅色顆粒状局面を有する腫瘤として認める（図3-11）が，皮下のみの場合もある．通常，生後数日～数週で発症し，1歳ごろまで増大したのち，7歳ごろにかけて自然退縮するが，しばしば瘢痕，変形などの後遺症を残す．眼瞼や気道に発生すると光遮断性弱視や呼吸困難につながり，擦過しやすい部位では潰瘍形成，出血を引き起こす．他の腫瘍と鑑別が必要な場合は生検を行い，免疫染色でGLUT-1陽性を確認する．

【治療】
　機能的問題を有する場合は，プロプラノロール内服，ステロイド投与などを行う．色素レーザー治療が行われることもある．瘢痕，変形に対しては，退縮を待って修正手術を行う．

B 先天性血管腫 congenital hemangioma

【症状】
　出生時に増殖のピークを迎えた血管性腫瘍で，生後6～10か月で急速に退縮するものとしないものがある．非退縮性（NICH）の場合，白色調の周堤（pale halo）を有する隆起内に点状の発赤が存在する．高流速血流を有し，動静脈奇形との鑑別を要する．急速退縮性（RICH）では萎縮性瘢痕を残しやすい．

【治療】
　主に切除やレーザー照射が行われるが，明確な指針はない．

C 房状血管腫とKaposi肉腫様血管内皮細胞腫
tufted angioma, Kaposiform hemangioendothelioma

【症状】
　未熟な血管内皮細胞などの増殖を伴う腫瘍で，

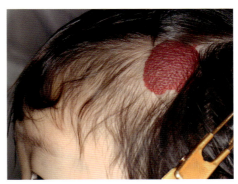

図3-11　乳児血管腫（側頭部）

前者は良性に，後者は境界型（局所悪性）に分類されるが，同一スペクトラムという説もある．ともに乳児期発症が大半を占め，淡紅色から暗赤色のやや硬い腫瘤など多彩な臨床像を呈する．カサバッハメリット現象を引き起こす2大疾患である．

【治療】
　小病変では切除，カサバッハメリット現象合併の際はその治療を行う．

2 脈管奇形

単独の構成要素を有する以下の病変に加え，複数の要素が混在する複合型脈管奇形も存在する．

A 毛細血管奇形 capillary malformation（単純性血管腫 portwine stain）

【症状】
　真皮毛細血管の異常発達に起因する．生下時に存在する紅色から暗赤色の扁平で境界明瞭な色素斑で，圧迫により退色する（図3-12a）．経時的変化は少ないが，成人の顔面では，時に一部の隆起，腫瘤や結節形成を認める．項部や顔面正中部（前額部，上眼瞼）では，3歳ごろまでに退縮する場合があり，Unna（ウンナ）母斑，サモンパッチと呼ばれる．

【治療】
　色素レーザー治療が行われるが，効果に乏しいものは切除も行われる．

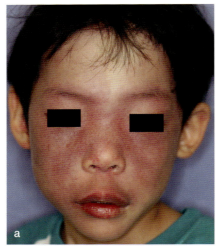

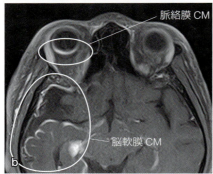

図 3-12　毛細血管奇形
a：臨床所見．スタージ・ウェーバー症候群合併．
b：スタージ・ウェーバー症候群のMRI所見（T2強調像）．脳軟膜と眼球脈絡膜に血管奇形（CM）あり．

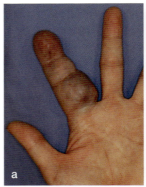 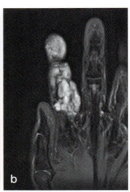

図 3-13　静脈奇形
a：臨床所見
b：MRI所見（T2強調像）

B 静脈奇形 venous malformation
（海綿状血管腫 cavernous hemangioma）

【症状】

多くは生下時に発症し，退縮せず，加齢に伴い増大する傾向がある．真皮深層から皮下組織にかけての軟腫瘤で，表在性病変を有する場合は青紫色を呈する（図 3-13）．筋肉内や消化管などにも発生する．拍動は触れず，圧迫で縮小するもすぐ復元し，下垂・運動時の拡大，起床時の疼痛などの症状を有する．

病理学的には，静脈類似の奇形血管の拡張・蛇行であり，内皮細胞の増殖所見を欠く．超音波検査で海綿状の無音響領域，MRI，CTで強い造影効果を示す．血流速度が遅く，時に静脈石（血栓の石灰化）を形成する．

【治療】

硬化療法が第一選択となるが，限局性病変や硬化療法のリスクの高い部位では，切除術も行われる．

C リンパ管奇形 lymphatic malformation
（リンパ管腫 lymphangioma）

【症状】

形成異常で隔絶したリンパ管原器にリンパ液が貯留して生じ，多くは生下時～2歳ごろまでに発症するが，それまでに縮小傾向を示すことがある．嚢胞の大きさにより macrocystic, microcystic, mixed cystic の3型に分類され，従来の嚢腫状，海綿状リンパ管腫，混在性に相当する．macrocystic は，嚢胞性リンパ管腫（cystic hygroma）として知られ，多房性の嚢腫が皮下で互いに連絡し，波動を伴う軟腫瘤として認める（図 3-14）．microcystic は，ごく小さな嚢胞を多数有するタイプで，波動は触れない．限局性リンパ管腫は microcystic の特殊型で，皮膚や粘膜の表面に時に血液が混じったリンパ液を含むカエルの卵様の浅在性小水疱を集簇性にみる．

【治療】

macrocystic には硬化療法，microcystic には主に切除術が行われるが，頸部や腹腔内などの巨大病変では治療困難となりやすい．

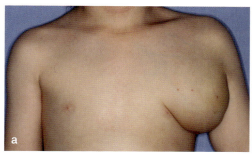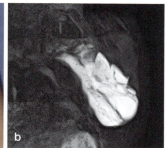

図 3-14 リンパ管奇形
a：臨床所見
b：MRI 所見（STIR 像）．macrocystic と microcystic の混在．

D 動静脈奇形と動静脈瘻
arteriovenous malformation, arteriovenous fistula

【症状】
　ともに動脈と静脈が正常毛細血管を介さない短絡（シャント）を有する高流速血管病変である．動静脈奇形は細かく蛇行した異常な血管塊（ナイダス）が存在するが，動静脈瘻ではナイダスがなく，拡張した静脈に直接つながる．多くは出生時より認めるが，成人期発症も稀でなく，動静脈瘻は外傷などの後天性の場合が多い．初期の紅斑や腫脹，皮膚温上昇から，腫瘤増大，拍動触知，皮膚肥厚をきたし，盗血（steal）現象によるチアノーゼや組織萎縮，疼痛，潰瘍形成に至る．巨大例では時にシャントに伴う右心負荷から心不全を呈する．思春期や妊娠によるホルモン変化，外傷が増悪因子に挙げられる．
　超音波での流速と動脈波形の確認，MRI での flow void（高流速による低信号領域），3D-CT angiography，血管造影での動静脈相混在と流入・流出血管の確認が，他の血管奇形との鑑別に有用である（図 3-15）．

【治療】
　圧迫療法，硬化療法，塞栓療法，切除術などがある．切除術は，小病変では根治的となりうるが，広範なものでは術中大量出血や病変遺残の可能性を有する．シャント部の塞栓療法と硬化療法の併用も選択肢の1つである．

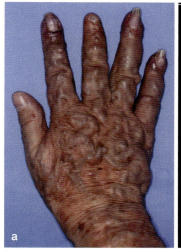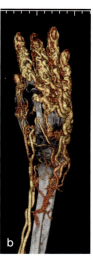

図 3-15 動静脈奇形
a：臨床所見
b：3D-CT angiography

3 関連する症候群

A スタージ・ウェーバー症候群
Sturge-Weber syndrome

【症状】
　顔面の主に三叉神経支配領域の毛細血管奇形に，眼球や頭蓋内にも血管奇形を合併する疾患である（図 3-12）．多くは片側性だが，両側性にも生じる．眼球脈絡膜の血管奇形により眼圧の亢進，緑内障がみられ，牛眼で失明することもある．脳軟膜に血管奇形が生じ，痙攣発作や片麻痺・知的障害をきたすことがある．

【治療】

顔面毛細血管奇形にレーザー治療を行う．整容的改善に化粧法も有効である．

B クリッペル・トレノネー症候群
Klippel-Trenaunay syndrome

【症状】

四肢の片側性毛細血管奇形に，同側の骨や軟部組織の肥大や延長を伴い，表在静脈の拡張蛇行をみる疾患である．血液凝固異常(LIC)をしばしば合併する．クリッペル・ウェーバー症候群と呼ばれていたが，脈管奇形が低流速型(静脈奇形，リンパ管奇形)の場合はKlippel-Trenaunay症候群，高流速型(動静脈瘻)の場合はParkes Weber(パークスウェーバー)症候群と区別するようになっている．それぞれで治療や予後が異なるが，小児期では鑑別困難なことが多い．

近年，低流速型脈管奇形に骨格性肥大(過成長)を伴う疾患群の多くで*PIK3CA*遺伝子の体細胞変異が見つかり，これらを総称して*PIK3CA*-related overgrowth spectrum(PROS)と呼ぶようになってきている．

【治療】

毛細血管奇形には色素レーザー治療を行う．軟部組織の肥大を整容的見地から切除しても再発しやすく，治療が困難である．下肢で脚長差が問題になる場合は，靴底の調整(補高)，患肢の骨端線成長抑制術，健肢の仮骨延長術などの治療がなされている．

C 青色ゴムまり様母斑症候群
blue rubber bleb nevus syndrome

【症状】

全身の皮膚に多発する静脈奇形に，消化管の静脈奇形が合併する稀な疾患である．ほかに肝臓，肺などさまざまな臓器に血管奇形を認めることがある．血液凝固異常(LIC)をしばしば合併する．*TIE2*体細胞遺伝子変異が指摘されている．

【治療】

皮膚の血管奇形を外科的に切除するが再発も少なくない．消化管出血に伴う貧血の治療も重要となる．

●参考文献

1) Enjolras O, et al：Introduction：ISSVA classification. *In* Enjolras O, et al：Color Atlas of Vascular Tumors and Vascular Malformations. pp1-11, Cambridge University Press, New York, 2007
2) Vahidnezhad H, et al：Klippel-Trenaunay syndrome belongs to the PIK3CA-related overgrowth spectrum(PROS). Exp Dermatol 25：17-19, 2016
3) 厚生労働科学研究費補助金難治性疾患等政策研究事業(難治性疾患政策研究事業)「難治性血管腫・血管奇形・リンパ管腫・リンパ管腫症および関連疾患についての調査研究」班(編)：血管腫・血管奇形・リンパ管奇形診療ガイドライン2017. www.marianna-u.ac.jp/va/guidline(2018年11月アクセス)
4) 大原國章, 他(編)：血管腫・血管奇形　臨床アトラス. 南江堂, 2018
5) International Society for the Study of Vascular Anomalies：ISSVA Classification of Vascular Anomalies. 2018. www.issva.org/classification(2018年11月アクセス)

頭蓋・顔面

A 発生と成長

1 頭蓋

頭蓋冠は，出生時に左右の前頭骨，頭頂骨，側頭骨と，後頭骨，蝶形骨の8つの骨から成り，隣接骨との間の骨縫合によってそれぞれが緩やかに連結されている．頭蓋骨周囲の膠原線維に支えられた頭蓋骨や骨膜，硬膜の拡大に引き続いて縫合部に向かって骨形成が誘導され，頭蓋冠が拡大していく．

縫合には前頭縫合，矢状縫合，冠状縫合，鱗状縫合，人字(ラムダ)縫合などがあり，また一対の前頭骨と頭頂骨に囲まれた菱形の大泉門と，一対の頭頂骨と後頭骨に囲まれた小泉門がある．頭蓋冠は生後1歳までに急速に成長し，骨形成の終了に伴い30歳を過ぎて縫合は癒合し，閉鎖していく．

頭蓋・顔面—B. 頭蓋骨縫合早期癒合症 ● 81

2 顔面

胎生第4週末に第1鰓弓からなる顔面隆起(1つの前頭鼻隆起と，左右の上顎隆起と下顎隆起)から形成される．前頭鼻隆起は鼻根を，合体した内側鼻隆起は鼻背と鼻尖を，外側鼻隆起は鼻翼を形成する．発生過程においてこれら隆起の癒合不全や中胚葉の低形成によって，顔面裂や口唇口蓋裂が生じる．顔面はおよそ18歳前後まで成長を続ける．

B 頭蓋骨縫合早期癒合症
craniosynostosis

1 病態と病因

胎児期〜2歳ごろまでに頭蓋骨縫合に早期癒合が起こり，頭蓋冠の拡大が障害される病態をいう．1つの頭蓋骨縫合が早期癒合すると，縫合に垂直方向の頭蓋成長が障害されて，その他の正常な頭蓋骨縫合部が代償的に拡大するため，早期癒合した縫合の部位により特徴的な頭蓋変形となる．癒合が高度の場合は変形が顔面にまで及び，複数の骨縫合に癒合を伴う場合は，大泉門や骨強度の弱い側頭骨が突出することがある．

一部の疾患では，原因遺伝子が同定されているが多くは特発性である．また，先天性骨代謝疾患による二次性の頭蓋骨縫合早期癒合症がある．頭蓋骨縫合の早期癒合に病態が限局されたものを非症候性頭蓋骨縫合早期癒合症(non-syndromic craniosynostosis)と呼び，手足や顔面に症状がみられるものを症候性頭蓋骨縫合早期癒合症(syndromic craniosynostosis)と呼ぶ．

2 分類と症状

A 分類

Virchowの分類が広く用いられる(図3-16)．早期癒合した頭蓋骨縫合に垂直方向の成長障害と，他の頭蓋骨縫合の代償性拡大により特徴的な頭蓋形態となる．頭蓋骨縫合の早期癒合は，単一あるいは複数の縫合に及ぶ．

1 ● 三角頭蓋 trigonocephaly

前頭縫合の早期癒合により前頭部の側方成長が障害され，眼窩間距離の縮小や前頭正中部に突出変形を認める(図3-17)．

2 ● 舟状頭蓋 scaphocephaly

矢状縫合の早期癒合に伴い頭頂部の側方成長が障害され，代償性に前後方向に長い頭蓋形態となる．時に前頭縫合の早期癒合を合併する(図3-18)．

3 ● 短頭蓋 brachycephaly

両側冠状縫合の早期癒合により頭蓋の前後的な成長が障害され，前後的に短い頭蓋となる(図3-19)．

4 ● 斜頭蓋 plagiocephaly

片側冠状縫合の早期癒合により患側の頭蓋前後径の短縮，縦長の眼窩と前頭部の扁平化を認め，時に顔面まで変形が及ぶ．片側性の人字縫合早期癒合では，患側後頭部の扁平化を認める(図3-20)．

5 ● 尖頭 oxycephaly

両側冠状縫合，矢状縫合の早期癒合により，頭蓋の狭小化，頭頂部の突出，後退した前頭部を呈する(図3-21)．

6 ● クローバーリーフ頭蓋 clover leaf skull

すべての頭蓋骨縫合の早期癒合により，両側頭部，頭頂部の突出は著明となり，高度の眼球突出を伴う(図3-22)．

B 症状

本疾患によって頭蓋冠の成長は障害され，脳の発育に合わせて頭蓋容積が拡大しないために頭蓋内圧が亢進し，不機嫌，頭痛，嘔吐，うっ血乳頭，視神経障害，視力低下，精神発達遅滞などを生じる．軽度三角頭蓋に精神発達遅滞や自閉症の傾向が指摘されているが，因果関係は明らかではない．

症候性頭蓋骨縫合早期癒合症では，脳梁欠損や水頭症，Chiari(キアリ)奇形，中顔面低形成，眼球突出，口蓋裂，気道狭窄，不正咬合，四肢の先天異常などを伴う．

3
先天異常

82 ● 第3章 先天異常

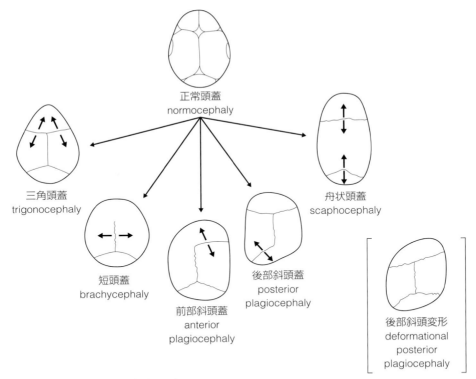

図 3-16 Virchow の分類（1851）
〔Cohen MM, et al：Craniosynostosis：Diagnosis, Evaluation and Management（2nd ed）. Oxford University Press, New York, 2000 より〕

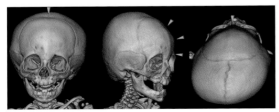

図 3-17 三角頭蓋 trigonocephaly
前頭縫合の早期癒合.

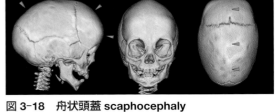

図 3-18 舟状頭蓋 scaphocephaly
矢状，前頭縫合の早期癒合.

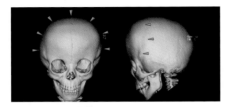

図 3-19 短頭蓋 brachycephaly
両側冠状縫合の早期癒合.

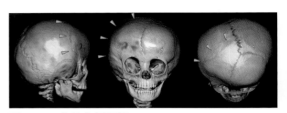

図 3-20 右前方斜頭蓋 anterior plagiocephaly
右冠状縫合の早期癒合.

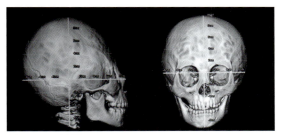

図 3-21 尖頭 oxycephaly
両側冠状縫合, 矢状縫合, 前頭縫合の早期癒合.

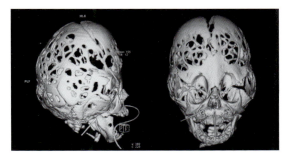

図 3-22 クローバーリーフ頭蓋 clover leaf skull
両側頭部が突出し, 正面からはクローバーの葉の形態をとる.

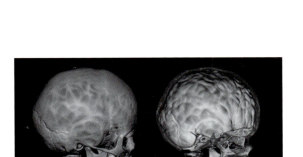

図 3-23 指圧痕 digital impression
a: 頭蓋表面, b: 頭蓋内

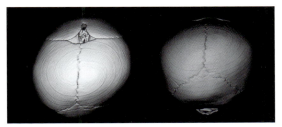

図 3-24 位置性斜頭蓋
全縫合は開存している.

C 診断

特徴的な頭蓋形態から診断されることも多い. 単純X線所見では, 指圧痕 (digital impression) や早期癒合した縫合を確認できる (図 3-23). CT や MRI では脳室や脳実質をより詳細に評価でき, 3D-CT では容易に頭蓋形態を把握できる. 責任遺伝子の判明している症候性頭蓋骨縫合早期癒合症では, 遺伝子検査を行うことがある. なお頭蓋縫合の早期癒合を伴わない頭蓋変形は, 位置性斜頭蓋であり, 単純X線所見により診断される (図 3-24).

D 治療

1 手術の適応と時期

頭蓋内圧の亢進, 精神発達評価の遅れ, うっ血乳頭, 頭蓋変形, 眼球突出, 画像上の指圧痕などさまざまな観点から手術の適応と時期を検討する. 生後早期は骨が薄く固定性に問題があり, 手術時期を遅らせると脳の発育障害をきたすため, 生後6〜12か月で手術が行われることが多い.

2 手術方法

手術治療には, ① 縫合切除術 (suturectomy), ② 頭蓋形成術 (cranioplasty), ③ 頭蓋骨延長術 (cranial distraction) などがある.

縫合切除術は, 早期癒合した縫合を中心に切除する術式であるが, 切除量や切除範囲によっては再癒合の可能性も高い. **頭蓋形成術**は, 変形した頭蓋形態の曲率や非対称などを修正する術式であるが, 後戻りや再変形の可能性もあり治療成績は術者の経験にも依存する. **頭蓋骨延長術**は, 各種の機器を用いて頭蓋容積を拡大し, 同時に形態の改善を図る術式である. 術後に延長量や最終的な形態を決定でき, 出血が少なく手術時間が比較的短いこと, 再手術例においても後戻りの少ないことなどの利点がある.

C 症候性頭蓋骨縫合早期癒合症（頭蓋顔面異骨症）
syndromic craniosynostosis

1 Crouzon（クルーゾン）症候群

FGFR2（fibroblast growth factor receptor 2）に30以上の責任遺伝子が指摘されている．尖頭，水頭症，中顔面の低形成，眼球突出，視力障害，聴力障害，唇裂，上気道狭窄，頸椎異常などの異常が知られている（図3-25）．

2 Apert（アペール）症候群

FGFR2に5つの責任遺伝子が判明している．両側冠状縫合早期癒合症に伴う短頭蓋，側頭部の突出，前頭縫合から矢状縫合に向かう大きな骨欠損，脳梁欠損，水頭症，精神発達遅滞，学習障害，中顔面低形成，反対咬合，眼球突出，軟口蓋裂，狭い口蓋，歯肉肥厚，上気道狭窄，気管軟化症，軟骨癒合症を背景とした両手足の骨性合指（趾）や指節間関節癒合症，肘・肩の関節癒合症，全身ざ瘡などの異常がある（図3-26）．

D 顔面裂

1 診断と分類

眼窩と眼瞼を境界として顔面と頭蓋に分け，骨や軟部組織の裂の部位から分類したTessierの分類が用いられる（図3-27）．顔面側では顔面正中軸から始まり眼窩を中心にNo.0〜7，頭蓋側ではNo.8〜14の線で表現される．発生学や解剖学的には適合しないが，臨床では最も用いられている．

A 正中裂（No. 0 cleft）

正中裂には組織欠損によるものと，組織欠損のない裂のみの症例があり，頭蓋に裂が及ぶとNo. 14となる．正中構造の欠如による脳と顔面の構造異常スペクトルは，全前脳胞症（holoprosencephaly）と呼ばれ，眼窩狭小症，長鼻，単眼症，鼻中隔欠損，口唇・口蓋裂など顔面正中の低形成，重

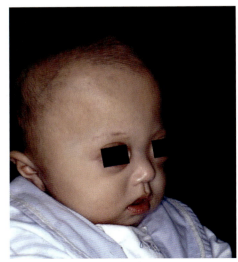

図3-25　Crouzon症候群

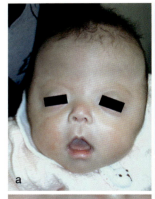
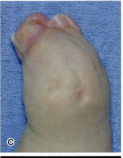
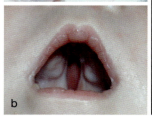
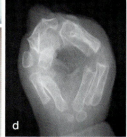

図3-26　Apert症候群
a：瞼裂傾斜の異常，上向きの鼻尖，平坦な前頭部．
b：軟口蓋裂．
c：手指の全合指．
d：X線所見では指尖部の骨性合指を認める．

症例では単眼症を呈し，大脳皮質，大脳鎌欠損，透明中隔欠損などの脳実質の先天異常を伴うが，軽症では上顎単一切歯のみで脳の先天異常を伴わない例もある．

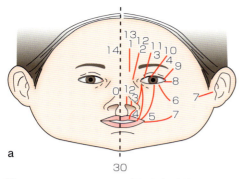
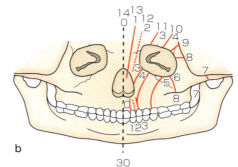

図 3-27　Tessier による顔面裂の分類
a 顔面表面の裂の位置，b 骨格における裂の位置
〔吉村陽子：顔面裂．秦 維郎，他（編）：標準形成外科（第 5 版），p111，医学書院，2008 より〕

一方，組織欠損のない正中裂は眼窩隔離症（orbital hypertelorism）を呈する．手術は，骨格の移動による眼窩間距離の正常化と，眼瞼，外鼻や口唇などの軟部組織に対する修正術が行われる．

B 斜顔面裂

上顎隆起が，対応する外側鼻隆起と癒合しない結果生じる．本疾患では鼻涙管が体表に露出する．No.3〜5 が該当するもので内眼角から鼻孔，上口唇に連続する裂であり，骨格上は歯槽骨から梨状孔を通り，上顎骨前頭突起にかけての欠損を伴うことが多い．

C 横顔面裂

No.7 に該当し，巨口症を呈する．

D 第 1，第 2 鰓弓症候群
first, second brachial arch syndrome

No.7 に関連した症候群で，上顎骨，側頭骨，頬骨の低形成や，小耳症を含む耳介異常，巨口症，眼球結膜類上皮腫，顔面神経麻痺，咀嚼筋の低形成，頸椎の異常などが知られる．

E Treacher Collins 症候群

No.6〜8 の合併型で，頬骨域低形成，下顎低形成，眼裂斜下，下眼瞼の部分欠損，外耳先天異常を特徴とする．

F Pierre Robin 症候群

第 1 鰓弓の構造異常によるもので小下顎症，口蓋裂，舌下垂の 3 徴を示す．重症例では，出生直後に気道確保が必要な症例がある．本疾患は，遺伝因子，環境因子，機械的変形によって起こる．

E 先天性頭皮欠損

発生機序は，神経管の閉鎖不全や皮膚形成不全などの内因と，羊膜癒着などの外因の両者が原因と考えられている．頭頂部，特に小泉門に多く発生し，多くは生後 1 か月で上皮化するが，硬膜欠損を認める場合は，早期の閉鎖が望ましい．

F 鼻の先天異常

1 正中鼻裂

No.0 の一種であり，外鼻の幅が広く，鼻腔や鼻尖が左右に分離している．胎生期の発生異常で生じる（図 3-28）．

2 後鼻孔狭窄症

後鼻腔が先天性に狭窄ないし閉鎖している状態で，鼻呼吸に影響がある場合は手術治療が行われる．

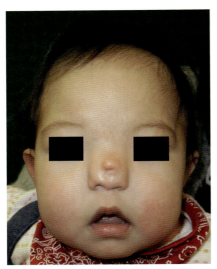

図 3-28　正中鼻裂

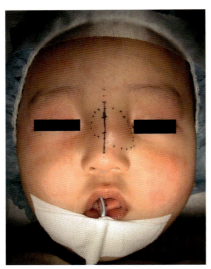

図 3-29　鼻部異所性神経膠腫

3　先天性鼻欠損

片側性あるいは両側性に外鼻の欠損を伴う．

4　鼻部腫瘍

神経原性腫瘍には，鼻部異所性神経膠腫（図 3-29）や脳瘤などの発生過程で，脳神経由来の組織が鼻根部に突出することがある．また中胚葉由来として血管腫，外胚葉由来には皮様嚢腫などがある．

●参考文献

1) Cohen MM, et al：Craniosynostosis：Diagnosis：Evaluation and Management (2nd ed), Oxford University Press, New York, 2000
2) Sadler TW（著），安田 峯（訳）：ラングマン人体発生学 第10版．メディカル・サイエンス・インターナショナル，2010
3) Cohen MM：The child with multiple birth defects (2nd ed), Oxford University Press, New York, 1997
4) Bradley JP, et al：Craniofacial cleft. SectionⅡ, 33, Plastic Surgery (3rd ed), Elsevier Saunders, Philadelphia 2012

眼瞼

A　発生

眼瞼は，眼杯の上方と下方に生じる皮膚の襞として，胎生第6週ごろに発生する．上方は前頭鼻隆起から，下方は上顎隆起からなる．これら上下の眼瞼原基は，角膜の前方を覆いつつ第10週までに癒合する（**眼瞼縫合**と呼ぶ）．その後約3か月間，胎児は眼を閉じたままであるが，胎生28週ごろには再度上下が分離する．眼瞼の前面は皮膚となり，後面は結膜となる．

眼瞼の一部が癒合したままであると瞼裂狭小となり，眼瞼が形成されない場合は眼瞼欠損となる．癒合していた時期に母斑が生じた場合は，瞼裂がその後分離しても母斑が上下眼瞼につながって存在して見えるため，**分離母斑**と呼ばれる．

B　解剖

眼瞼は，眼球を保護し，分泌と瞬目により涙液で角膜を潤すという働きをもっている．眼瞼は上眼瞼と下眼瞼とに分かれる．瞼裂を中心に眼瞼の上下が結合する部分を，鼻側（正中側）では内眼角，耳側（外側）では外眼角と呼ぶ（図 3-30）．内眼角では，眼瞼の腱様部が眼窩縁に付着し，内眼角靱帯と呼ばれる．その延長が瞼板につながり，外

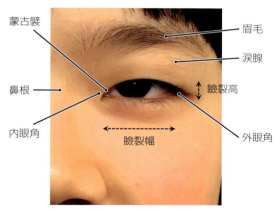

図 3-30 眼瞼の性状

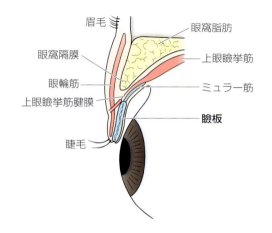

図 3-31 上眼瞼の構造物

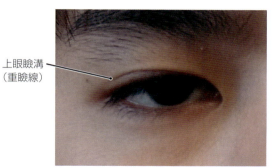

図 3-32 二重瞼

側では外眼角靱帯で終わる．これらの構造物により眼瞼の形態は維持されているが，一部に連続性を失うと，眼瞼の形態に著しい変化をもたらす．

眼瞼の構成要素には表在から順に，皮膚，眼輪筋，眼窩隔膜，眼窩脂肪，眼瞼挙筋，瞼板，眼瞼結膜に至る（図 3-31）．瞼縁には涙点が上下にあり，そこから涙小管，涙嚢，鼻涙管へとつながる涙の通り道となっている．

上眼瞼は人体の中で最も皮膚が薄いとされる．上眼瞼挙筋が付着するため，上眼瞼は大きく開瞼できる．上眼瞼挙筋は動眼神経支配である．また上眼瞼には上眼瞼溝という溝があり，これが顕著である場合は「二重瞼（ふたえまぶた）」といわれる（図 3-32）．日本人では上眼瞼挙筋の皮枝が発達していない「ひとえまぶた」が多く，コーカソイド人種のような二重瞼を求める場合は，重瞼術が行われる．皮膚の直下には眼輪筋があり，閉瞼時に収縮する．眼輪筋は顔面神経支配である．瞼縁には**瞼板**と呼ばれる板状の線維結合組織があり，これに上眼瞼挙筋腱膜が付着する．交感神経支配のミュラー筋はその深部にある．開瞼には主に上眼瞼挙筋とミュラー筋とが関与する．瞼板は，上眼瞼のほうが下眼瞼よりも大きい．

下眼瞼は上眼瞼と似た構造をしているが，大きく違うのは上眼瞼挙筋に相当する機能がないことである．そのため下眼瞼が大きく開くことはない．下眼瞼が病的に外反して閉瞼できない場合は，下眼瞼外反（兎眼）と呼ばれ，角膜が乾燥し視機能の悪化をまねく．

その他，瞼板にはマイボーム腺（分泌物が涙液と混ざり，眼球の乾燥からの保護の機能を担っている）が，瞼縁にはモル腺・ツァイス腺などがある．なお目頭（めがしら）・目尻（めじり）という一般用語は，それぞれ内眼角・外眼角のことである．

C. 先天性疾患と治療

1 眼瞼下垂
blepharoptosis

上眼瞼が下垂し，垂直瞼裂幅（瞼裂高）が狭くなることを眼瞼下垂という．先天性では，両眼視機能の発達に悪影響を及ぼす場合がある．高度な下垂では，形態覚遮断弱視の発生が危惧されるが，代償行為である下顎挙上で両眼視を行うことで視力は発達すると考えられる．

上眼瞼挙筋機能が多少ある場合は，挙筋短縮術

を行う．上眼瞼挙筋を短縮することで，眼瞼が挙上する動きをより効果的に瞼板に伝えるしくみである．重瞼線の位置で上眼瞼を切開し，上眼瞼挙筋を同定する．上眼瞼挙筋・腱膜を瞼板から外し，短縮したうえで瞼板に再縫合する．

挙筋機能があまりない場合は，吊り上げ術を行う．吊り上げ術は，動眼神経支配の上眼瞼挙筋による眼瞼の挙上ではなく，顔面神経支配の前頭筋の挙上による眉毛の頭側への移動を力源として，上眼瞼の挙上を行うものである．上眼瞼と眉毛周囲とを何らかの素材で連結し，眉毛が頭側へ移動すると，眉毛の動きにつられて瞼板が頭側に移動して上眼瞼が吊り上がるしくみである．力を伝える素材として，自家生体材料としては大腿筋膜張筋が，人工物としてはナイロン糸やゴアテックスなどがある．

下垂の治療が，術後過矯正になると閉瞼できず兎眼となるため，角膜傷害が問題となる．多少であればBell（ベル）現象により角膜傷害には至らない．Bell現象とは，閉瞼させると眼球が上転する不随意な現象である．Bell現象は約9割の人に認められる．術後は睫毛内反になることがある．患者は幼児が多く，挙筋機能の正確な判定が困難なこと，成長に伴い治療効果は変化することなどから，再度の手術加療もありうると考えておく．

2 マルカスガン現象
Marcus Gunn phenomenon

眼瞼下垂の患者で，開口や挺舌などの顎運動をさせると，上眼瞼が挙上する現象である．開口の三叉神経と眼瞼挙上の動眼神経との異常連合運動との説がある．

3 瞼裂狭小症候群
blepharophimosis ptosis epicanthus inversus syndrome（BPES）

両側の瞼裂狭小・眼瞼下垂・逆内眼角贅皮を3主徴とし，内眼角開離を伴う症候群である．常染色体優性遺伝とされるが，すべてではない．女性は不妊となることがある．高度な症状があれば瞼裂の縮小に対して手術加療を行う．垂直瞼裂幅の拡大を目的に眼瞼下垂を治療する．挙筋短縮術

か，吊り上げ術を行う．水平瞼裂幅の拡大の目的には内眼角を拡大する．Mustarde法のようにZ形成の方法を応用したものや，Y-V形成による術式が報告されている．

4 内眼角贅皮と逆内眼角贅皮
epicanthus, epicanthus inversus

内眼角の皮膚が余剰にあり，半月状の形態で内眼角部を覆い隠している状態である．日本人を含むモンゴロイドに多いため，蒙古襞とも呼ばれる．上眼瞼から連続するものを内眼角贅皮と呼び，下眼瞼から形成されるものを逆内眼角贅皮という．睫毛内反や瞼裂狭小症に付随する場合は治療の対象となる．整容目的で手術することもある．

5 眼瞼欠損
coloboma palpebrale

男女比は1対2とやや女性に多い．眼瞼の一部あるいは全部が欠損するが，上眼瞼鼻側の一部欠損が多い．下眼瞼外側にも発生する．病因は羊膜索圧迫説と癒合不全説とがある．家族発生が少ないことから，遺伝子的要因はあまり関与しないと考えられている．

眼瞼欠損により，兎眼とそれによる角膜上皮障害，角膜乱視などを生じる．高度の欠損の場合は，角膜損傷や視力障害予防のため手術が必要となる．縫縮術や皮弁形成術などが行われるまでは，眼軟膏により角膜を保護する．Treacher Collins症候群や顔面裂でも下眼瞼欠損が合併する．

6 眼瞼内反（睫毛内反）
eyelid entropion（epiblepharon）

厳密な内反症ではなく睫毛内反がほとんどである．眼瞼内反とは，眼瞼縁が内反して睫毛が角膜に触れるものである．睫毛内反は睫毛のみが内反している．乳幼児によく認められ，皮膚の余剰や眼輪筋の肥大により睫毛が押し上げられ内反する．下眼瞼に多い．成長に伴い幼児期までに自然治癒もしくは軽快する．

保存的に角膜保護薬で経過観察するが，角膜傷害がある場合は手術治療が必要となる．手術では

Hotz(ホッツ)法や Jones(ジョーンズ)法などが知られる.

7 眼瞼外反症
eyelid ectropion

Treacher Collins 症候群や,歌舞伎メーキャップ症候群で認める.下眼瞼外側に多い.閉瞼できず角膜露出が強ければ,治療が必要となる.

8 その他の疾患

その他,皮様嚢腫(dermoid cyst),分離母斑などが時にみられる.稀ではあるが,悪性リンパ腫・白血病・横紋筋肉腫などの初発病変として,眼瞼の腫脹を伴うことがある.

●参考文献
1) 日本形成外科学会,他(編):形成外科診療ガイドライン 頭蓋顎顔面疾患(主に先天性).pp104-118,金原出版,2016
2) 吉岡直人:眼瞼・眼窩の先天性疾患.形成外科 60:17-25,2017
3) 松尾 清:眼瞼下垂症.形成外科 S53:72-73,2010
4) 野口昌彦,他:先天性眼瞼下垂症に対する治療戦略.形成外科 53:15-26,2010
5) 垣淵正男:先天性眼瞼下垂に対する大腿筋膜による吊り上げ術.形成外科 52:551-558,2009

耳介

A 発生,解剖,成長

1 発生

耳介発生においては**第1,第2鰓弓(顎骨弓,舌骨弓)およびその間の第1鰓溝が原基**となる.胎生7週ごろに第1,第2鰓弓はそれぞれ3個,計6個の小結節となり,その後これらが融合しながら耳介を形成していく.細部の発生については異論もあるが,第1鰓弓からは耳珠を中心とした耳

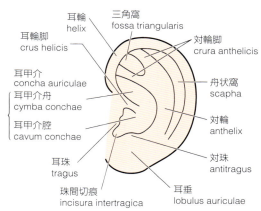

図 3-33 耳介各部の名称

介前部が,第2鰓弓からは耳介後部が形成され,ほぼ胎生12週ごろに完成する.

2 解剖

A 表面解剖

耳介は複雑な凹凸を有する(図 3-33).

B 組織解剖

耳介は組織学的には主に弾性軟骨とその両面を覆う薄い皮膚からなる.ただし下端の耳垂では軟骨を欠き,代わりに皮下脂肪を有する.耳垂以外の部位には皮下脂肪はほとんどない.軟骨と皮膚との可動性は少なく,特に耳介前外面では密着している.また耳介軟骨はその内端で外耳道軟骨と連続している.耳介にはいくつかの痕跡的な筋肉が存在する.このうち外耳介筋は耳介外に起始をもち耳介に停止する.一方,内耳介筋は起始・停止ともに耳介内に存在する.

C 血行,神経支配

耳介に存在する諸筋は顔面神経支配である.一方,知覚は部位によって支配神経が異なっている.耳介前外面のほとんどは三叉神経の第3枝の下顎神経から出る耳介側頭神経,耳介の下半分は頸神経叢から出る大耳介神経,耳介後面は小後頭神経,耳甲介は迷走神経耳介枝に支配される.

耳介前外面は主として浅側頭動静脈,後内面は主として後耳介動静脈によって栄養されるが,耳

甲介部は後耳介動静脈からの穿通枝で主に栄養される．また三角窩にも軟骨を貫く穿通枝が存在する．しかし軟骨を貫く血管はごく少数であり，耳介両面の皮膚はそれぞれが平面的に豊富な血流を有している．

③ 成長

耳介の成長は他の身体発育と並行しているわけではない．日本人における調査によれば耳介上下幅は9～10歳で，前後幅は3～4歳でほぼ成人の大きさに達し，また成人後再びわずかに大きくなり続けるという．

B 先天異常

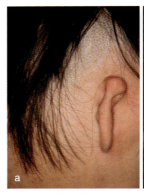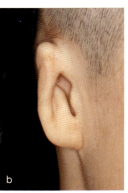

図3-34 小耳症
a：耳垂型
b：耳甲介残存型

さまざまな耳介の先天異常があるが，ここでは比較的頻度の高い典型的なものを挙げる．

A 小耳症，無耳症

小耳症は組織の不足を本態とする耳介形態異常であり，無耳症はそのすべてを欠損した完全型である．統計的には1～2万人に1人の発生頻度といわれる．無耳症は稀である．典型的なタイプの小耳症における組織不足は耳介の上部に生じる．その中で不足の程度が大きいものは耳垂のみが残存する耳垂型になり，不足の程度が小さいものは耳甲介残存型となる（図3-34）．組織不足の程度がさらに軽度になると重症のコップ耳，埋没耳などとの区別が困難になる．

稀ではあるが耳介中央部の組織の不足や中央から下部にかけての不足がみられるタイプもある．組織欠損が耳垂に限局している場合は小耳症とは呼ばず耳垂欠損と呼ぶ．小耳症は耳介だけに異常が限局している場合のほか，第1，第2鰓弓症候群やTreacher Collins症候群の1症候として現れる場合もある．

小耳症では形態の異常により眼鏡やマスクの装着に困難を生じるほか，多くの場合，外耳・中耳の発育不全のため**伝音性の難聴**を伴う．また時に軽度の顔面神経不全麻痺を伴うことがある．

形態上の治療としては6～10歳ごろに軟骨と皮膚の不足を**自家肋軟骨および自家皮膚**を用いて補い，耳介形態を形成するのが一般的である．肋軟骨の代わりにシリコンを埋め込む方法は露出感染の危険が高く，近年ほとんど行われていない．また義耳（人工耳介）を装着するのも一法である．

難聴に関しては，片側小耳症で健側の聴力が正常である場合には原則として聴力改善手術は行わないが，両側性小耳症の場合には聴力改善手術を含めて治療の適応がある．

B 耳垂裂・欠損

組織の不足がなく裂のみのものから耳垂が全欠損するものまで種々のものがあるが，多くの耳垂裂では単なる裂だけでなく軽度の組織不足を伴う．また裂の方向も耳垂と垂直なもの，平行なもの，斜めのもの，それらが組み合わさるものなど種々のものがある．機能的な障害はない．

治療としては少々の組織不足があるタイプでも裂の閉鎖のみで足りることが多いが，組織の不足が相当に大きい場合には近傍の皮膚皮下脂肪を用いて組織を補充することが必要となる．

C 埋没耳

耳介軟骨の上部が側頭部皮下に埋没した形態異常で，耳介側頭溝が耳介の上部で消失する（図3-35）．単に皮膚が不足しているだけでなくほとん

必修事項

• 小耳症では伝音難聴を伴うことが多い．

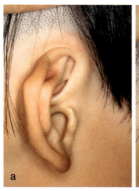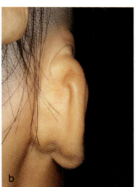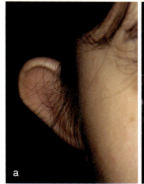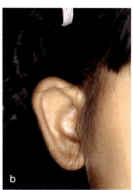

図 3-35　埋没耳
　a：側方からみたところ
　b：後方からみたところ

図 3-36　たち耳
　a：典型的なたち耳
　b：constricted ear 型の耳との移行型

どの場合，軽度の耳介軟骨の変形が存在する．皮膚や軟骨の組織不足の程度がかなり大きく，耳輪の長さが短縮したものでは，軽度の小耳症への移行型のようにみえるものもある．埋没耳の成因において耳介筋の異常の重要性を指摘するものもある．機能的には眼鏡やマスクの装着に困難があるが，通常聴力には異常がない．欧米ではかなり稀な疾患であるが，わが国では 400 人に 1 人程度の発生頻度と考えられる．

　軽症例では乳幼児期に非観血的な矯正を行うことによって治癒ないしは著しく軽快する．矯正によって治らない重症例や矯正による治療が期待できない年齢に達している場合には手術療法を行う．手術は通常 5～6 歳以降に行う．手術法には各種のものがあるが，いずれも変形した軟骨の矯正と近傍（まれに遠隔）からの皮膚の補充が基本である．

D　たち耳

　対輪の弯曲[注1)]が不十分なため側頭部からの聳立度(しょうりつど)が大きすぎる耳介形態異常である（図 3-36a）．聳立度が大きいので一見過形成のようにみえるが逆に対輪部分が低形成の場合もあり，低形成の程度が強いと constricted ear[注2)]型の耳との移行型となる（図 3-36b）．

　手術的に対輪を適度に弯曲させることで治療できる．

E　スタール耳

　対輪が上脚と下脚だけでなく上方（図 3-37a）または後方（図 3-37b）に向かう第 3 脚にも分岐し，この部の舟状窩や耳輪の自然な弯曲や巻き込みが妨げられた形態異常である．なお第 3 脚が耳甲介の方向に向かう耳介先天異常もあるが，その場合スタール耳変形は生じない．

　乳児期の矯正治療は試みる価値がある．手術治療の目的は変形している軟骨を修正することであるが，重症のものの手術は比較的困難である．

F　折れ耳，たれ耳，コップ耳

　耳介上部が対輪・三角窩，さらに時には耳甲介を覆い隠す形態異常である．眼鏡やマスクの装着が困難な例もある．組織不足があるもの（図 3-38a）とないもの（図 3-38b）がある．このタイプの形態異常は連続的かつ複雑であり，名称の使用にも混乱がみられるが，折れ耳は組織不足のないも

注1)　対輪の曲がり方：外観上，たち耳と折れ耳とは正常耳介を間において両極にある変形のようにみえるが，対輪の曲がり方からみればそうではない．端的にいえば，対輪の曲がりがあまりないのがたち耳で，後方に曲がるのが正常耳介，前方に曲がるのが折れ耳である．また正常耳介よりもさらに後方に曲がるのが埋没耳であるということができる．すなわち対輪の変形からみた耳介形態異常は，埋没耳，正常耳介，たち耳，折れ耳の順に並ぶと考えてよい．したがって折れ耳とたち耳の移行型のような変形も存在する．
注2)　constricted ear：耳輪部分の長さに注目し，Tanzer が一連の耳介形態異常に対して名づけた名称である．程度により I～III 型に分けられる．従来の折れ耳，たれ耳，コップ耳，耳甲介残存型小耳症などがこの中に含まれる．

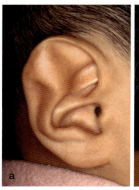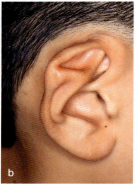

図 3-37　スタール耳
a：第3脚が上方に向かっている.
b：第3脚が後方に向かっている.

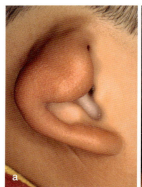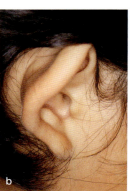

図 3-38　折れ耳，たれ耳，コップ耳
a：組織不足のあるタイプ.
b：組織不足のないタイプ.

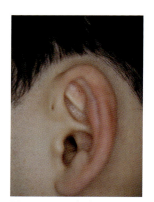

図 3-39　耳瘻孔

の，たれ耳・コップ耳は組織不足のあるものをさすことが多い．コップ耳をたれ耳と区別する場合コップ耳は耳介上部があまり覆い被らずコップ様の形態となったものをさす．

　乳児期の矯正治療は試みる価値があるが，組織不足の程度が大きいものでは手術的に組織の補充を要することになる．組織の不足のないものや少ないものは，矯正治療や手術治療のどちらも比較的容易である．

G 副耳

　典型的な副耳は耳珠前方に生じる皮膚の小隆起である．内部に軟骨を含む場合とそうでない場合とがある．口角と耳珠を結ぶ線上の頰部に生じることが多いが，頸部に生じた軟骨母斑を頸部副耳と呼ぶこともある．治療は切除であり治療時期はいつでもよい．

H 耳瘻孔

　典型的な耳瘻孔は耳輪脚の直前に生じる（図 3-39）．耳瘻孔は無症状で一生を経過する場合が多いが，感染を繰り返すようになる場合も少なくない．感染を繰り返す耳瘻孔は瘻孔が深く，また複雑に分岐する場合が多い．

　治療は摘出であるが，摘出時には瘻孔を色素で染めるなどして取り残しのないように注意する必要がある．

● 参考文献
1) 小西静雄：ひと耳介・頭・身長の発育計測値の比較. 耳鼻と臨床 23：433-437，1977
2) 松尾　清：埋没耳の研究（その2）—成因と分類について. 日形会誌 8：1250-1270，1988
3) Park C, et al：Arterial supply of the anterior ear. Plast Reconstr Surg 90：38-44，1992
4) Tanzer RC：The constricted (cup and lop) ear. Plast Reconstr Surg 55：406-415，1975
5) Wood-Jones F, et al：The development of the external ear. J Anat 68：525-533，1934

口唇・口蓋

A 唇裂

口唇裂は，外表の形態に異常をきたす先天異常のなかで最も頻度が高い疾患の1つである．形と表情が社会生活を営むうえでの機能ともいえる顔面の，中央に位置する外鼻と口唇の外観に問題を生じる．外観を正常化して，患者が自信をもって社会生活を送れるように医療を提供することが，治療の目標となる．

1 口唇の解剖

A 正常口唇

口裂を挟んで上口唇と下口唇がある．口裂の両外側の隅が口角で，上下口唇は口交連で合している．上口唇は両側鼻孔底隆起尾側と鼻柱基部を結んだ横方向の溝，口裂および両側鼻唇溝に囲まれた範囲で，下口唇は口裂，おとがい唇溝，両側鼻唇溝に囲まれた範囲である．上口唇の正中には，人中，キューピット弓や上唇結節などの特徴的構造が存在する（図3-40）．

口唇の筋は，口裂を閉鎖する口輪筋と上下口唇および口角を，外から挙上したり引き下げたり，外側に広げる筋群からなる（図3-41）．口唇裂の治療において特に重要なのは口輪筋で，それは表情を作ったり発声したりする際に必要とされる精細な動きをする表層部（図3-41a）と，摂食時に必要な括約筋運動をする深層部とに分けられる（図3-41b）．

B 口唇裂

口唇口蓋裂では，上顎骨の裂を挟んで両側の顎堤および梨状口縁の位置がさまざまな程度で偏位している．口輪筋が口唇裂により分断されているため，その筋線維は裂縁に沿って上行して，鼻翼基部および鼻柱基部に停止しており，披裂部の鼻孔鼻翼を拡げている．両側大鼻翼軟骨や鼻中隔がさまざまな程度で変形している．両側完全口唇裂の中央唇には口輪筋は存在しない．

片側口唇裂の場合の問題点は左右非対称な口唇

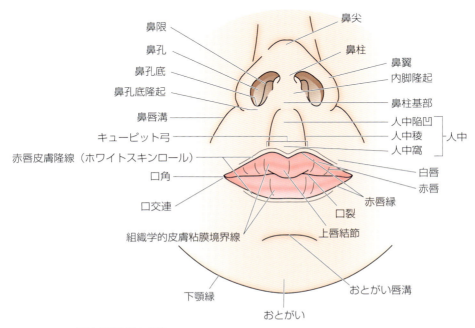

図3-40 口唇と周辺部の名称

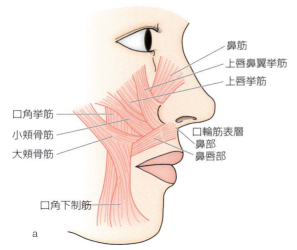
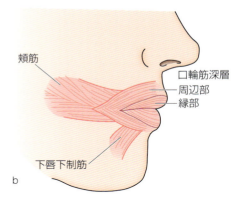

図 3-41 口唇周囲表情筋の解剖
a：表層，b：深層

外鼻であり，両側口唇裂の場合の問題点は広がった口唇外鼻と短縮した鼻柱である．

2 口唇外鼻の発生

A 正常口唇

頭蓋顔面の正面は，1つの前頭鼻隆起と一対の第1鰓弓から形成される．前頭鼻隆起の内側鼻隆起から鼻尖鼻柱と人中が，同じく外側鼻隆起から鼻翼が，第1鰓弓の上顎突起から人中の両外側上口唇が，下顎突起から下口唇が発生する．上口唇は胎生4〜7週の時期に形成される．

B 口唇裂

1 組織癒合不全説

上記の顔面を形成する各隆起が，癒合する過程の障害で裂が生ずるという説である．口蓋裂の発生機序として有力である．

2 中胚葉塊欠損説

各隆起同士が癒合する際に，そのなかに中胚葉塊の移動がないために裂を生じるという説である．不全口唇裂の裂隙を橋渡ししている唇としては，不完全な組織（シモナールバンド）がこの結果生ずるとされ，口唇裂の発生機序として有力な説である（図3-42）．

3 分類

裂のおよぶ範囲により分類される（図3-42）．

A 唇裂

裂が口唇のみに留まる場合であるが，たいてい軽度の上顎骨の陥凹（顎裂）を伴っている．片側と両側がある．極軽度の裂で上口唇の溝，赤唇縁の乱れ，鼻孔左右差程度にとどまる痕跡唇裂（程度の重いものから，minor-form, microform, mini-microform cleft と呼ぶ）の場合もある．

B 唇顎裂

裂が口唇から顎に及ぶ場合．片側と両側がある．鼻腔底まで口唇の裂が達している完全裂，鼻腔底で繋がっている不全裂がある．

C 唇顎口蓋裂

裂が口唇，顎，口蓋すべてに及ぶ場合．やはり片側と両側，完全と不全の場合がある．

D 口蓋裂

裂が口蓋のみで，顎や口唇に裂を認めない．

4 統計

日本では，口唇裂と口蓋裂とで合わせて，およ

口唇・口蓋―A. 唇裂　●95

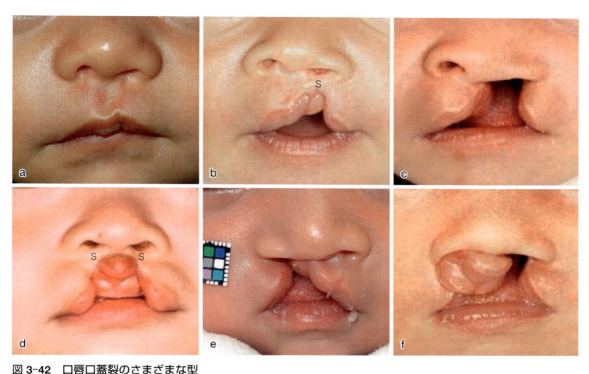

図 3-42　口唇口蓋裂のさまざまな型
a：左痕跡唇裂（microform），b：左不全唇顎裂（S：シモナールバンド），c：左完全唇顎口蓋裂，d：両側不全唇顎裂（S：シモナールバンド），e：非対称両側唇顎口蓋裂．右完全，左痕跡（minor-form），f：両側完全唇顎口蓋裂

そ出生500あたり1名とされている．米国の統計では，出生800〜1,000あたり1名といわれている．

唇裂，唇顎口蓋裂，口蓋裂の発現数の比は1：2：1とされている．唇顎口蓋裂は男性に多く（1.5：1），口蓋裂のみは女性に多い．口唇裂の場合，片側は両側より約4倍症例が多い．片側裂では左側のほうが右側より多い（3：2）．

唇顎口蓋裂の同胞発現率は2.3％，家系内発現率は8〜18％といわれている．

5 発生原因

上記の同胞や家系内発現率が高いことから，遺伝因子が関与していることは確かであるが，単一の原因遺伝子が同定されたわけではない．ある種の薬剤，飲酒喫煙などの嗜好習慣，汚染物質などいくつかの環境因子により発現が増加する．さまざまな程度の遺伝的素因に環境要因が加わり，一定のしきいを超えたときに発現するといった，多因子遺伝の形式をとるといわれている．

6 手術前後の診療

A チーム医療

口唇口蓋裂患者の診療に際しては，口唇外鼻変形，言語，咬合や聴力などの多彩な臨床症状に加えて，健全な学校生活の保持や医療費負担などの社会的問題などにも対応しなければならず，医療スタッフのみならず多岐にわたる専門家によるサポート体制を構築することが望ましい．

B 出生前診断

胎生20週ごろより，超音波検査により胎児の口唇裂を同定できる．口唇裂の出生前診断とその告知は，その後に速やかに適切な専門家による面談と説明がなされるならば，患者家族の心理的サポートをはじめとしたマネジメントの観点から推奨できるという意見が多い．

C 出生から術前までの管理

病状と今後の計画，予後に関して，適切なカウ

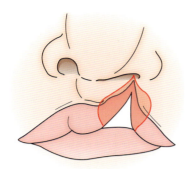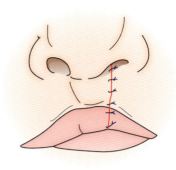

図 3-43　直線法（Rose-Thompson 法）
披裂線を弧状に切開して直線に縫合する．

ンセリングを行う．口蓋裂を合併していない場合は，直母での哺乳が可能である．口蓋裂症例の場合には，口蓋裂児用乳首あるいは哺乳床の使用とともに哺乳指導を行う．哺乳状況と体重増加を随時チェックしながら，口唇口蓋裂以外の合併疾患がないかを検索する．初回手術を容易にするために，術前鼻歯槽矯正を併用する場合もある．

D 手術時期

かつては体重 6 kg 以上で生後 3～5 か月が目安とされていたが，医療技術や管理体制の発展に伴い，より早期に初回手術を行うことが可能となった．

E 麻酔

経口気管内挿管下で呼吸管理を行いながら，全身麻酔下で手術を行う．

7 治療

唇裂の治療の目標は，左右対称で自然な口唇外鼻形態の獲得である．

A 初回手術

1 片側裂

短縮した披裂側口唇の縦の長さを延長することと，上口唇に特徴的な解剖学的構造を形成することをめざした手術術式が発表されてきた．

a 直線法

裂縁を切開して針を貫通させ，その針に糸を 8 の字に巻き付けて創癒合を待つ方法が，Yperman により 14 世紀に行われたとされている．Rose は，裂縁を弧状に切って直線に縫合閉鎖することで，短縮した披裂側の口唇を縦方向に延長する方法を 1879 年に発表した（図 3-43）．Thompson が，その方法を発展させた術式を 1912 年に発表した．

b 三角弁法

Tennison が 1952 年に，披裂側口唇の縦の長さを延長するために，披裂側赤唇縁近くの白唇に三角弁を，ペーパークリップを用いた計測で作成し，非披裂側裂縁に挿入した．本術式は，赤唇縁近くでの Z 形成の延長効果を利用している．

Randall は 1959 年に，三角弁の大きさを計測と計算により決定して，Tennison 法より小さくする改良を行った（図 3-44）．三角弁法は広く普及したが，白唇部の大きな三角弁が作る瘢痕は不自然で目につきやすく，披裂側口唇の縦の長さが長くなり同側口唇が下垂しやすい傾向が指摘された．

Skoog は 1958 年に，三角弁を赤唇縁近くと鼻孔底近くに挿入するダブル三角弁法を発表した．

c 回転前進皮弁法（rotation-advancement 法）

Millard は 1964 年に，非披裂側の口唇の披裂縁を弧状に切開して縦方向に回転させながら下げ，生じた鼻孔底近くと鼻柱基部の三角形の欠損に，披裂側の口唇弁を前進させて，披裂側口唇の縦延長を行う方法を発表した（図 3-45）．

本術式は，鼻孔底近くでの Z 形成の延長効果を利用している．口唇に生ずる瘢痕が目立ちにくい部位に配置され，鼻柱基部や鼻翼の形態もよく形成できるため，広く普及した．披裂側鼻孔が小さくなりやすいこと，披裂側のキューピット弓頂点が挙上される傾向があることが問題点とされた．

d 赤唇三角弁

Noordhoff は 1984 年に，口唇裂閉鎖線上の赤唇

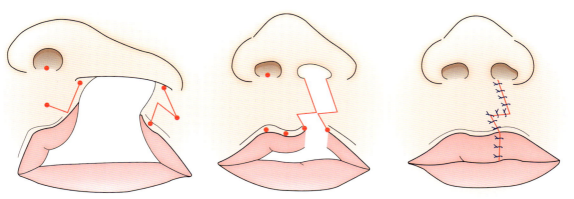

図 3-44 三角弁法（Tennison-Randall 法）
赤唇縁の頭側に三角弁を挿入し披裂側を延長する．

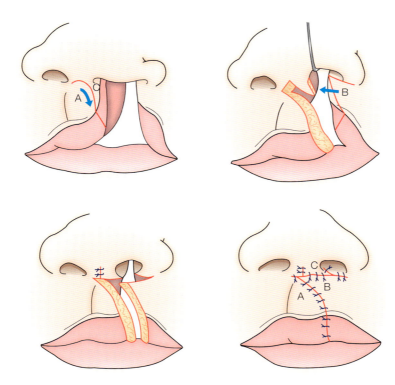

図 3-45 回転前進皮弁法（Millard 法）
手術中，切開と縫合しながら調節していく．

の厚さ不足を補うために，披裂側赤唇に三角弁を作成し，それを非披裂側の組織学的皮膚粘膜境界線に入れた切開に差し込む手技を発表した（図 3-46）．

e 回転前進皮弁法と三角弁法の混合法

上記各術式の利点を組み合わせ，問題点を軽減する回転前進皮弁に小三角弁を組み合わせた混合法が日本で普及し，さまざまな改変がなされている（図 3-46）．

2 両側裂

短縮した鼻尖鼻柱から中央唇の縦の長さをどう解決するか，上口唇に特徴的な解剖学的構造をどこから移動して形成するか，および広がった外鼻

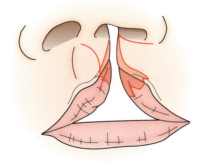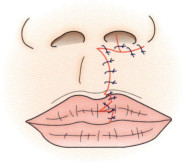

図 3-46　回転前進皮弁法と小三角弁の混合法
細い赤唇を補うために，赤唇内に Noordhoff（1984）の赤唇三角弁が加えられている．

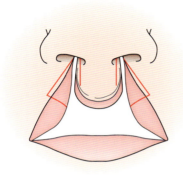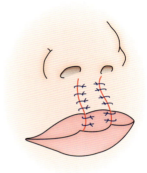

図 3-47　直線法（Manchester 法）
縫合線を赤唇まですべて直線に仕上げる．

と口唇の組織不足をどう解消するかなどについて，さまざまな術式が発表され論じられてきた．

a 二期法
左右の裂を2回に分けて閉鎖する方法で，三角弁法や回転前進皮弁法を片側ずつ行うことが基本となっている．

b 一期法
両側の裂を1回の手術で閉鎖する方法である．縫合線を直線に仕上げる術式（図3-47），および人中となる中央唇弁の裏面で両外側唇の口輪筋を正中で縫合し，キューピット弓や上唇結節は外側唇で形成する術式（図3-48）がある．

3 ● 初回外鼻形成
片側裂でも両側裂でも，初回口唇形成術時に同時に外鼻形成を推奨する報告は多い．一方，その後の外鼻成長への影響を指摘した報告も存在する．偏位変形した鼻中隔軟骨や大鼻翼軟骨に，どこまでの手術侵襲を乳児期から加えてよいのか議論が続いている．

B 二次（修正）手術

1 ● 片側裂
外鼻口唇形態の非対称，口唇の目立つ手術瘢痕に対して，修正手術治療が行われる．就学前あるいは成長終了後のタイミングで行われることが多いが，医学的に推奨される時期が立証されているわけではない．

2 ● 両側裂
短い鼻柱，低くて丸い鼻尖や広い鼻幅などの外鼻変形に対して手術治療が行われる．口唇瘢痕が目立つ場合にも修正手術が考慮されるが，上口唇の組織量が下口唇に対して著しく不足している場

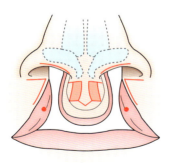
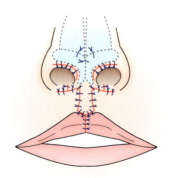

図 3-48 Mulliken の方法
キューピット弓や上唇結節は両外側唇で形成する．

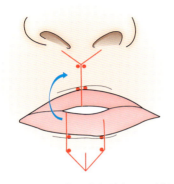
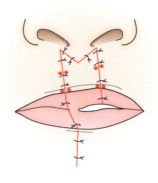

図 3-49 下口唇交叉皮弁法（Abbé 法）
下口唇動脈とその周囲組織を茎として，下口唇を上口唇正中に反転移植する．
7〜10 日後に茎を切断する．

合には，下口唇からの交叉皮弁移植を行う（図 3-49）．

●参考文献
1) Sadler TW：Langman's Medical Embryology（13th ed）．pp278-305, Wolters Kluwer, Philadelphia, 2015
2) 日本形成外科学会，他（編）：形成外科診療ガイドライン 4，頭蓋顎顔面疾患（主に先天性）．pp5-32, 金原出版, 2015
3) Losee JE, et al：Comprehensive Cleft Care（2nd ed）．pp3-8, 89-96, 139-189, 317-346, 765-920, 1029-1090, CRC Press, Boca Raton, 2016
4) Hopper RA, et al：Cleft lip and palate. *In* Thorne CH（ed）. Grabb & Smith's Plastic Surgery（6th, ed）. p201, Lippincott Williams & Wilkins, Philadelphia, 2007

B 顎裂・口蓋裂

　口蓋で中切歯と側切歯は発生学的に口唇になる部分から発生し，その最も後方は切歯孔に相当する．そのため，この部分は口唇系組織あるいは一次口蓋と呼ばれる．その他の部分を口蓋系組織あるいは二次口蓋と呼ぶ（図 3-50）．口唇系組織と口蓋系組織の間に生じる裂，すなわち側切歯の外側から切歯孔に至る裂を顎裂（歯槽裂），口蓋系組織の中央に生じる裂を口蓋裂と分けて呼ぶ．

1 口蓋の機能と解剖

　口蓋は，口腔と鼻腔の間に存在する．前方部は上顎骨を主体とする骨組織からなり，硬口蓋と呼

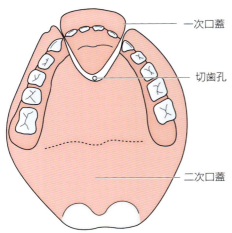

図 3-50　一次口蓋と二次口蓋
中切歯，側切歯および切歯孔で囲まれる部分は発生学的に口唇になる成分で構成され，口唇系組織（一次口蓋）と呼ばれる．その外側および後方の部分を口蓋系組織（二次口蓋）と呼ぶ．

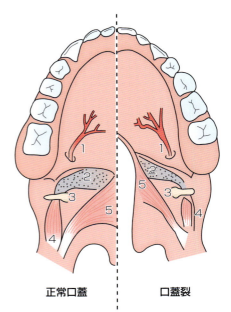

図 3-51　正常口蓋（左）および口蓋裂（右）の解剖
1：大口蓋動静脈，2：口蓋腱膜，3：蝶形骨翼突鉤，4：口蓋帆張筋，5：口蓋帆挙筋．

ばれる．後方は筋肉が主体で，目的に応じてよく動くため軟口蓋と呼ばれる．軟口蓋の最後方の中央に口蓋垂が存在する．

軟口蓋は呼吸，嚥下，発語に際しさまざまな動きをする．最も大切な機能の1つは，後方1/3ほどの鼻腔側が咽頭後壁に密着することによって，咽頭の上部（鼻腔側）と下部（口腔側）を遮断することであり，これを**鼻咽腔閉鎖機能**と呼ぶ．これは，主に**口蓋帆挙筋**と**口蓋咽頭筋**の作用で，軟口蓋が後上方に引き上げられることと，その周囲の咽頭壁が**上咽頭収縮筋**の収縮により中央に近づくことの協調運動で行われる．鼻咽腔閉鎖機能が損なわれると，発語時に呼気が鼻から必要以上に漏れたり（開鼻声），嚥下時に食物が逆流したりする．

口蓋裂では口蓋の中央部分に裂隙があるだけでなく，軟口蓋を動かす筋肉群に形成不全や走行の異常が存在することで機能障害が引き起こされる（図 3-51）．

2 分類

A 顎裂

側切歯と犬歯の間に生じる．完全に分離しているものから軽度なものまである．側切歯には欠損，捻転，癒合などの異常が認められることが多い．

B 口蓋裂

1 口蓋垂裂

口蓋垂のみの裂．明らかに二分しているものから，陥凹が認められるのみのものまである．これだけでは言語障害はきたさないが，後述する粘膜下口蓋裂の一症状である場合，重要な診断根拠となる．

2 軟口蓋裂

口蓋垂から軟口蓋までに裂があるもの．実際の症例では硬口蓋の後端に若干の骨欠損が認められることが多い．

3 硬軟口蓋裂

口蓋垂，軟口蓋と硬口蓋の切歯孔より後方に裂があるもの．一般的に軟口蓋裂より裂の幅が広く，組織欠損も大きい．

4 唇顎口蓋裂

全口蓋裂のほぼ2/3を占める．唇裂と顎裂を合併するもので，完全に裂のある症例から，一次口蓋の一部に裂が存在しないものなどさまざまな裂

形態がある.

5 ● 粘膜下口蓋裂

口蓋垂裂,硬口蓋後端の骨欠損,軟口蓋中央の陥凹〔この3つをCalnan(カルナン)の三徴と呼ぶ〕が認められるが,軟口蓋は粘膜でつながっており,肉眼的には裂が存在しないような外観を呈する.口蓋筋群が軟口蓋中央での連続性を欠き,口蓋裂同様の異常走行の認められるもの.

言語障害により発見・診断されることが多いため,通常の口蓋裂より治療が遅れる.

6 ● 先天性鼻咽腔閉鎖不全症

口蓋は若干短いか正常で,動きが悪いため鼻咽腔閉鎖不全を認めるもの.咽頭後壁の位置が正常より後方にある(深咽頭)症例が多い.

3 治療

A 術前矯正

顎裂には組織欠損による歯槽の不連続性だけでなく,前後的な位置異常により裂が広くなる.両側裂では中間顎,片側裂で中間顎を含む非裂側の部分(メジャーセグメント)は前方に突出しているため,側方部分(マイナーセグメント)に前後的なずれを生じている.この位置異常は初回口唇閉鎖によって自然に矯正されていくが,手術前に歯科的な矯正装置を用いて位置異常を直し,口唇形成を容易にしたり,初回手術における顎裂閉鎖を可能にしたりすることを目的とする.

口蓋床を利用するが,適合した床を削りながら歯槽を目的の方向に誘導していく受動的矯正と,ゴム牽引などによる強い力で矯正を行う能動的矯正に分けられる.前者の代表例にHotz床,後者の代表例にMcNeil床,Latham装置がある.McNeil床に鼻の矯正を加える方法もある(nasoalveolar molding:NAM法,図3-52).

B 口蓋形成術

1 ● 一期手術

口蓋裂を1回の手術で閉鎖するもので,早期から口蓋の機能を獲得できる.一般的に生後12〜18か月で行われる.さまざまな方法が報告されてい

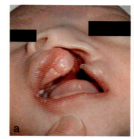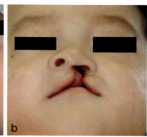

図3-52 術前矯正(NAM法)
a:左側唇顎口蓋裂の矯正前.
b:矯正後2か月の口唇形成術前.歯槽の裂幅および前後的な段差の減少を認める.

るが,現在主に用いられるのは以下の術式である.

a pushback法

口蓋の機能獲得には裂の閉鎖,軟口蓋筋群の再建,口蓋の延長が必要という観点から,硬口蓋から粘膜組織を皮弁として挙上し,後方に移動させつつ裂を閉鎖する術式である.挙上の際に剝離操作を骨膜下で行う粘膜骨膜弁法(図3-53)と骨膜上で行う粘膜弁法(図3-54)に分けられる.

前者は皮弁に血管と神経を含むため,術式としては簡便で確実な裂閉鎖ができるが,手術による上顎への侵襲は大きく,**歯列不正**,**反対咬合**の原因となる.後者は顎発育に対する影響は小さくなるが,手技はやや煩雑である.また,どちらの方法でも硬口蓋に粘膜欠損が生じるため,手術侵襲という問題点は残る.

b Langenbeck(ランゲンベック)法

側方歯から臼歯結節に至る上顎歯槽突起内側を切開し,硬口蓋粘膜骨膜を双茎弁として挙上し,裂を閉鎖する術式.切開部に粘膜欠損は生じるがpushback法よりは小さく,顎発育抑制は比較的小さい.口蓋は延長されないため,言語成績は若干劣る(図3-55).

c Furlow(ファロー)法

軟口蓋の口腔側と鼻腔側に逆向きのZ形成術を作成することによって閉鎖し,軟口蓋の延長を行うとともに,軟口蓋筋群の再建も行える.粘膜欠損は生じず,言語成績も良好であるが,裂の広い

必修事項

・口蓋裂は構音障害をきたす.

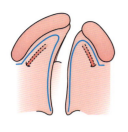
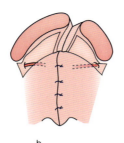

図3-53　粘膜骨膜弁法による pushback 法
a：裂縁と歯槽の内側を切開する．
b：硬口蓋から骨膜と粘膜を一塊として剥離し，大口蓋動静脈とともに後方に移動し，裂を閉じる．硬口蓋の前方部と歯槽の内側には，骨の露出した粘膜欠損創が生じる．

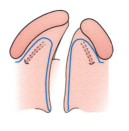
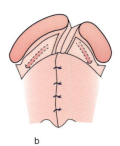

図3-54　粘膜弁法による pushback 法
a：裂縁と歯槽の内側を切開する．
b：硬口蓋から骨膜と大口蓋動静脈を口蓋側に残して粘膜だけ剥離し，後方に移動し，裂を閉じる．硬口蓋の前方部と歯槽の内側には粘膜欠損創が生じる．骨は露出しない．

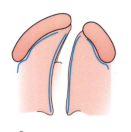
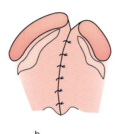

図3-55　Langenbeck 法
a：裂縁と歯槽突起内側に臼歯結節後方に至る切開を置く．
b：骨膜下に硬口蓋を剥離し，軟口蓋筋群を中央で縫合する．pushback 法のような軟口蓋の延長はない．

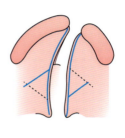
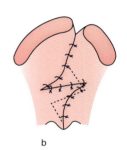

図3-56　Furlow 法
a：裂縁と軟口蓋にZ字型の切開をする．鼻腔側（裏側）には反対向きのZ字型の切開をする．
b：Z形成術により軟口蓋の粘膜弁を移動しつつ，口蓋の筋肉群の向きを直しながら裂を閉じる．硬口蓋は骨膜下に剥離して中央の裂を閉じる．粘膜欠損は生じない．

症例に用いる場合は広範な骨膜下剥離やLangenbeck法に準じた減張切開が必要となる（図3-56）．

d　two flap 法

粘膜骨膜弁法に準じた皮弁の挙上は行うが，軟口蓋筋群の再建を行ったのちに弁を後方に移動しないで裂を閉鎖し，側方の粘膜欠損を最小限にする術式である．顎発育はよいが，軟口蓋の後方移動がされないため，言語成績についてはLangenbeck法と同等である．

2　二期手術（二段階法：Zürich 法）（図3-57）

乳幼児期に硬口蓋に手術侵襲を加えることは，術式にかかわらず上顎骨の成長障害をきたし，将来の反対咬合などの**顎変形症**の原因となりうるという考えから，初回の口蓋閉鎖を軟口蓋に限定し，硬口蓋の裂は歯科的装置（口蓋閉鎖床，主に

Hotz床）で管理し，二次的に閉鎖しようとするもの．顎発育は良好であるが，長期の装置による管理の負担や，言語成績に若干問題があるとされている．

C　顎裂閉鎖

顎裂を閉鎖しないと歯槽は片側裂では二分，両側裂では三分されており歯列不正が生じる．また，矯正治療によって咬合を改善しても完全な歯列形態や安定的な状態を保つことができない．そのため顎裂を閉鎖し，骨による連続性を獲得することが必要となる．手術時期により大きく2つの方法に分けられる．

1　一次的顎裂閉鎖（歯肉骨膜形成術）

口唇形成術あるいは口蓋形成術時に顎裂を閉鎖

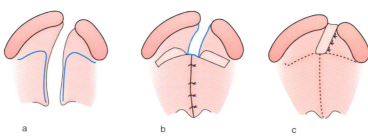

図 3-57　二期手術（二段階法；Zürich法）
　a：硬軟口蓋移行部付近と裂縁を切開する．
　b：1回目の手術では粘膜弁法に準じて軟口蓋のみを閉鎖する．硬口蓋には非閉鎖部分を残すが，閉鎖床を用いて管理する．
　c：2回目の手術で硬口蓋だけを閉鎖する．

する方法．乳幼児期に歯槽突起を歯肉により閉鎖すると閉鎖空間に骨が形成され，顎堤の連続性が獲得できる．これを**歯肉骨膜形成術**（gingivoperiosteoplasty）と呼び，次に述べる顎裂部二次骨移植術を約半数の症例で省略できるという．同時に自家骨移植を併用する（primary bone graft）こともある．

2● 二次的顎裂閉鎖（顎裂部二次骨移植術）

　早期の外科侵襲を避けるため，口蓋形成術よりのちに顎裂閉鎖を行う方法（図 3-58）．最も多く行われるのは6～9歳の混合歯列期後期で，永久犬歯萌出直前である．腸骨，下顎骨などを採骨部とする**自家海綿骨移植**が最も多用されるが，同種骨，人工骨（ハイドロキシアパタイト顆粒）などを用いる場合もある．移植部に犬歯が萌出誘導される．歯の複数欠損があり，顎裂部に歯が移動できない場合，人工歯根や下顎からの歯の移植も可能となる．

D 口蓋裂二次手術

1● 口蓋弁再後退法

　初回手術により鼻咽腔閉鎖機能が得られない場合，初回手術に準じた方法で再手術を行うこと．初回手術より難しく，これによりさらに瘢痕組織が増えるために顎発育の抑制を招く．

2● 瘻孔閉鎖手術

　初回手術後に完全閉鎖ができないと鼻口腔瘻が生じる．鼻咽腔閉鎖機能の影響は比較的少ないが，構音障害の原因となる．また，食物の鼻漏れ

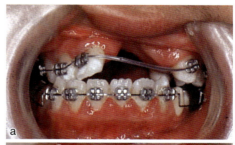
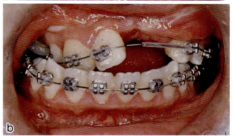

図 3-58　二次的顎裂閉鎖
　　　　（顎裂部二次骨移植術）
　a：矯正によって拡大された顎裂．
　b：腸骨海綿骨移植による顎裂形成術後．

が起こったり，鼻腔が不潔になる原因になったりする．小さいものは局所粘膜骨膜弁で閉鎖するが，瘻孔周囲は瘢痕のために創周囲の血流が十分でなく，再発しやすい．一次口蓋の瘻孔は顎裂部骨移植と同時に閉鎖可能である．大きな瘻孔の閉鎖には，舌の有茎弁（**舌弁形成術**）が必要となることもある．

3● 咽頭弁形成術（図 3-59）

　軟口蓋の瘢痕のために動きが悪い場合や，極端な短口蓋があると，口蓋弁の再後退法では鼻咽腔

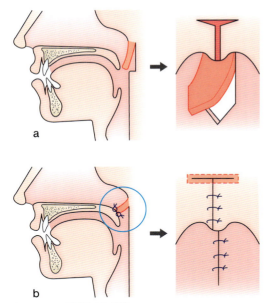

図 3-59　咽頭弁形成術
a：咽頭後壁中央に長方形の粘膜弁をデザインし挙上する．軟口蓋にT字型の切開をおく．
b：挙上した咽頭弁を軟口蓋に縫着し，咽頭後壁は縫縮する．

閉鎖機能が得られない．こういう場合に用いられる方法で，咽頭後壁正中の粘膜および粘膜下の筋肉の一部を有茎弁として挙上し，軟口蓋の中央に縫着する術式．軟口蓋の動きが不良でも，弁周囲にある咽頭側壁の動きにより閉鎖が可能となる．

4　外科的顎矯正

成長に従い，そのときに応じた矯正治療を行っても正しい咬合や整った顔貌が得られない場合に行う．外科的に上顎，下顎を移動させて，正しい咬合を獲得し，バランスのとれた顔貌を獲得する術式．術前術後の歯科的な管理が必要である．

● 参考文献
1) 鬼塚卓弥：形成外科手術書（改訂第5版）．pp 446-486, 南江堂，2018
2) Pfeifer TM, et al：Nasoalveolar molding and gingivoperiosteoplasty versus alveolar bone graft：An outcome analysis of costs in the treatment of unilateral cleft alveolus. Cleft Palate Craniofac J 39：26-29, 2002
3) 大久保文雄，他：術前顎矯正と歯槽歯肉骨膜形成による口唇裂口蓋裂の初回形成術：第1報．片側唇顎口蓋裂の短期結果．日顎顔面誌 26：1-9, 2010

C 矯正歯科的治療管理

　口唇裂・口蓋裂（口唇裂，口蓋裂，唇顎裂，ならびに口唇口蓋裂の総称）に対する矯正歯科的治療管理の目的は，顎発育のコントロールや歯の移動による歯列・咬合の改善により，好ましい**咀嚼**，**発音機能**の獲得を促し，**審美性**の改善を図るとともに，それらを長期的に維持・安定させることである．すなわち，損なわれた口腔機能や形態を限りなく正常に近づけることにより，**患者のQOL**の向上に寄与することが最大の目標となる．

1　口唇裂・口蓋裂患者の矯正歯科的問題点

A　顎顔面形態の問題

　口唇裂・口蓋裂患者の顎顔面部の骨格形態の特徴として，前後的，左右的，垂直的な**上顎劣成長**をきたし，思春期を経てさらに悪化傾向を示すことが知られている．口蓋形成術によって生じる血液供給の低下，神経支配の遮断，瘢痕拘縮などが上顎成長に対して二次的に影響をもたらすことが原因として考えられる．上顎の劣成長によって下顎の反時計回りの回転を生じ，偽性下顎前突症を呈することもある．

B　歯，歯列弓，咬合の問題（図3-60）

　口唇裂・口蓋裂患者においては，歯数の異常がしばしば認められ，上顎側切歯や上下顎第二小臼歯において先天欠如を高頻度に生じる．また顎裂に隣接した部位では，過剰歯を認めることも多い．矮小歯，癒合歯，エナメル質形成不全，歯の萌出遅延の発症頻度も高い．個々の歯の位置異常として，上顎切歯の舌側傾斜，捻転，裂側への傾斜などが高頻度で認められる．また齲蝕罹患率が高く，重篤なものが多く認められる．
　歯列弓形態の変形は，多様性に富む．口唇形成術のみを施行した口唇（顎）裂患者においてはあまり大きな変形は認められないが，口蓋形成術を施行した片側性口唇口蓋裂患者では上顎歯列弓の狭窄がより顕著となり，しばしば前歯部，臼歯部において交叉咬合が認められる．両側性口唇口蓋裂

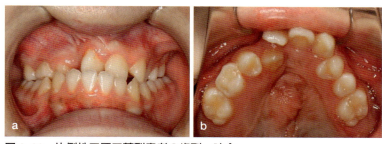

図 3-60　片側性口唇口蓋裂患者の歯列，咬合
上顎歯列弓の狭窄により前歯部（a），臼歯部（b）に交叉咬合を認める．

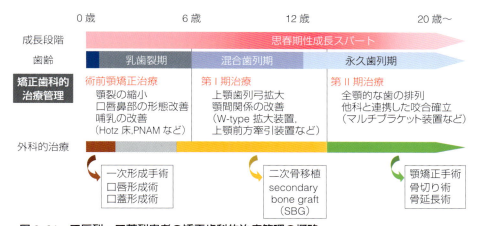

図 3-61　口唇裂・口蓋裂患者の矯正歯科的治療管理の概略
各施設によって治療の流れは少しずつ異なるが，一次形成手術前の段階からHotz床やPNAMなどによる術前顎矯正治療に矯正科医がかかわる場合も多くある．
乳歯列期あるいは混合歯列期になると，必要に応じて歯列弓の拡大や顎成長のコントロールを行い，永久歯列が完成すると，個々の歯の位置や傾斜，歯列の形態を改善する．その間，時期を見て外科において secondary bone graft が行われ，必要に応じて骨切り術や顎骨延長術が行われる．さらに欠損歯に関しては，補綴科で治療を行って最終的な咬合が完成する．

患者においては，顎間骨の偏位が観察され，特に顎間骨が下垂し，過蓋咬合を生じる場合がある．

2　口唇裂・口蓋裂患者の矯正歯科的治療管理（図 3-61）

A　出生直後〜乳歯列期

口唇形成術前の段階から，顎裂の縮小や口唇鼻部の軟骨，軟組織の形態改善，哺乳の改善などを目的として，非外科的な術前顎矯正治療が行われる場合がある．テーピング，Hotz床，PNAM（presurgical nasoalveolar molding）などを用いる方法が報告されているが，その長期的な有効性については専門家によって若干意見が分かれる．

乳歯列期においては，主に**齲蝕管理，口腔衛生指導，顎顔面成長および永久歯への交換の観察**などに重点をおく．ただし，上下顎の著しい不調和を認めるような症例では，稀に上顎前方牽引装置のような顎整形力を用いる治療や，拡大床，クワドヘリックス型拡大装置を用いて歯列弓の拡大を行う治療が行われる．この時期は患者の負担や齲蝕などへの罹患を考慮し，矯正歯科治療をなるべく最小限に止めるのが一般的である．

B　混合歯列期

混合歯列期に入ると，多くの患者において顎態の不正に対する積極的な治療が開始される．上顎

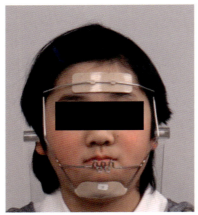

図 3-62 上顎前方牽引装置による中顔面部の成長促進

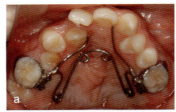
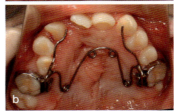

図 3-63 W-type 拡大装置を用いた上顎歯列弓の拡大
a：拡大前，b：拡大後

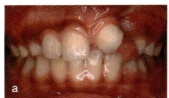
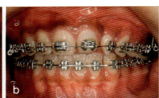
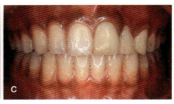

図 3-64 マルチブラケット装置を用いた矯正歯科治療
a：矯正歯科治療前(9 歳 7 か月)，b：治療中(13 歳 10 か月)，c：治療後(18 歳 4 か月)

前方牽引装置（図 3-62）により，顎整形力を用いて骨リモデリングを賦活化し，**上顎の成長誘導を**行うとともに，下顎の成長をコントロールして上下顎の被蓋関係の改善を図る．また，W-type 拡大装置を用いて**上顎歯列弓の拡大**を行ったり（図 3-63），個々の歯を移動しながら永久歯への交換を観察していく．

一方，上下顎の骨格的不調和が著しいと判断された場合は，この時期にあえて積極的な治療は行わず，成長が終了するのを待って外科的矯正治療を行う場合がある．また近年では，後述する骨延長術を用いた治療が，この時期に行われる場合もある．

顎裂に対する外科的処置として，腸骨海綿骨を用いた**二次骨移植**（secondary bone graft：SBG）が行われる．犬歯萌出前の 9〜11 歳ごろの時期に手術を行うことにより，上顎の歯槽セグメントの連続性が獲得されるだけでなく，顎裂に隣接した犬歯の骨移植部位への自然萌出を誘導したり，隣接歯を矯正治療によって移動したりすることが可能となる．

C 永久歯列期

永久歯列期に入ると，**マルチブラケット装置**（図 3-64）を用いた，個々の歯の移動が積極的に行われるようになる．良好な咬合関係が得られた後，保定装置によって後戻りを防止し，必要な補綴治療を行って咬合の安定化を図る．さらに，SBG によって顎裂部に新生骨が良好に形成された場合，自家歯牙移植やインプラント治療が行われる場合もある．

上下顎に著しい骨格性不調和が存在し，顎発育のコントロールや歯の移動だけでは十分な改善が期待できない場合，**外科的矯正治療**が適応される．顎発育が終了した時点で上下顎の歯列弓形態の調和を図り，**顎矯正手術**によって**骨格的不調和の改善**を図る．

代表的な手術法として，上顎では Le Fort I 型骨切り術，下顎では下顎枝矢状分割骨切り術（sagittal split ramus osteotomy：SSRO），両者を併用

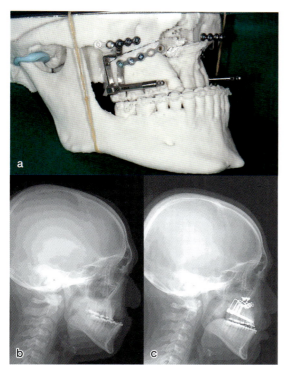

図 3-65　上顎骨延長術
創内型延長器を用いて上顎のLe Fort Ⅰ型の前方移動を行う．
a：創内型延長器
b：骨延長術施行前の側面セファログラム
c：骨延長術施行後

した上下顎移動術（two-jaw surgery）などが挙げられる．口蓋裂患者に対して上顎の手術を施行する場合，瘢痕組織によって前方への移動が制限されやすく，過度に前方移動を行った場合に鼻咽腔閉鎖不全が生じる場合もある．

　近年，口唇裂・口蓋裂患者において**骨延長術**が適応されるようになってきた（図3-65）．骨折の治癒過程において形成される仮骨に対して延長器を用いて器械的刺激を加え，持続的に骨形態の変化を誘導する治療法であり，一般の骨切り術に比べて骨片の大きな移動が可能となる．著しい上顎劣成長を伴う口蓋裂患者に対して，成長期または成長が終了した段階で，創内型または創外型の骨延長器を用いて上顎の前方移動を図る治療がなされる．

●参考文献
1）黒田敬之，他：口唇口蓋裂．黒田敬之（監修）：アトラ

ス顎顔面矯正―顎変形症と口唇口蓋裂の矯正治療．p97，医歯薬出版，2002
2）Long Jr RE, et al：Orthodontic treatment of the patient with complete clefts of lip, alveolus, and palate：Lessons of the past 60 years. Cleft Palate Craniofac J 37：1-13, 2000

D 言語治療

　こどもの言語獲得は，出生後から①聴力，②精神運動発達，③社会性の発達，④言語環境，⑤発声発語器官の条件が整っていること，が必要である．唇顎口蓋裂の初回手術後に⑤の障害，すなわち鼻咽腔閉鎖機能不全や顎形態の異常が残っていると，声の共鳴異常や構音障害が生じる．

　かつては鼻咽腔閉鎖機能不全に伴う鼻腔共鳴の増強と，声門破裂音などの代償構音が口蓋裂言語の主症状であった．手術手技の進歩と手術時年齢の早期化により，口蓋裂の初回手術後に，良好な鼻咽腔閉鎖機能を獲得する症例の割合は80％以上，鼻咽腔閉鎖機能良好例に占める構音障害例の割合は40〜50％との報告が多い．最近では，口蓋化構音が構音障害のなかで最も多くなっている．

　口唇裂・口蓋裂の言語臨床は，言語獲得を正常な状態に近づけるために乳児期から開始されることが望ましい．その内容は聴力管理，哺乳・摂食指導，発達支援，言語環境調整，音声言語の評価・訓練，社会適応の支援などであり，成長段階に応じた言語管理と直接的な言語治療を含む．成長発育や治療の進展とともに鼻咽腔閉鎖機能と構音が変化する可能性があるため，多職種連携による一貫治療が終了するまで，必要に応じて言語評価と指導を継続することが望ましい（表3-3）．

　近年は，症候群など合併症をもつ児に対して積極的に手術や歯科治療が行われるようになり，言語治療に対するニーズが多様化している．合併症が児の言語獲得に与える影響を考慮して，コミュニケーション能力を総合的に評価し，その問題が最小限になるよう児と家族を支援することが求められる．

表 3-3　口唇裂・口蓋裂の治療の流れ

部門	出生前	新生児・乳児期	幼児期	学童期	思春期・成人期
産科	胎児診断と指導				
手術部門	家族指導・援助	口唇手術・口蓋手術	口唇鼻修正 口蓋の二次手術	顎裂部の骨移植 上下顎の骨延長	上下顎の骨切り
言語部門	家族指導・援助	精神運動発達の評価 ────── 家族・本人への指導・援助 ── 聴こえの管理 ──────────	鼻咽腔閉鎖機能の 評価 言語発達・構音の 評価・訓練		→
小児科		合併症診断 発育・発達の評価・指導・治療 遺伝相談			
耳鼻 咽喉科		耳鼻疾患の治療 聴力検査，聴こえの管理			
小児歯科 矯正歯科		歯の管理，齲歯の治療 術前顎矯正	歯列・咬合管理， 矯正治療		
補綴歯科					義歯，インプラント
看護部門		哺乳指導，外来・病棟でのケア			
福祉部門		社会資源（育成・更生医療）の 情報提供，患者家族の支援			

1 口蓋裂に伴う言語の問題

A 鼻咽腔閉鎖機能

　鼻咽腔は，軟口蓋と咽頭周壁に囲まれた鼻腔と口腔の通路である．安静呼吸時の軟口蓋は弛緩し，鼻咽腔は開放された状態である．嚥下時には飲食物が，発声時や吹くときには呼気が鼻腔に漏れないように，軟口蓋が挙上して咽頭周壁に接し，鼻咽腔を閉鎖する．

　鼻咽腔閉鎖機能は，音声言語の4つの過程（呼吸・発声・共鳴・構音）のうち共鳴と構音に関与し，口蓋裂初回手術で良好な鼻咽腔閉鎖機能を獲得できないとこれらの異常が生じる（図3-66）．鼻咽腔閉鎖機能は，口蓋裂を伴って生まれた児の言語獲得に，最も影響を及ぼす要因である．口蓋裂が未手術の状態でも母音や鼻音（[m][n]など）の産生は可能であるが，破裂音（[p][t][k]など），摩擦音（[s][ʃ/ɕ]など），破擦音（[tʃ/tɕ][ts]など）のように高い口腔内圧を必要とする音は，手術により良好な鼻咽腔閉鎖機能を得られてから産生可

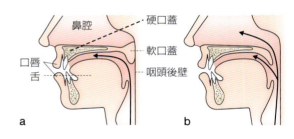

← 呼気の流れ

図 3-66　鼻咽腔閉鎖機能（発声時）
a：良好の場合，b：不全の場合
〔木村智江，他：ことばに関するQ&A．昭和大学口唇裂・口蓋裂診療班（編）：口唇裂・口蓋裂治療の手引 第3版．pp108-129．金原出版，2010より〕

能になる．

　鼻咽腔閉鎖機能不全の患者は，開鼻声・呼気鼻漏出による子音の歪み・鼻雑音のほか，二次的に嗄声や構音障害を示すことが多く，全体的に発話明瞭度が低下し日常会話が困難となる．鼻孔までの声道の途中に，アデノイド肥大や鼻中隔弯曲などによる狭窄があると，閉鼻声を合併して混合性鼻声になることもある．

表 3-4 口蓋裂手術後にみられる構音障害

① 鼻咽腔閉鎖機能不全との関連が大きい構音障害
　呼気鼻漏出による子音の歪み
　声門破裂音
　咽(喉)頭破擦・摩擦音
　咽(喉)頭破裂音
② 鼻咽腔閉鎖機能不全との関連が小さい構音障害
　口蓋化構音
　側音化構音
　鼻咽腔構音
　その他(発達途上で起こる誤り)

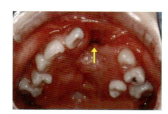

図 3-67　顎裂部の未閉鎖裂隙

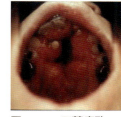

図 3-68　口蓋瘻孔

B 構音

口蓋裂手術後にみられる構音障害は，鼻咽腔閉鎖機能不全との関連が大きいものと小さいものに分けられる(表 3-4)．代表的な誤り音は前者が**声門破裂音**，後者が**口蓋化構音**である．

顎裂部の未閉鎖裂隙(図 3-67)や術後瘻孔(図 3-68)，歯列・咬合の異常も程度により構音障害の原因になる．症状には個人差があり，特異な構音操作による誤りが単独または重複してみられるものや，少数の誤り音から多数音に及ぶものまで多様である．

構音様式では破裂音・摩擦音・破擦音，構音位置では歯茎音に属する音が障害されやすい．構音の誤りが習慣化し自然治癒しない場合は，4～5 歳ごろから構音訓練を開始する．訓練は，鼻咽腔閉鎖機能不全の重症度・歯列咬合・上顎形態など器質的な問題との関連を考慮して計画し，必要であれば医学的治療を優先する．言語発達遅滞や難聴の影響との鑑別も重要である．

C 言語発達

合併症を伴わなければ，口蓋裂が言語発達遅滞の直接の原因になることはない．しかし，乳児期には言語表出の発達が言語理解に比べて遅れる．1 歳代で口蓋裂の手術を受け，言語理解の遅れがない児では，言語表出は 3 歳ごろまでに追いつくことが多い．養育者からの言語刺激や応答，発達に合った遊びの経験が乏しいなど，言語環境の問題が遅れの関連要因になる場合もある．したがって乳児期早期から，専門家が養育者に対して助言指導を行い，言語環境の調整を行うことが望ましい．

D 聴力

滲出性中耳炎は，口蓋裂と高率に合併する疾患である．中耳炎による伝音性難聴が言語発達や構音獲得を遅らせる要因になるため，耳鼻咽喉科医と連携して早期発見と早期治療が必要である．

2 音声言語評価

A 鼻咽腔閉鎖機能検査

鼻咽腔閉鎖機能は，直接的または間接的な複数の検査を組み合わせて総合的に判定する．

1 口蓋裂言語検査(言語臨床用)

2 歳児から簡便に施行でき，結果から処遇の選択ができる臨床的検査である．音声言語の聴覚印象と鼻息鏡を用いたブローイング検査の結果を組み合わせて判定する．開鼻声と呼気鼻漏出による子音の歪みの程度を，「0：なし」から「3：重度あり」の 4 段階で聴覚判定する．評価者は聴覚判定のトレーニングにより，評価の精度を高めることが求められる．

さらに，口腔内の評価を行って音声言語症状との関連を検討する．患者に開口させ，軟口蓋の長さ，母音[a]発声時の軟口蓋の動き，咽頭側壁と後壁の動きを見る．顎裂・未閉鎖裂隙・術後瘻孔の部位と大きさ，歯列・歯数・咬合異常の有無と程度も記録する．

2 X線検査

側方頭部 X 線規格写真(cephalogram)が最も一般的である．静止画像であるが，閉咬位での鼻咽腔の深さ，軟口蓋の長さ，発声時の口蓋咽頭間距

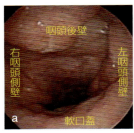 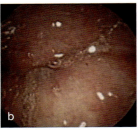

図 3-69　鼻咽腔内視鏡画像（鼻咽腔閉鎖機能良好例）
a：安静呼吸時，b：発声時

離を測定することができる．検査音は，持続的に発声できる単母音[a][i]，摩擦子音[ʃ/ɕ]または[Φ]である．3歳から実施できる．

3● 鼻咽腔内視鏡検査

鼻孔から内視鏡を挿入し，上咽頭から軟口蓋，咽頭側壁などの動きを観察する．発話課題ごとに閉鎖動態や閉鎖の程度を評価できる．テレビモニターと録画機器に接続することで動画を表示したり，繰り返し再生したりできる．咽頭弁形成術や補綴的発音補助装置など二次的治療前後の評価に適しているが，定量的な評価はできない（図 3-69）．

4● ナゾメトリー

ナゾメーターは口腔と鼻腔から放出される音響エネルギーをコンピュータで分析し，両方のエネルギーの和に対する鼻腔エネルギーの比率を開鼻声度（nasalance score）として算出する機器である．低侵襲で簡便に実施できるが，特定の課題文での鼻咽腔閉鎖機能を評価しているに過ぎないので，開鼻声度のみで判定しないよう注意する．

B 構音検査

音節，単語，文章，会話での，構音の誤りの有無と種類を聴覚的に評価する．構音の状態から，鼻咽腔閉鎖機能不全の有無をある程度予測できる．鼻渋面や呼気鼻漏出による子音の歪みがなく，正音が一部でもあれば鼻咽腔閉鎖機能は良好である可能性がある．閉鼻では正常構音になるが，鼻孔開放すると呼気鼻漏出による子音の歪みが生じる場合や，破裂音など口腔内圧を要する音の産生が困難な場合は，鼻咽腔閉鎖機能が良好でないと考えられる．

③ 音声言語治療

治療の必要性は，患者の年齢や生活環境によって異なるため，言語症状の実態や治療効果について十分な説明が必要である．鼻咽腔閉鎖機能が良好である場合や，発話課題によっては鼻咽腔閉鎖を達成できる場合，構音訓練が有効である．

A 鼻咽腔閉鎖機能の治療

1● 医学的治療

口蓋裂治療の目的は，音声言語の異常すなわち開鼻声・呼気鼻漏出による子音の歪み・構音障害などを改善することである．明らかな鼻咽腔閉鎖機能不全（図 3-70a）では言語訓練の効果が乏しいため，外科的または保存的治療後に言語訓練を行う．軽度不全では，試験的な言語訓練を行って，効果の有無を確認したうえで治療を選択する．

鼻咽腔閉鎖機能不全に対する外科的治療は，咽頭弁形成術（図 3-70b），再口蓋形成術，咽頭後壁増高術がある．保存的治療には，補綴的発音補助装置であるバルブ型スピーチエイド（図 3-70c）や軟口蓋挙上装置（パラタルリフト），瘻孔閉鎖床が用いられる．治療を有効に進めるには，医師や歯科医師と十分連携する必要がある．

2● 言語治療

子音産生時の口腔内圧を高め，口腔からの呼気流量を増加させることで鼻咽腔閉鎖機能を賦活化させる．破裂音と歯茎摩擦音が最も高い口腔内圧を要し，鼻咽腔閉鎖の強度は個人差が大きい．構音時の口唇または口腔内の閉鎖や狭めが強すぎると呼気鼻漏出が起こりやすいため，呼気の使い方を変える指導を行う．例えば，呼気が鼻腔より口腔のほうへ流出しやすくするため，母音部の開口をより広くして口唇と舌の接触を和らげ，長く，ゆっくりした舌接触になるよう指導する．

開鼻声と呼気鼻漏出による子音の歪みを軽減させるため，口腔からの呼気流を定着させる．破裂音を非常に緩い接触で産生することも有効である．ナゾメーターを用いた視覚的フィードバックは，開鼻声を軽減させるのに役立つ．摩擦音では，前後の母音でより開口を広くすることで，鼻音性を減弱させる．患者が呼気圧を保つため早口になるときは，速度を下げて呼吸を調整し，正しい構

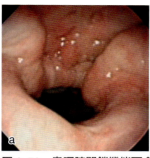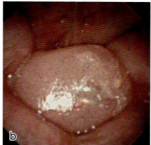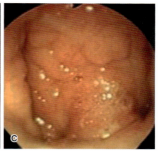

図 3-70 鼻咽腔閉鎖機能不全治療
a：治療前（発声時：鼻咽腔閉鎖機能不全），b：バルブ型スピーチエイド装着時（発声時：鼻咽腔閉鎖機能良好），c：バルブ型スピーチエイド撤去・上茎法による咽頭弁形成術後（発声時：鼻咽腔閉鎖機能良好）

音操作を行うよう指導する．
　ブローイング訓練は，言語臨床の現場で頻繁に行われてきた．ソフトブローイングは嚥下時よりも発話時の鼻咽腔閉鎖に近く，構音指導の初期の段階で口腔に呼気を導く練習にはなる．しかし，鼻渋面を伴うブローイングや鼻孔を閉鎖したブローイング訓練が，発話の学習に転移することはない．

B 構音訓練

　開始に適した年齢は，音韻意識の獲得が進む4歳ごろである．小学校入学ごろに正常構音を獲得させることが目標となる．伝統的な指導として単音 → 音節 → 単語 → 文・文章 → 日常会話へと般化を図る系統的構音訓練がある．

1 声門破裂音の訓練

　鼻咽腔閉鎖機能が良好でないと口腔内に息をためることが難しくなり，代償的に声帯や仮声帯を強く閉鎖し，開くときに声門破裂音[ʔ]になる．高い口腔内圧を要する破裂音[p][t][k]，破擦音[tɕ][ts]，摩擦音[s][ɕ]などが，喉をつめて母音を強く区切って発するような音に聞こえる．
　声門破裂音の訓練では，①口腔内に息をため喉をつめないで軟らかい声を出すこと，②正しい構音位置から呼気が出ていることを視覚的に確認させること，③鼻咽腔閉鎖機能不全の状態で訓練を続けないこと，が指導のポイントである．

2 口蓋化構音の訓練

　口蓋化構音は，舌先と歯茎部で作られる[s][ts][dz][t][d][n][r]にみられる．構音動作の特徴として，舌先の使用がみられず，舌の中央部が挙上して硬口蓋から軟口蓋に接している様子がみられる．また，舌全体が緊張して棒状に盛り上がる傾向がある．聴覚印象は，サ行音がシャ行音やヒャ行音に近く，タ行音とダ行音はカ行音とガ行音に近い歪み音となり，全体に不明瞭になる．
　口蓋化構音の指導は，舌位の修正と正しい呼気操作の他に，舌の緊張をとることが特に重要である．舌の緊張が少ない場合，舌先の可動性を改善し，感覚を高めるために筋機能療法（myofunctional therapy：MFT）を応用した舌運動訓練を併用すると効果的である．また，聴覚刺激と構音器官の位置づけ法を用いた通常の構音訓練で改善しにくい年長者の訓練には，エレクトロパラトグラフィ（EPG）を用いた視覚的フィードバック訓練が有効である．

●参考文献
1) 木村智江，他：ことばに関するQ＆A．昭和大学口唇裂・口蓋裂診療班（編）：口唇裂・口蓋裂治療の手引 第3版．pp108-129, 金原出版，2010
2) 日本コミュニケーション障害学会口蓋裂言語委員会（編）：口蓋裂言語検査（言語臨床用）DVD付．インテルナ出版，2007
3) 加藤正子：口蓋裂言語の評価．岡崎恵子（編）：口蓋裂の言語臨床 第3版．pp51-74, 医学書院，2011
4) 加藤正子：器質性構音障害児の評価と指導．加藤正子，他（編）：特別支援教育における構音障害のある子どもの理解と支援（シリーズ きこえとことばの発達と支援）．pp134-163, 学苑社，2012
5) 木村智江，他：口蓋裂初回手術後から成人期までの長期経過観察─唇顎口蓋裂40例の言語成績．日口蓋誌 41：8-16, 2016

頸部

A 発生

頸部の器官の多くは**鰓弓**，**鰓溝**，**咽頭嚢**などの**鰓性器官**から発生する．正常発生の過程で消失する，これらの鰓性器官の遺残から生じる先天異常が多い．器官の発生の過程での移動経路における遺残組織によるものもある．

1 鰓弓，鰓溝，咽頭嚢

胎生第4週初期に，血管，神経，軟骨，筋組織が含まれる6対の鰓弓が胚子頸部の両側に生じ，7週末ごろに消失する．各鰓弓の間には外胚葉が覆う鰓溝と内胚葉が覆う憩室様の咽頭嚢がある．第5，第6鰓弓は小さく，実際に認められるのは4対である．胎生5週ごろから第2鰓弓が尾側の第3，第4鰓弓の上に被さるように伸びて**頸洞**を形成する（図3-71）．

2 甲状腺の発生（図3-72）

甲状腺原基は，胎生3週に舌原基の付け根にあたる原始咽頭底部正中に形成される甲状腺憩室から発生する．甲状腺は舌骨や喉頭軟骨の前を通って頸部を下降し，甲状舌管と呼ばれる一過性の管腔構造を形成する．舌根部の開口部の閉鎖後は**舌盲孔**と呼ばれる陥凹となる．

B 先天性頸嚢胞

1 正中頸嚢胞（甲状舌管嚢胞）

先天性頸部腫瘤としては最も頻度が高い．甲状舌管の遺残によって生じ，舌根部から胸骨切痕まで前頸部のさまざまな高さにみられるが，舌骨直下が半数以上を占める（図3-73）．
皮膚に，開口する外瘻を伴うこともある．成人以降に発症することが多く，時に炎症をきたす．治療は，嚢胞，瘻管，瘻孔の完全な摘出であり，瘻管の残存による再発を避けるために舌骨正中部を含めて切除することが多い．

2 側頸嚢胞

鰓溝，特に頸洞の遺残によって生じ，第2鰓溝由来が大半を占める．側頸部の上方1/3の胸鎖乳突筋前縁を中心に存在する腫瘤として成人以降に自覚されることが多い．孤立性嚢胞，外瘻または

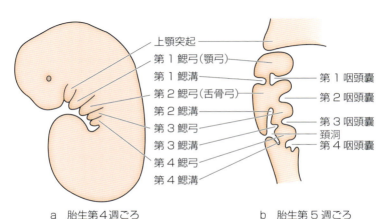

a 胎生第4週ごろ　　　　b 胎生第5週ごろ
図3-71　鰓弓，鰓溝，咽頭嚢

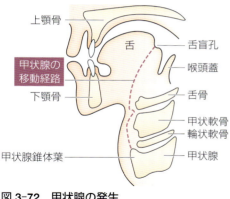

図 3-72 甲状腺の発生

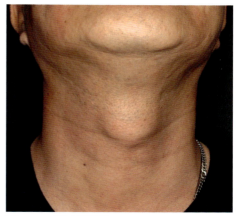

図 3-73 正中頸囊胞

内瘻を伴う不完全瘻孔，皮膚から咽頭に及ぶ完全瘻孔がある．治療は，頸部の重要器官の間を複雑な経路で伸びる瘻管を確実に摘出することである．

C 染色体異常による疾患

1 Turner（ターナー）症候群

X染色体またはその短腕の欠失によるモノソミー（45, X）によって生じる．**Turner徴候**と呼ばれる楯状胸，翼状頸，後頭部毛髪線低位，内眼角贅皮などのほか，低身長，性腺機能不全，循環器疾患などを認める．

2 Klippel-Feil（クリッペル・ファイル）症候群

頸椎の先天性癒合による短頸，後頭部の生え際低位，頸部可動域制限などを主徴とし，内臓奇形，中枢神経異常なども伴うことが多い．遺伝因子が関与する症例もあるが，病因は不明である．頸椎に対する治療が必要な場合は稀であるが，不安定性による頸部痛，神経根症状，脊髄症状には対処が必要となる．先天性の頸椎癒合は，**Poland症候群**や**Noonan（ヌーナン）症候群**など他の疾患でも認められる．

D その他の先天異常

1 異所性甲状腺

甲状腺原基の下降障害によって生じ，甲状舌管に沿った位置，特に舌根部に多く認められる．唯一の甲状腺組織である場合もある．正中頸囊胞との鑑別が重要である．

2 翼状頸

翼状頸とは頸部側面の乳様突起から肩峰にかけての皮膚が水かき様に変形したものをさす．単独の先天異常としても発生するが，Turner症候群，Noonan症候群に合併することが多い．頸部の可動域制限を伴うことは稀であるが，整容的な目的で手術が行われる．

3 斜頸

斜頸とは，何らかの原因で頭部が傾斜した状態をさす．先天性のものには，Klippel-Feil症候群のような頸椎の先天異常と**筋性斜頸**がある．筋性斜頸には徒手矯正やマッサージは無効で，胸鎖乳突筋の筋切り術が行われる．

●参考文献
1) Sadler TW：Langman's medical embryology（9th ed）. Lippincott Williams & Wilkins, Philadelphia, 2004

2) 望月貴博：Turner 症候群. 小児内科 41（増刊号）：216-219, 2009
3) 奥住成晴：Klippel-Feil 症候群. 小児内科 41（増刊号）：1043-1049, 2009
4) 日下部浩：頭頸部の症候—斜頸. 小児科診療 70（増刊号）：409-413, 2007
5) 佐藤克郎：短期滞在手術と耳鼻咽喉科. 頸部疾患と短期滞在手術—頸部囊胞性疾患. JOHNS 24：1223-1226, 2008

軀幹

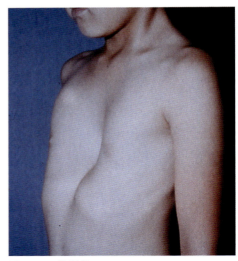

図 3-74　漏斗胸

A　胸壁の先天異常

1　漏斗胸（図 3-74）

　前胸壁が漏斗状に陥没する先天性の胸郭変形である．肋骨や肋軟骨の過成長が原因であると考えられている．発生頻度は 800 出生に 1 人で，胸郭の先天異常の中では最も頻度が高い．多くは散発性であるが，家族内発生が約 30％にみられることもあり，何らかの遺伝的素因の関与が推測されている．

　変形は乳幼児期からみられることが多い．若年者は胸郭が柔軟で，吸気時に前胸壁の陥没（偽性漏斗胸）がみられることがあるが，これは通常 2 歳未満で自然に軽快する．陥没の程度や形態はさまざまで，成長に伴って陥没が増悪したり，左右非対称な陥没を示したりするようになる症例が多い．多くは無症状であるが，喘息様の咳や気管支炎を認めることがある．これは前胸部の陥没によって気管支が狭小化しやすいためである．活動性の低下，易疲労性，動悸，胸痛，不整脈，呼吸障害などの症状を訴えることもあるが，これらも胸腔および縦隔内臓器が圧迫されることが原因である．

　外見上の醜形に対して整容的改善の希望がある場合や心肺機能障害がみられる場合には手術適応となる．最陥凹部の CT 像から算出した Haller CT index（胸郭横径／胸骨椎体間距離）が手術適応の決定に用いられるが，それのみで判定することは難しい．若年者は肋骨や胸骨が柔軟で胸郭形成を行いやすいが，その後の成長に伴って再陥没や胸郭変形をきたす可能性がある．一方，成人例では胸壁が硬いため，良好な胸郭形態を形成するためには特別な配慮が必要であり，心肺機能の改善も期待しにくい．したがって，手術時期としては 8〜12 歳が最適であると考えられている．

　手術方法としては，前胸部に切開を加えて，陥没した胸骨を骨切りし，変形した肋軟骨を切除して，胸骨を前方に挙上固定する**胸骨挙上法**（Ravitch 法など）と，両側胸部に小切開を加えて，弯曲した金属製のバーを胸腔鏡補助下に胸骨下面に通し，胸腔内で 180°回転させることによって胸骨を挙上する **Nuss 法**がある．前者では安定した術後成績が得られるが，前胸部に目立つ瘢痕を残すという欠点がある．

　一方，Nuss 法は手術侵襲が少ないという利点から近年急速に普及した術式であるが，心臓大血管損傷といった重篤な合併症をきたす危険性があり，非対称な陥没症例や高年齢で肋軟骨が硬い症例での矯正不足やバー抜去後の再陥没などの解決すべき問題も残されている．高年齢非対称症例では Ravitch 法が，低年齢対称例では Nuss 法が推奨されている．

2 鳩胸

前胸壁が前方に突出する先天性の胸郭変形である．発生頻度は漏斗胸の1/10程度である．漏斗胸と鳩胸が同一家系にみられることがある．変形は成長とともに目立つようになり，就学期以後に発見されることが多い．多くは無症状であるが，時に膨隆部の圧痛を認めることがある．肋軟骨に柔軟性がある10歳前後までは装具による前胸部の圧迫もある程度効果があるが，変形の強い例や年長者では手術以外で矯正することは難しい．手術方法としては肋軟骨切除，胸骨骨切り，胸骨翻転術が行われる．

3 Poland（ポーランド）症候群

胸郭骨格筋である大胸筋，小胸筋，前鋸筋，広背筋などの欠損に，同側上肢のさまざまな先天異常を合併する症候群である．原因としては，胎生6週ごろに分化してくる鎖骨下動脈近位端の発生異常により，胸筋部と上肢末端への血流が乏しくなって組織の部分的欠失をきたすのではないかと考えられている．発生頻度は20,000出生に1人であり，大多数は散発例である．胸壁や上肢に生じる異常の範囲や程度は症例によってさまざまであり，肋骨や肋軟骨，乳房の低形成や欠損，脊椎の変形がみられることもある（→120頁）．

胸部の審美的障害に対して，整容的改善の希望がある場合は手術適応となる．男性の場合には，同側の広背筋弁を前胸部に移行し，胸筋レリーフや前腋窩線を再建する．女性の場合には，乳房再建術が必要となる．健側乳房が小さければ，ティッシュエキスパンダーを用いて組織を拡張し，乳頭乳輪の位置を修正したうえで乳房インプラントを埋入する．健側乳房が大きい場合には広背筋皮弁と乳房インプラントを用いた再建，腹直筋皮弁を用いた再建が行われる．

B 腹壁の先天異常

1 臍ヘルニア（図3-75）

臍ヘルニアは臍輪の不完全な収縮，閉鎖によっ

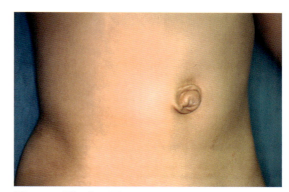

図 3-75　臍ヘルニア

て生じた臍部の膨隆であり，いわゆる「でべそ」のことである．臍窩内の皮膚や瘢痕組織が単に突出した臍突出症と，臍輪基部をヘルニア門として腹膜と皮膚に覆われた腹腔内容が脱出する臍ヘルニアとは区別されるが，それらを厳密に鑑別することは難しい．

発生頻度は5～10％といわれており，低出生体重児では特に多くみられる．本症は自然治癒傾向が強く，腹筋の発達とともに1歳までに約80％，2歳までに約90％が自然閉鎖する．鼠径ヘルニアと異なり，腸管の嵌頓を起こすことは稀である．

1歳以下の症例に対してはスポンジなどを用いた圧迫療法を行い，2歳以降になっても治癒せず，本人や家族の希望がある場合に手術を行う．手術の要点はヘルニア門の閉鎖と深い臍窩の作成であり，さまざまな術式が考案されている．

2 臍帯ヘルニア

腹腔内臓器が羊膜と腹膜とからなるヘルニア嚢にのみ覆われ，皮膚で覆われずに脱出した状態である．発生頻度は4,000～7,000出生に1人である．腹壁欠損の主要な部位がどこであるかによって，最も多い臍部型のほかに，多発奇形を伴うことが多い臍上部型や臍下部型に分けられる．

ヘルニア嚢を切除し，脱出臓器を腹腔内に還納して，腹壁を一期的に閉鎖する手術が望ましいが，大きな臍帯ヘルニアでは多期的腹壁閉鎖術を選択せざるをえず，近年では遷延一次的創閉鎖が推奨されている．これは開創用 wound protector などに脱出臓器を収納した状態で臓器の浮腫の軽減を待ち，腹腔内圧が一度に上がらないように

徐々に脱出臓器を腹腔内に還納していって，臓器還納の目途がついた時点で腹壁閉鎖術を行う方法である.

3 腹壁破裂

臍輪や臍帯に関係なく，腹壁の正中部あるいは正中に近い部位の腹壁欠損部から腸管が脱出した状態である. 脱出臓器は主に胃や腸管であり，ヘルニア囊を有さない. 胎生4週ごろに臍帯内の右臍静脈が吸収されることによって腹壁が脆弱になり，ここを通じて腸管などが腹腔外に脱出すると考えられている.

発生頻度は5,000〜10,000出生に1人であるが，近年増加傾向にある. 臍帯ヘルニアに比べて重篤な合併奇形は少ない. 腹壁の欠損孔は臍帯ヘルニアに比べて小さいので肝臓の脱出を伴うことは稀である. 羊水曝露による腸管障害によって腸管壁の肥厚や短縮を生じ，予後に影響を及ぼす. 治療方法は臍帯ヘルニアと同様である.

4 尿膜管遺残

胎生初期には尿生殖洞の上端は臍帯の中の尿膜囊につながっている. 尿生殖洞の上部は次第に細くなり尿膜管となるが，これは徐々に閉鎖して，胎生10週ごろまでには正中臍索という索状物となる. 生後まで尿膜管の内腔が開存していると臍部から排尿がみられることになり，**尿膜管瘻**と呼ばれる. また，臍部と膀胱の間で尿膜管の一部が閉鎖しないと**尿膜管囊胞**を形成する. 多くの場合，無症状で経過するが，時に下腹部の腫瘤を形成したり，化膿性炎症を併発したりして発見される.

治療としては，瘻孔あるいは囊胞の完全摘出が必要であり，最近では腹腔鏡手術が広く行われている. 遺残した尿膜管からの発癌の可能性もあり，切除範囲は十分にとる必要がある.

C 乳房の先天異常

1 遺伝性女性化乳房症

男性の乳腺組織が何らかの原因で過剰発育することによる良性の乳房腫大である. 約90%は両側性であり，自発痛や圧痛を伴うことがある. エストロゲンは乳腺組織を増殖させ，アンドロゲンは乳腺組織を退縮させる. 女性化乳房はエストロゲン過剰あるいはアンドロゲン欠乏の状態によって発生する. この原因としては，母体由来のエストロゲンの経胎盤的移行や，思春期に急激に生成分泌されるアンドロゲンのアロマターゼによるエストロゲンへの変換亢進といった生理的なものと，精巣腫瘍によるエストロゲン産生や精巣機能不全によるアンドロゲン欠乏などの病的な原因とがある.

診断にあたってはこれらの女性化乳房の基礎疾患を見逃さないことが重要であり，基礎疾患が存在した場合にはその治療を行う. 生理的な原因によるものの大部分は遅くとも1〜2年以内に自然に寛解するが，経過観察で改善せず，整容的に大きな問題がある症例に対しては手術療法が考慮される. 術式としては，脂肪吸引術や乳輪周囲切開からの乳腺組織切除術がある. 最近では内科的治療として，抗エストロゲン薬投与の有効性も報告されている.

2 副乳（図 3-76）

乳房は両側の腋窩から胸部，腹部，鼠径部にいたる**乳腺堤線（milk line）**上の左右9対ある乳腺原基のうちの第4番目から形成され，他の乳腺原基は通常退化するが，これらが残存すると副乳となる. これ以外の部位に生じることも稀にあり，異所性乳腺と呼ばれる.

発生頻度は2〜6%で，乳房の先天異常で最も頻度が高い. 家族内の発生も認められ，遺伝性も考えられている. 整容的な目的で切除するが，取り残しを防ぐために乳腺の成長がほぼ完了してから行うほうがよい. 副乳の悪性化は稀であるが，腋窩部の副乳癌では一般の乳癌よりも早期に腋窩リンパ節転移をきたすので注意が必要である.

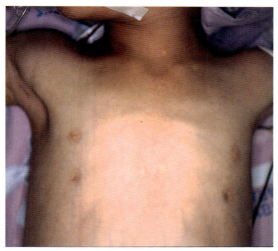

図 3-76　副乳

③ 陥没乳頭

　乳頭が乳輪表面から突出せず，陥没している状態である．乳管周囲の結合組織が索状に短縮して，乳頭の突出が妨げられることが主な原因である．乳頭に機械的刺激を加えると正常状態まで突出する軽度のものから，乳頭中央部が陥没していて指でも引っ張り出せない重度なものまである．陥没部を清潔に保てないために乳腺炎や乳輪下膿瘍を繰り返したり，授乳が困難で乳腺炎を併発したりすることがある．また，思春期の女性では整容面でコンプレックスの原因となる．
　軽症例には持続吸引などで乳頭を引き出す治療が有効である．また，授乳によって自然に治癒する場合もある．重症例に対しては手術療法が選択される．手術法にはさまざまなものがあるが，その要点は乳管周囲の拘縮を十分に解除し，乳頭基部を Z 形成術などで引き締めることである．授乳機能の温存が必要な患者では，乳管を切断しないように注意を払う必要がある．

D　二分脊椎・髄膜瘤

　脊椎弓が完全に癒合していない状態であり，体表から異常を確認できる開放性（嚢胞性）二分脊椎と，確認できない閉鎖性（潜在性）二分脊椎に分類される．開放性二分脊椎には髄膜のみが嚢胞として脱出する髄膜瘤，脊髄も脱出する脊髄髄膜瘤，嚢胞が形成されず神経組織が体外に露出する脊椎破裂がある．好発部位は腰仙部であり，近年の胎児エコー検査の精度向上により出生前に診断されることが多くなった．下肢の運動感覚機能障害や水頭症，膀胱直腸障害といった症状に対してチーム医療が必要とされ，通常生後2〜3日以内に開放部の閉鎖手術を行う．閉鎖性二分脊椎では腰背部正中に血管腫，脂肪腫，皮膚陥凹といった変化を認めることが多く，これらを認めた場合には本疾患を疑い MRI 検査を行って，早期に診断することが重要である．見逃されると成長に伴って神経症状が進行する．

E　泌尿器・生殖器の先天異常

① 包茎

　包茎とは包皮が亀頭を覆っている状態のことである．用手的に亀頭の露出は可能であるが，包皮が余剰であるために亀頭が露出していない**仮性包茎**と，包皮口が狭小化して包皮を翻転できない**真性包茎**とがある．新生児期には包皮内板と亀頭は生理的に癒着しており，包皮の翻転は不可能である．また，第二次性徴の時期に入って亀頭や陰茎の急速な増大が起こるまでは，真性または仮性包茎であることは普通である．
　包茎では亀頭包皮炎を繰り返すことがあり，包皮口が極めて細い場合には排尿障害から尿路感染症や腎盂腎炎を生じる場合もある．また，真性包茎で包皮を無理に翻転すると，陰茎を強く絞扼して亀頭の血行障害をきたす（**嵌頓包茎**）ことがある．小児包茎は真性包茎であってもそのほとんどは自然に治癒するので治療の必要はないが，このような合併症を認めた場合には何らかの治療が必要となる．
　包茎の治療法としてはまず用手的な包皮の翻転，ステロイド軟膏の塗布といった保存的治療を試みる．保存的治療が無効な真性包茎で，何らかの症状を有するものは手術適応となる．小児例には**背面切開術**，成人例には**環状切除術**を行う．

2 尿道下裂

尿道下裂は尿道, 尿道海綿体, 包皮の複合した先天異常であり, 外尿道口が正常より近位に開口した状態である. 外尿道口は亀頭部に達せず, 陰茎腹側の冠状溝から会陰までの間のさまざまな位置にあり, 近位であるほど高度な尿道下裂と表現される. 陰茎の腹側への屈曲(chordee)を伴うことが多い. 発生頻度は300出生に1人程度である. 臨床症状としては立位排尿障害, 陰茎の腹側への弯曲による性交障害, 外観の異常による精神的コンプレックスなどが挙げられる. 二分陰嚢や停留精巣などの泌尿器系先天異常を合併することが多く, 先天性心疾患や鎖肛などの合併も少なくない.

手術時期については定まっておらず, わが国では1歳~1歳6か月ごろに行われることが多い. 多くの手術方法があるが, 陰茎屈曲の原因である索状組織を確実に切除すること, 尿道を亀頭部先端まで形成することが手術の要点である. 術後合併症としては瘻孔形成や尿道狭窄があり, ひとたび発生すると治療に難渋することが多い.

3 性分化異常症

性分化異常症は, ① 性腺形成障害によるもの〔Turner症候群(45,X), Klinefelter(クラインフェルター)症候群(47,XXY)など〕, ② 46,XYで精子の形成は正常だが内外性器が女性化するもの(**男性仮性半陰陽**), ③ 46,XXで卵巣の形成は正常だが内外性器が男性化するもの(**女性仮性半陰陽**)に大別される.

発生頻度はすべてを含めても0.2~0.3%である. 外性器は男女中間型であることが多く, その形態からは男女の識別が困難である. 理学所見, 染色体検査, 内分泌検査, 画像検査, 内視鏡検査, 病理組織学的検査などの結果を総合的に判断する必要がある. 性の判定は社会的に急を要するが, 患児の一生を左右する重大な問題であることを踏まえて慎重に行わなければならない. 選択された性に合わせて外陰部形成術を行うが, 手術時期や適応については今なお議論が絶えない.

4 腟欠損症

ミュラー管の発生異常である. 頻度は5,000人に1人といわれている. 卵巣は正常に存在するが, ミュラー管由来の卵管, 子宮, 腟が欠損する. 腟欠損の程度は完全欠損から部分欠損までさまざまである.

造腟術としては, 非観血的方法であるプロテーゼを用いた持続圧迫法と, 植皮法〔McIndoe(マッキンドー)法〕やS状結腸移植法, 骨盤腹膜利用法, 薄筋皮弁移植法などの観血的方法がある. 手術時期としては思春期以降が望ましい.

四肢

A 四肢の発生学

先天異常疾患は新生児の1~2%にみられ, このうち約10%が上肢の先天異常である. 出生時に認められる先天異常のうち, 四肢先天異常は先天性心疾患に次いで多い. 大部分の異常は, 自然発症あるいは遺伝性に起こるものであり, 催奇性の原因で起こるものは稀である.

近年, 胚形成の研究進歩とヒトの四肢発生学について, 実験胚発生学の研究によりさまざまな知識が得られてきたことにより, 四肢先天異常に対する理解がさらに深まった. 遺伝子の過誤発現と機能喪失についての研究からも, 四肢形成についてよりよく理解できるようになってきている.

先天異常疾患を扱う医師は四肢先天異常を理解し, 患者をもつ家族に関連知識を提供できるように基本的な胚発生学と四肢発生学についての知識をもっていなければならない.

1 肢芽の形成

胎生26日で**肢芽**はみえるようになり, その後急速に成長し, 胎生52~53日で手指は完全に分離する. 胎生8週で胚発生は終了し, 四肢のすべての

構造が出現する．肢芽の形成はおおよそ胎生4週で始まり，8週で終了する．大部分の四肢異常は，急速で損傷を受けやすい四肢発生のこの期間（胎子期）に起こる．胎児期となる8週以後は分化，成熟が始まり，すでに存在する四肢構造の拡大が起こる．

四肢の発達は近・遠位軸，前・後軸，背・臓側軸の3つの空間軸に沿って進む．これに関与して，以下に述べる3つのシグナル遺伝子がこれまでに発見されており，これらが四肢発達の異なる側面を制御している．それらは①外胚葉性頂堤（apical ectodermal ridge：AER），②分極活性領域（zone of polarizing activity：ZPA），③ wingless type（Wnt）遺伝子ファミリーの3つのシグナル情報センターである．適切な四肢パターン形成や軸の発達には，これらのシグナルが協調して作用しあうことが不可欠である．

2 シグナル情報センター

四肢の空間軸を制御する3つのシグナル情報センターがある．

①AERは近・遠位軸を，②ZPAは前・後軸（すなわち橈骨尺骨軸）を，③Wntは背・臓側軸を制御する．

3 分子的異常

HOX（ホメオボックス遺伝子）と *T-BOX* 遺伝子は四肢形成に欠かせない転写因子をエンコードする．*HOX* 遺伝子座における突然変異が多合指症，手・足・性器症候群，Léiri-Weill 軟骨異形成症に伴う Madelung（マデルング）変形の原因となることが判明している．*T-BOX* 遺伝子異常は，Holt-Oram（ホルト-オーラム）症候群と尺側乳房症候群とリンクしている．また，上肢の形成もある程度コントロールする．この遺伝子の異常が四肢の形成を変える．軟骨由来の形態発生蛋白は指の長さに決定的な影響を及ぼし，この蛋白の欠損とさまざまなタイプの短指症が関連している．

B 分類

四肢先天異常の分類は合指症，多指症など異常の形態を示すとともに，その発生が合理的に理解できるようになされるべきである．

発生学に基づく分類である Swanson（スワンソン）分類が欧米，国際手の外科学会で採用されているが，日本手の外科学会では一部，その不合理な点（合短指症・非定型的裂手症・横軸欠損が骨の横断性障害を共通の基盤とするにもかかわらず異なる範疇に分類されている点と，指列誘導異常を基盤に発現すると考えられる合指症と中央列多指症が異なった範疇に分類されている点）を改良した．現在，手の先天異常分類マニュアル（2012）が最も合理的な先天異常手の分類法と考えられる（表3-5）．

C 治療

家族をはじめ，周囲のさまざまな期待を担って生まれた患児の先天異常に対し，両親は不信，怒り，罪悪感や子どもの将来に対する不安などの入り混じった感情とともに，変形による患児の将来における能力制限を心配して来院する．豊富な経験をもつ医師が現実的な目標を立て，最新の知識をとり入れつつ長期治療計画を示す必要がある．

両親や家族は患児の外表異常に対し，早期の手術を希望する場合も多いが，早期手術の利点・問題点と全身の合併異常をよく考慮して手術時期を決定すべきである．また骨・関節移植では成長による変形の再発・進行をできるだけ考慮して治療を選択する必要がある．

1 主な先天異常手の治療方針

A 副子を用いた矯正療法

手術により積極的に治療することが多いが，例外的に剛直母指，握り母指，屈指など拘縮を伴う変形にはまず副子を用いた矯正療法を試みる．その後，経過によっては手術療法に移行する．また，橈側列形成障害の内反手変形などは，手術の前段

表 3-5 手の先天異常分類マニュアル（2012）

Ⅰ．形成障害（発育停止）：上肢の一部分あるいはすべてが形成されない異常.
　A．横軸形成障害（合短指症）
　B．長（縦）軸形成障害
　C．フォコメリア（あざらし肢症）
　D．筋腱形成障害
　E．爪形成障害
Ⅱ．分化障害：上肢の基本的形態は形成されるが，最終的な形態まで分化しなかった異常.
　A．先天性骨癒合（症）
　　a．腕尺骨癒合（症），b．腕橈骨癒合（症），c．橈尺骨癒合（症），d．手根骨癒合（症），e．中手骨癒合（症）
　B．先天性橈骨頭脱臼
　C．指関節強直
　　① 指節骨癒合症，② MP 関節強直
　D．拘縮，変形：軟部組織の拘縮と骨変形に起因する異常
　　① 軟部組織
　　　a．多発性関節拘縮（症），b．翼状肘，c．握り母指（症），d．風車翼（状）手，e．屈指（症），f．迷入筋
　　② 骨組織
　　　a．Kirner 変形，b．三角状骨，c．Madelung 変形
　E．腫瘍類似疾患
　　a．血管腫，b．動静脈瘻，c．リンパ管腫，d．神経線維腫症，e．若年性手掌腱膜線維腫，f．骨軟骨腫，g．その他
Ⅲ．重複
　A．母指多指症
　B．中央列多指症（Ⅳの項に分類）
　C．小指多指症
　D．対立可能な三指節母指
　E．その他の過剰指症
　F．鏡手（症）
Ⅳ．指列誘導障害
　A．軟部組織
　　① 皮膚性合指（症），② 過剰な指間陥凹
　B．骨組織
　　① 骨性合指，② 中央列多指，③ 裂手（症），④ 裂手に伴う三指節母指，⑤ 複合裂手
Ⅴ．過成長
　A．巨指症
　B．片側肥大
Ⅵ．低成長
　A．小手（症）（低形成の手）
　B．短指（症）
　C．斜指（症）（斜走指）
Ⅶ．絞扼輪症候群
　① 絞扼輪，② リンパ浮腫，③ 尖端合指，④ 切断型
Ⅷ．骨系統疾患および症候群の部分症
Ⅸ．その他〔分類不能例を含む〕

〔日本手外科学会先天異常委員会：手の先天異常分類マニュアル，2012 より〕

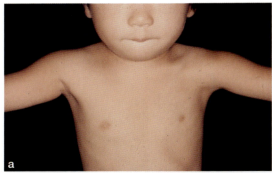

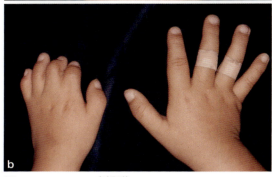

図 3-77　Poland 症候群
a：左大胸筋の形成不全を認める.
b：この患児の左手（大胸筋罹患側）は合短指症を呈している. 健側に比べ，手全体の矮小傾向を認める.

手術時期は生後 6 か月前でも安全な麻酔が可能となっているが，心臓などの合併異常を伴うときは関連各科との連携が必要となる. 母指多指症などは人目につきやすく，家族は早期治療を希望するので，生後 6 か月から手術をする場合もある.

一般に手では術後の望ましい使用パターンへの移行と，ボディイメージを確立するために早期手術が望ましい. しかし，術後療法に患者の協力が必要な疾患や，成長し，大きくならないと手術操作が困難な疾患では就学前に行う.

階として副子療法により拘縮の改善効果を得たのちに手術する.

B 手術療法

手術は，整容の改善とともにできるだけ正常に近い握りと把持の機能獲得をめざす.

2 主な先天異常とその治療法

A 合短指症
symbrachydactyly

短指症と合指症を合併する. 同側大胸筋・小胸筋・上位肋骨の欠損形成不全を伴うものもある（Poland 症候群と呼ばれる，図 3-77 → 115 頁）. 遺伝性はなく，高度になると指節骨の同化を示し指

節は減少し，指節間（interphalangeal：IP）関節は1個となる．治療は，骨膜付趾節骨移植を早期に行うと骨端線の開存を維持できるので，1歳以下でこれを行うか，足趾の血管柄付遊離移植を行う．

B 母指多指症
thumb polydactyly

日本人の先天異常の中で最も頻度が高い．X線像から分岐レベルにより7つの型に分類したWassel分類（図3-78）が用いられる．ほとんどの場合，橈側母指の低形成が強いことが多い．分岐が近位であるほど母指は内転位にあり，中手指節間（metacarpophalangeal：MP）関節の橈側偏位の矯正など治療が困難になる．WasselⅣ型の症例を示す（図3-79）．

C 合指（趾）症
syndactyly

一般に中・環指に多い．母指と小指にみられるものは多指症を合併するものが多い．合趾症は第5趾に多く，第4趾間部の癒合を伴い，多合趾の形態をとることが多い．

1 皮膚性合指（趾）症 cutaneous syndactyly
手掌・背側指間部に該当する部位に三角形または台形の皮弁を作成し，指の癒合線に沿う，できるだけ大きなジグザグ皮切を掌・背両面に行う．欠損部に対して全層植皮を行う（図3-80）．

2 骨性合指（趾）症 osseous syndactyly
IP関節は分離しており，指節骨体部で一部癒合しているものは放置すると指成長のアンバランスをきたすため，分離術を行う．

3 多合趾症 synpolydactyly of the foot
足多趾症は出生10,000に対し，5.1人以上に発生し，中でも外側列多趾症が圧倒的に多い．内側列多趾症以外は靴の装着や歩行に関する機能的問題は少なく，頻度の高い外側列多合趾症は外観の正常化を目的として手術を行うことが多い．外観上，合趾変形を伴わないtype A，第5趾列の多合趾と第4趾列の間に合趾症を伴わないtype B-Ⅰ，そして合趾症を伴うtype B-Ⅱに分類される．type B-Ⅱが最も多く，次いでB-Ⅰで，Aは比較的少ない（図3-81）．

治療はtype Aでは最外側趾を基部まで十分切除すること，B群ではX線上のアライメント，爪の大きさそして回旋変形を見極めながら切除趾と温存趾を決定するが内側趾を切除することが多い．その際，変形爪が再生しないように爪母を完全に切除し，骨組織はその基部まで十分切除し，

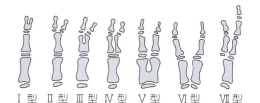

図3-78 Wassel分類
重複母指の分類として，治療方針を決めやすい．Ⅳ型が最も多くみられる．Ⅶ型では一側母指は三節母指となっていることが多い．

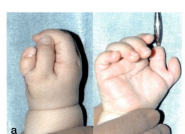 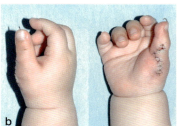 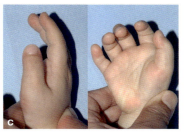

図3-79 WasselⅣ型重複母指
a：7か月男児．MP関節を共有しているのでWasselⅣ型に分類される．橈側が余剰指と考えられるのでこちらを切除する．この切除予定母指の橈側基部には短母指外転筋腱を，残した尺側母指の基部に橈側側副靱帯とともに確実に縫着する．
b：手術終了時．移行した腱・靱帯を保護するため，一時的に鋼線を刺入している．
c：術後1年．MP関節部の不安定性，変形もなく，良好な形態となっている．

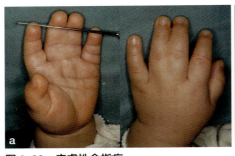
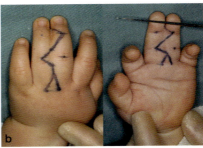
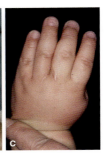

図 3-80　皮膚性合指症
a：1歳男児．中・環指の皮膚性合指症．
b：皮切デザイン．指間部の皮弁はいくつかのデザインがあるが，この三角皮弁は横方向の瘢痕をもたらさない利点がある．
c：術後．

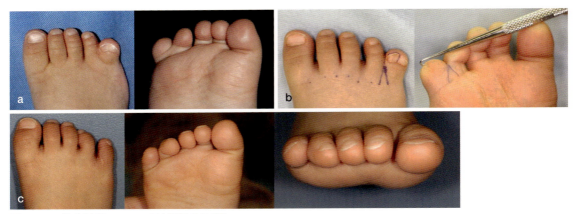

図 3-81　多合趾症 type B-Ⅱ（今野の分類）
a：第 5 趾が多合趾症となっており，この内側趾と 4 趾の間にも合趾症を形成している．
b：趾間は三角皮弁で形成し，第 5 趾内側趾を切除（植皮を少なくするために爪甲，爪母とともに骨性部分を基部まで切除）し，皮膚はできるだけ残してから，形を整える計画を立てた．
c：術後 2 年 7 か月の状態．第 4 趾に軽度の回旋変形があるため不揃いにみえるが，趾間の深さや形成した第 5 趾の形態は良好で適切な大きさである．

温存趾が太くなりすぎないように軟部組織切除量を調節する．意図的に残した切除趾内側の靱帯様組織を用いて，内側の安定性を再建すると趾間の拡大をきたさなくてすむ．趾間形成は足底，背側ともに三角皮弁で形成し，必要であれば切除趾の皮膚を用いて植皮を行う．

D 裂手症
cleft hand

中指が完全に欠損し，第 3 中手骨とも種々の程度に欠損している．中指列が指間部のレベルより陥没する型が代表的である（図 3-82）．再建は第 3 中手骨を基部で残し，第 2 中手骨基部で骨切りし，これを第 3 列に移動する．

E 巨指（趾）症
macrodactyly（図 3-83）

手では一般に示指・中指および母指に多く，遺伝性を認めない．90％は片側性であり，多数指の場合は必ず隣接同士の指に現れる．

F 絞扼輪症候群
constriction band syndrome

四肢の一部に輪状のくびれ（絞扼輪）を生じる．

四肢—C. 治療 123

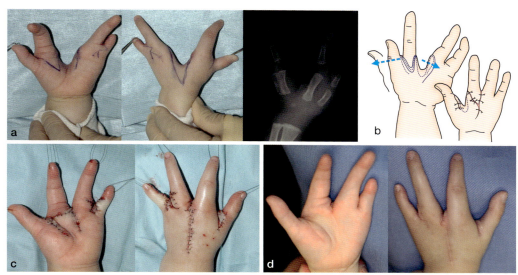

図 3-82 裂手症
a：1 歳 3 か月．両側裂手，裂足を認める．初回手術として左手を手術した．母指と示指の間には，皮膚性合指症を認める．
b：この症例に行った Snow-Littler 法．裂手部の閉鎖を行い，この操作で生じる軟部組織を有茎皮弁として合指症を分離した第 1 指間部に移動する方法．
c：裂手部の皮膚を有茎皮弁として挙上し，母指・示指間の癒合を分離してできた皮膚欠損部に移行閉鎖した．第 3 指間の分離術も同時に行った．
d：術後 8 か月．裂手変形が矯正され，第 1 指間腔も広がったので母指を使った把持運動が主体となっている．第 3 指間部も深くなり，手全体の外観が大幅に改善している．

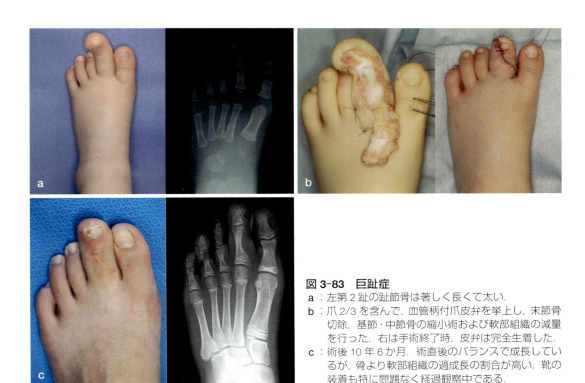

図 3-83 巨趾症
a：左第 2 趾の趾節骨は著しく長くて太い．
b：爪 2/3 を含んで，血管柄付爪皮弁を挙上し，末節骨切除，基節・中節骨の縮小術および軟部組織の減量を行った．右は手術終了時．皮弁は完全生着した．
c：術後 10 年 6 か月．術直後のバランスで成長しているが，骨より軟部組織の過成長の割合が高い．靴の装着も特に問題なく経過観察中である．

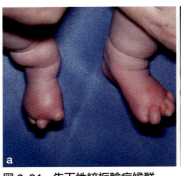
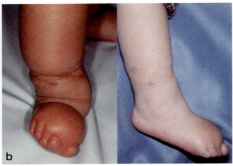
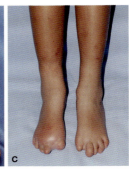

図 3-84　先天性絞扼輪症候群
 a：足趾の多くは一部切断されている．両側の足関節部には絞扼輪がある．
 b：足部の浮腫を軽減するために生後5か月で絞扼輪部にZ形成術を施行．術後3か月（左），術後2年（右）．
 c：手術後10年．絞扼輪は消失しており，足部の浮腫も軽減している．

原因が同じものとして，複数の指が複雑に重なり合い，指間部を残し，指の遠位部が癒合した状態である先端合趾症（acrosyndactyly）や特発性切断をしばしば合併する．これらを総称して**先天性絞扼輪症候群**といい，遺伝性はない．再建法は絞扼輪溝に対してはZ形成術を行う（図3-84）．指尖部合指症に対しては分離手術と植皮術を行うが，時に指間形成が必要となる（図3-85）．

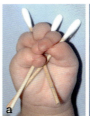
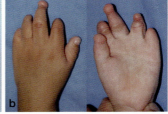

図 3-85　指尖部合指症
 a：7か月男児．絞扼輪症候群としての指尖部合指症．術前．各指に屈強拘縮を認める．
 b：指分離手術8か月後に示・中・環指の屈曲拘縮解離と植皮術を施行．5か月後，指の屈曲拘縮はよく改善されている．

● 参考文献
1) Bamshad M, et al：Reconstructing the history of human limb development：Lessons from birth defects. Pediatr Res 45：291-299, 1999
2) Buck-Gramcko D：Pollicization of the index finger；Method and results in aplasia and hypoplasia of the thumb. J Bone Joint Surg Am 53：1605-1617, 1971
3) 日本手外科学会ホームページ：http://www.jssh.or.jp/doctor/index.html（2018年11月閲覧）
4) Eaton CJ, et al：Syndactyly. Hand Clinics 6：555-575, 1990
5) Wassel HD：The results of surgery for polydactyly of the thumb. Clin Orthop Relat Res 64：175-193, 1969

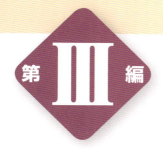

後天性疾患

第4章 外傷

損傷および創傷

A プライマリケア

1 定義と分類

外傷とは，機械的・物理的・化学的な外的要因により生じた組織や臓器の損傷である．特に顔面や四肢では深部の骨や腱，筋肉，神経，血管などに損傷が及びやすく，それぞれの損傷に応じた治療が必要となる．一般的な熱傷や特殊な皮膚損傷である化学熱傷なども，外傷の範疇に入る．

皮膚に生じた損傷は**創傷**と呼ばれる．創傷の「創」は組織離断のために皮膚損傷縁が離れたものであり，「傷」は皮下組織が開放されずに皮膚の連続性が保たれたものである．

外傷としての創傷は**急性創傷**であり，炎症期，増殖期，リモデリング期といった創傷治癒過程により修復される．これに対して，慢性創傷では外的要因に加えてさまざまな内的要因が持続するために，創傷治癒機転が効果的に働かないため難治の状態となっている．

創傷は外的要因の種類やその形態により，いくつかタイプに分類される．

A 擦過傷（図4-1）

皮膚に平行な外力が働くことで摩擦が発生して，表皮や真皮が損傷を受けた状態である．創面に真皮や皮膚付属器が残存する部分では，瘢痕を

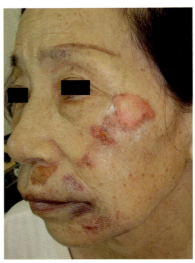

図 4-1　擦過傷
顔面の擦過傷．転倒してコンクリートで擦過した．

残さずに速やかに上皮化するが，皮膚が全層で欠損する部分は瘢痕となる．

B 切創（図4-2）

刃物などの鋭利なものにより，皮膚・皮下組織に断裂が生じた状態である．深部まで損傷が及んだ場合は，血管，神経，筋や腱組織の断裂が生じる．特に，顔面や四肢ではこれらの組織が比較的浅い部位にあるために注意が必要である．

C 裂創・挫創（裂挫創）（図4-3）

裂創と挫創はともに強い鈍的外力が原因で，皮膚・皮下組織に断裂が生じた創傷である．鈍的外力と人体の硬組織（骨や歯）の間で，皮膚皮下組織が引き裂かれることで生じやすい．組織の挫滅が強いものを，挫創あるいは挫滅創と呼ぶ．損傷が

損傷および創傷―A. プライマリケア ● 127

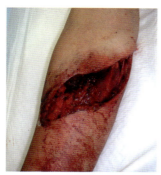

図 4-2　切創
前腕部で皮下脂肪と筋肉が損傷している．

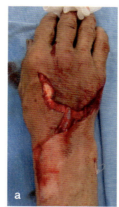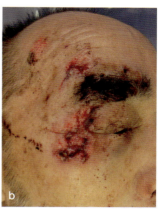

図 4-3　裂創と挫創
a：手背の裂傷で，皮静脈と伸筋腱が露出している．
b：顔面の挫創で，皮膚の挫滅が強い．

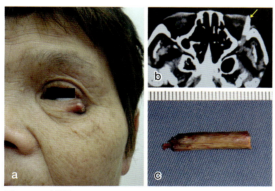

図 4-4　刺創
下眼瞼の刺創が盛り上がってきたため来院した（a）．CTで眼窩内に異物を認め（b），皮膚を切開すると木片が出てきた（c）．

広範囲で深部まで及びやすい．

D 刺創（図 4-4）

鋭利で細い先端で突き刺した損傷で，深い創傷となることがある．深部組織損傷の可能性や，木片などでは先端が残存している可能性も考慮して，各種検査の必要性を検討する．

E 咬創

ヒトや動物に咬まれて生じる創傷である．歯牙に付着している細菌が皮下組織に押し込まれるために，受傷の感染頻度が最も高い．治療においては特別の処置が必要である．

2 創傷の処置

A 洗浄と消毒

外傷では，創面は汚染されていると考えて洗浄を行う．創部を愛護的に扱い，創部と創周囲の皮膚洗浄を行う．

創部の洗浄は原則として生理食塩水を用いるが，表層に限局した擦過傷などの創面や創周囲の皮膚では，水道水による洗浄も可能である．洗浄による疼痛が強い場合には，麻酔を行った後に洗浄をする．

次に創部周囲の皮膚消毒を行う．創部が高度に汚染されている場合には消毒液による創面の消毒を行ってもよいが，組織傷害が心配な場合には創面を生理食塩水で洗浄する．創部周囲に毛髪や体毛が残ることで，創部の感染頻度が増加することはない．そのため，創部周囲を剃毛する必要はないが，頭皮では縫合糸をかける範囲の毛髪をはさみで切ると縫合が容易になる．眉毛部に創傷がある場合には，縫合時に眉毛辺縁を合わせる必要があるために，眉毛の剃毛は行わない．

B 麻酔

局所麻酔を行う前に，知覚・運動神経障害について確認する．特に手指の知覚神経障害と腱断裂による運動障害，顔面神経の障害による表情筋の麻痺については，局所麻酔施行前の状態をカルテに記載する．

皮膚・皮下組織の麻酔には，一般に1%リドカイン（キシロカイン®）が用いられるが，広範囲の麻酔が必要な場合には，麻酔薬の極量を考えて濃度の低いもの（0.5%）を使用するアドレナリンが添加されているものでは血管収縮作用により，創部からの出血を抑制することができる．

C 創内洗浄

生理食塩水を用いて創内洗浄を行う．異物が創面に残ると，感染の原因や外傷性刺青となるので入念に深部まで洗浄する．ガラス片や細かい砂などは，取り除きにくいために特に留意する．洗浄だけでは除去できない場合には，ガーゼやブラシによるブラッシングや高圧洗浄を用い，それでも無理なときにはメスやはさみを使用する．

D 止血とデブリードマン

動脈性の出血がみられる場合には，必ずバイポーラや結紮で止血を行う．出血は血腫の原因となり感染を引き起こすことがあるので注意する．

汚染が高度な組織や，血行が悪く壊死になると考えられる組織を切除することを**デブリードマン**と呼ぶ．下肢は血行が悪いため，初期にうっ血や虚血症状を呈している創部の組織は，その後に壊死になりやすいため積極的にデブリードマンを行う．顔面は血行が豊富であるために，初期に創部の組織に血行障害がみられても，その後に回復することが多い．さらに顔面では組織量が限られておりデブリードマンを行うと術後の変形が著明になることがあるので，最小限の組織切除にとどめる．

E 創閉鎖とドレナージ

受傷から6～8時間は，感染が成立する前であり縫合（一次的創閉鎖）が可能であるために**golden period**と呼ばれる．ただし，顔面は血行がよいために，汚染が強くなければ24時間経過していても縫合が可能とされる．一次的創閉鎖によって得ら

れた治癒は**一次治癒**と呼ばれる．汚染が強い創傷では，縫合せずに開放創として，感染が落ち着いた後に手術で閉鎖する場合（**遷延一次治癒**）と，手術を行わずに治癒させる場合（**二次治癒**）がある．

外傷における創閉鎖では縫合部感染を考えて，細菌増殖が比較的少ないモノフィラメント縫合糸を用いたり，埋没縫合の数を減らしたりする．皮膚表面の縫合に太い縫合糸を用いると縫合糸痕を残すので，顔面や小児では留意する．

創部に血腫や漿液腫が生じると感染の原因となる．これらの予防のために，排出管（ドレーン）を創部に挿入して，血液や浸出液を排出（ドレナージ）する．ドレーンも異物であり感染の原因となるため，出血や浸出液の量を見ながら，できるだけ早期に抜去する．

3 特殊な外傷の処置

A 擦過傷

アスファルトやコンクリートとの摩擦で受傷することが多く，創面への異物の残存が問題となる．異物に対しては前述した創内洗浄やデブリードマンが必要である．擦過傷では皮膚欠損の深さや広さにより，浸出液の量や上皮化までの期間が異なる．創の深さや浸出液の量によって適切な創傷被覆材や軟膏を選択することが，早期の治癒のために重要である．

B 咬創

歯牙でできた深い創底まで汚染が及び感染が生じやすい．動物の歯牙には，破傷風菌のような土壌由来の菌が存在する場合があることにも留意する．創底が浅くて十分に洗浄が可能であった場合には皮膚縫合を試みてもよいが，まばらに縫合して十分な観察を行い，感染徴候があれば縫合糸を外す必要がある．通常は，皮膚縫合を行わず開放創として，感染の程度を観察したうえで洗浄を行いながら遷延一次治癒または二次治癒とする．

C 陳旧創

一次的創閉鎖がなされずに治癒が得られていない創部は，陳旧創と呼ばれる．創部の部位，面積，肉芽組織や感染の状態を評価して，閉鎖手術を行

禁忌事項

・耳介，手指や足趾，陰茎などでの使用においては，基部でアドレナリンの血管収縮作用が続くと組織壊死の可能性があるため，使用禁忌となっている．

うのかそのままの状態で治癒させるのかを判断する．閉鎖手術には，植皮術や皮弁移植術が行われる．術後の感染が心配される状態では，網状植皮術が適している．術後瘢痕拘縮による合併症が心配される部位や，整容的な結果が求められる部位では皮弁移植術が選択される．

受傷から4週間以上が経過して治癒しない創傷は，何らかの原因のために創傷治癒が遷延していると考えられ，慢性創傷あるいは難治性潰瘍と呼ばれる．その原因として，外因性のものは感染，異物，圧迫，薬剤による接触性皮膚炎など，内因性のものは栄養，虚血，うっ血などが関与する．

4 感染予防

新鮮外傷は，不潔創として汚染の状態や創面の大きさ，受傷から縫合までの時間経過などに応じて，予防抗菌薬の投与を検討する．通常は，皮膚常在菌である黄色ブドウ球菌や連鎖球菌をターゲットとして，第1世代セフェム系の抗菌薬を投与する．

咬創や木片や釘などによる土壌が付着した汚染創では，破傷風菌感染の対策として破傷風ワクチンの注射歴を確認する．破傷風の基礎免疫が成立していない，あるいは消失していると判断される場合には破傷風トキソイドの投与を行い，汚染がひどい場合には破傷風免疫グロブリンの投与を追加する．陳旧創では汚染─感染創として扱い，細菌培養結果に基づいた抗菌薬を治療的に投与する．

●参考文献
1) 秋田定伯，他：外科系医師が知っておくべき創傷治療の基本．日本創傷外科学会（監）：外科系医師が知っておくべき創傷治療のすべて．pp2-28，南江堂，2017
2) 小浦場祥夫，他：急性創傷．市岡 滋（監）：創傷のすべて．pp18-32，克誠堂出版，2012
3) 楠本健司：顔面外傷．波利井清紀（監）：形成外科治療手技全書Ⅲ 創傷外科．pp2-3，克誠堂出版，2015
4) 館 正弘：創傷の急性，亜急性，慢性，難治性をどう定義するか．創傷4：133-134，2013

B 顔面外傷

1 軟部組織損傷

顔面は露出部であるため，手部と並んで外傷を受ける頻度の高い部位である．また機能面のみならず外観も重要であり，変形や醜状瘢痕は患者の社会生活に大きな精神的負担を与える．したがって顔面外傷においては単に創傷が治癒するだけでは不十分であり，機能障害を残さず，また醜状瘢痕や変形を残さない治療が求められる．

顔面の機能面においては，顔面神経や顎関節の障害に対する治療が重要である．また機能と形態の両面において重要な顔面骨骨折の治療については別項を参照されたい（➡133頁）．頭蓋内や咽頭部の損傷，眼球や歯牙の損傷など，他の専門領域に属する事項は除き，本項では顔面各部の皮膚軟部組織損傷一般の治療を中心に解説する．

顔面は血行に富む部位であるため，顔面外傷においては出血が多量にみえるが，実際は圧迫のみで止血される場合が多い．また通常，**創傷治癒のgolden period**は6〜8時間といわれているが，顔面の軟部組織損傷においては24時間と考えてよい．したがって顔面外傷の患者を診察する場合，創部のみに気をとられずに，常に全身状態をチェックすることが重要である．特に交通事故の場合は頭蓋内損傷，胸部・腹部損傷，脊椎・骨盤損傷に留意し，他部位の合併損傷が疑われる場合は，その治療を優先するべきである．

A 救急処置

1 ● 気道確保

救急処置で最優先すべきは気道確保である．顔面外傷においては，口腔・咽頭の出血による血液や嘔吐による吐物，義歯などの異物，上・下顎骨折の骨片転位による舌根沈下や気道狭窄，気道周囲の内出血や浮腫による腫脹などが原因となって気道閉塞を起こす場合がある．まずバッグバルブマスク（アンビューバッグなど）によるマスク換気を行う．用手的に舌を引き出し血液や異物を吸引しても十分に気道が確保できない場合は，**気管挿管**あるいはラリンジアルマスク挿入，輪状甲状靭帯穿刺・切開，**気管切開**などによる気道確保を行

130 ● 第4章　外傷

う必要がある.

　意識清明な患者が気道狭窄から気道閉塞へと陥っていく場合に不穏状態となることもあるが,不穏状態となってからでは緊急気道確保処置が困難となることも多い.患者が搬送された時点のみならず,創部の処置を行っている最中においても常に患者の呼吸状態,意識状態を頻回に確認することが重要である.

2 ● その他の救急処置

　気道確保のあと,もしくは気道確保と並行して血圧・心電図モニターの装着,静脈ラインの確保を行い,バイタルサインをチェックする.特に意識状態と脳神経症状の有無に注意を払い,循環動態が安定しない例では,頭蓋内・胸腔・腹腔など他部位に合併損傷があるものと考えて対処する.

　局所の顔面損傷部位の応急処置としてはガーゼと伸縮絆創膏による圧迫止血を行い,必要に応じてX線検査,CT検査を行う.顔面骨骨折が疑われる場合,X線では頭部・胸部とともに顔面骨のWaters撮影,CTでは頭部に合わせて顔面骨の検査も行うようにする.

Ⓑ 顔面軟部組織損傷に対する処置の原則

　顔面における処置も他部位における処置と原則は同じである(➡126頁).ここでは顔面に特徴的なことを中心に述べる.

1 ● 診断

　下記は,全身麻酔下の創傷処理の適応となる.
　① 組織の完全または不全切断があり,マイクロサージャリーによる再接着術の適応が考えられる場合,② 顔面骨骨折の開放性骨折などで,圧迫止血では対応できない出血が持続したり異物の埋入などの恐れがあり,骨折の整復固定術も同時に行ったほうがよい場合,③ 広範囲の軟部組織損傷で,局所麻酔では麻酔薬の量が多くなりすぎると考えられる場合,など.
　顔面骨骨折があっても出血がコントロールされていれば,局所麻酔下に皮膚軟部組織の創傷処理のみを行い,翌日以降に手術適応を検討したうえで整復固定術を行っても問題はない(➡136頁).
　また,全身状態が落ち着かず顔面の創傷処理に時間がかけられない場合,顔面神経や耳下腺管,

涙小管などに損傷がある場合にも,救急処置として同様に皮膚の創傷処理のみを行って,翌日以降に再度開創して修復を行う方針でよい.これらの場合には創部に必ずドレーンを留置し,なるべく疎な縫合を行う.再度局所麻酔あるいは全身麻酔下に手術を行う方針を患者に伝え,できれば入院治療とするのが望ましい.

　顔面神経の損傷による顔面神経麻痺は,局所麻酔を行ったあとでは診断しづらくなるので,麻酔注射の前に表情筋の動きを確認し,顔面神経麻痺の有無を診断しておく(➡208頁).

　眼球自体の損傷が疑われる場合は,眼瞼の腫脹が高度になる前に眼科医に相談する必要がある.

　動物やヒトによる咬創については汚染された創であると考え,基本的には縫合を行わず開放創として処置するほうがよいが,最小限必要な部位に**目印としての縫合**(key suture)を行えばのちの変形は少なくてすむ.

2 ● 消毒

　創周囲の皮膚消毒にはアルコールを含まない無色透明の消毒薬(クロルヘキシジングルコン酸塩液など)を用いるのがよい.アルコールは組織刺激性があり,疼痛が強くなるので,術後の処置も含めて創傷の消毒には用いられない.またポビドンヨード液など有色の消毒液は,創傷周囲皮膚の各種の境界線や創傷内の構造物,異物などがわかりにくくなるので,顔面外傷の創傷処理には不向きである.

　一方,創内部の組織に対してはいずれの消毒薬も組織毒性をもつと考えるべきである.創内部は生理食塩水で洗浄のみを行うのがよい(➡127頁).

3 ● 麻酔

　末梢血管収縮作用による創部の止血と麻酔作用時間の延長を目的として,通常10万倍のアドレナリンを添加したリドカイン(キシロカイン®)を用いる.局所麻酔中毒を防ぐため,小児の場合は2倍に希釈して使用するなどの配慮を要する.

　麻酔薬を局所注射する際には細い注射針を使用し,創内部の汚染されていない部位から周囲の皮下に向かってできるだけ緩徐に薬液を注入する.刺入部位を変える際には,麻酔の効いた部位から針を刺し,患者の痛みを軽減するよう配慮する.

4 ● 止血・洗浄と異物除去

麻酔が十分に効いてから創部の止血と洗浄を行う．圧迫で止血できない出血点に対しては，周囲組織への損傷を避けるため双極型（バイポーラ）電気凝固器を使用し，丹念に止血を行う．顔面動脈や浅側頭動脈からの出血は結紮処理を行う．

生理食塩水を用いて十分に洗浄し，止血を繰り返しながら創内にある異物をていねいに取り除く．ガラス片，金属片や木片などの異物は創の最深部に至っていることも多いので注意を要する．細かい砂粒やアスファルトなども洗浄しながらブラシやピンセットを用いてできる限り取り除く．異物が残存すると，のちに感染や疼痛の原因となったり，**外傷性刺青**となったりすることがあるため，この時点での異物除去は非常に重要である．

5 ● デブリードマン　debridement

デブリードマンとは創傷治癒を促すために，汚染された組織や壊死組織を除去することである．しかし他の部位とは異なり顔面は血行が豊富であるため，十分に洗浄が行われ異物が除去されれば創感染は起こりにくく，また一見血行不全にみえる組織でも生着することが多い．逆に大きくデブリードマンを行った場合，のちに修正しにくい瘢痕や変形を残すこともある．

したがって顔面におけるデブリードマンは，挫創などで辺縁組織の挫滅が強い場合や，高度に組織が汚染されて異物が除去しきれない場合など，最小限とすべきである．

6 ● 縫合

創の縫合に際して，皮膚縫合のみだと皮下に死腔を生じると考えられる場合には，必要最小限の皮下縫合および真皮縫合を行う．

皮膚表面の縫合では細いナイロン糸を用い，創を軽く合わせるようにする．この際糸を強く締めすぎると**縫合糸痕（suture mark）**を残しやすいので，術後の浮腫を考慮して緊張のないように結節をつくる．その分縫合の数を増やす必要があり，顔面では5mm未満の間隔で皮膚縫合を要することが多い．皮下に死腔がなく止血が十分であればドレーンの留置は必要とせず，通常圧迫固定のドレッシングで十分である．

7 ● 欠損部の処置

剥脱創（degloving injury）などで弁状になった皮膚もていねいに合わせれば，実際には皮膚欠損は少ないことが多い．しかし，どうしても皮膚欠損が生じる場合には，のちに植皮術や皮弁形成術を行うことを念頭に置いて，人工真皮や創傷被覆材で欠損部を被覆しておくのが現実的である．初期処置での局所皮弁やZ形成術は避け，この段階ではできるだけもとの位置に組織を戻すことに主眼を置くべきである．皮膚欠損部や瘢痕に対してはのちに二次的に形成手術を行うほうが患者の理解は得られやすい．

8 ● 抗菌薬の予防投与と破傷風の予防処置

特に汚染された創に対しては，抗菌薬の投与と破傷風の予防を行うべきである（➡129頁）．

C 顔面各部位の損傷

1 ● 頭部

頭部の外傷に関してはまず頭蓋内に問題がないか判断する必要がある．必要に応じてCT検査を行い，脳神経外科医に連絡をとるべきである．頭髪と出血により創の範囲や深さがわかりにくい場合があるので，生理食塩水や水道水で十分に洗浄しながら創の範囲を確認する．創が毛流に直交する方向であれば頭髪が伸びた場合に瘢痕は隠れやすいが，毛流に沿った方向であればそこが毛髪の分かれ目となって目立ちやすいことを念頭に置く．また創周囲の毛根に損傷があると，幅の広がった瘢痕性禿髪となって目立ちやすくなる．

したがって初期治療においては，周囲の毛根に損傷を与えないために，電気凝固による止血は最小限とし真皮縫合は行わない．その分血腫を生じやすくなるため，必要に応じてドレーンを留置する．頭皮においては皮膚縫合にステイプラーを用いるほうが縫合糸よりも簡便かつ有用である．

2 ● 前頭部，眉毛部

この部位では顔面神経側頭枝の麻痺の有無を確認することが重要である（➡208頁）．特に外眼角からもみあげにかけての部位を含む損傷では，顕微鏡下での神経再建が必要となることがある．

頭髪の生え際や眉毛については剃毛を行わず，必要であれば剪刀でカットするにとどめる．これ

らの部位にずれが生じるとのちに目立つので，ラインが揃うように創縁を合わせるよう心がける．

3 眼瞼部

眼瞼部の外傷において，複視や眼球運動障害，頬部の知覚障害などは眼窩周辺の骨折を疑わせる所見である．内側眼瞼靱帯が外れているようにみえる場合も骨折を伴うことが多い（➡137頁）．

瞼縁部にかかる損傷については，gray lineと呼ばれるマイボーム腺の開口部を結ぶ線にkey sutureを置き，きっちりそろえて縫合することが重要である．この部位の創については特に，皮膚欠損があるようにみえながら実際には欠損はほとんどないことが多い．ジグソーパズルを組み合わせるように何回か位置を変えて縫合しながら正しい位置に戻すように心がける（図4-5）．この部位はのちに瘢痕拘縮による眼瞼辺縁不整や下眼瞼外反が問題となりやすい．睫毛は位置を決める重要な指標でもあるため剃毛を行わない．

眼瞼の内側部における損傷では涙道，特に涙小管が問題となる．特に涙点より鼻側での裂傷などでは涙小管断裂の可能性があり，下涙小管の損傷はのちに流涙の原因となる．

涙小管断裂に対しては顕微鏡下の吻合が必要である．涙小管の吻合にはマイクロサージャリー用のナイロン糸を用いる．

4 頬部

頬部では顔面神経と表情筋，耳下腺管の損傷が問題となる．外眼角部から尾側に垂直に降ろした線より耳側における顔面神経損傷は外科的な再建が必要とされている（➡209頁）．また，耳下腺管は上口唇中央と耳珠を結んだ線の中央1/3の部位付近に存在し，咬筋前縁から口腔内に開口する．口腔内の開口部は上顎の第2大臼歯に対面する頬粘膜部に存在し，小隆起を形成している．

耳下腺管断裂に対する吻合もルーペや顕微鏡などの拡大視野下に行うべきであり，細いナイロン糸を用いる．

5 鼻部

外鼻の下方1/3の皮膚は，皮脂腺に富み可動性に乏しいため，小さな皮膚欠損でも縫縮しづらい．無理に縫縮すると，のちに変形をきたす場合

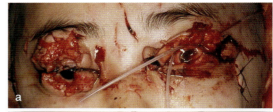
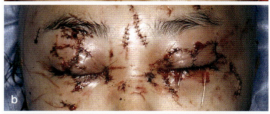
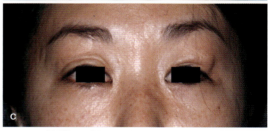

図4-5　複雑な形状の眼瞼外傷例
a：左は眼球破裂で眼球内容除去が行われている．
b：眼瞼挙筋，眼輪筋を修復し，細いナイロン糸で縫合した．
c：受傷後12年の状態（左は義眼装着）．

もあるため，初期治療では人工真皮で被覆するか軟膏処置などで保存的に治療したほうがよい．大きい欠損に対しては，のちに植皮や皮弁形成術などを行う方針を患者に伝えておく必要がある．

6 口唇部，口腔内

口唇は軟部組織が歯牙によって圧せられて複雑な挫滅創となりやすい部位である．特に口唇縁にかかる裂傷では，口輪筋を吸収糸により縫合し，赤唇部と白唇部の境界線をしっかりと合わせる．粘膜部の縫合は吸収糸でよいが，正面からみえる赤唇部から白唇にかけては細いナイロン糸を用いるべきである．場合によってはルーペなどによる拡大視野下で縫合を行い，人中稜の形を再現することが重要である．

口腔内粘膜の挫創，裂傷については，吸収糸により疎に縫合するのみで早期に粘膜の上皮化が期待できる．

7 ● 耳介

耳介の裂傷においては，耳輪の軟骨を凹凸なく合わせることが重要である．また耳介前面の軟骨膜下には血腫が生じやすい．この部位の血腫は穿刺吸引のみでは再発しやすく，のちに**カリフラワー耳変形**をきたす場合もあるので，必ず吸引後に厳重な圧迫固定を行う．

●参考文献

1) Mueller RV：Facial trauma；Soft tissue injuries. *In* Mathes SJ（ed）：Plastic Surgery Vol. 3（2nd ed），pp1-44, Saunders, Philadelphia, 2006
2) 野﨑幹弘（編）：日常診療に役立つ形成外科基本手技のコツ．形成外科 47（増刊号）：17-58，2004
3) 安瀬正紀，他（編）：外傷形成外科．克誠堂出版，2007
4) 日本外傷学会外傷研修コース開発委員会（編）：改訂外傷初期治療ガイドライン．へるす出版，2002

2 ● 骨折

Ａ 顔面骨骨折総論

1 ● 顔面骨の構造と骨折の特徴

a 顔面骨の構造

狭義の顔面とは前頭鼻骨部から下顎部おとがいまでの範囲を指し，顔面骨は涙骨，鼻骨，下鼻甲介，鋤骨，上顎骨，口蓋骨，頬骨，下顎骨，舌骨から成る．しかし臨床の場では一般に，前頭部の生え際から下顎部までを顔面とすることがほとんどであるため，本項では頭蓋骨の一部を構成する前頭骨，蝶形骨，篩骨を含めたものを顔面骨として論ずる．顔面骨骨折を扱う際には，前頭骨を中心とした顔面骨上 1/3，眼窩・上顎複合体からなる中 1/3，下顎骨からなる下 1/3 の 3 つに分類すると簡便である．

顔面骨は膜性骨であり，その骨格は薄い板状の骨とそれに続く厚みのある骨によって構成され，眼窩，副鼻腔，鼻腔，口腔といった cavity（腔）を形成している．頬骨や上顎骨の水平・垂直方向には **buttress（支柱）** と呼ばれる厚い梁構造が存在し，cavity の保持と咀嚼力などの外力に対応している（→**図 2-43** 参照）．

b 顔面骨の骨折の特徴

上記のような顔面骨の解剖学的特徴のため，一般的に以下のような特徴がある．

① 容易に粉砕骨折となるが，副鼻腔の存在により外力が吸収されて深部臓器への直接損傷が軽減される．
② 骨片が副鼻腔や口腔・鼻腔などの外界に露出しやすいが，骨および周囲の軟部組織の血行がよいため，感染は稀である．ただし口腔内と交通した下顎骨粉砕骨折などでは，時に感染を起こし骨髄炎を生ずる．
③ 骨折部の疼痛は比較的少ない．
④ 骨折部は早期に線維性に癒合して固定されやすい．

2 ● 頻度と受傷原因（図 4-6）

顔面骨骨折は強力な鈍力が顔面に作用したときに起こるが，外力にさらされやすい突出部に多いとされる．部位別では一般に鼻骨骨折が最多で，次いで頬骨骨折，眼窩骨折が多い．受傷原因では，交通事故，不慮の事故，スポーツ外傷，労働災害などであるが，ケンカなどの暴力行為による受傷が多いのが特徴である．ただし，骨折の種類によって受傷原因にも若干の差がある．

3 ● 診断・検査

a 診察

まず問診・視診・触診によって臨床像を的確に把握することが基本であり，決して画像検査のみの診断は行わない．患者自身に確認できない場合は，周囲の者に問診を行うなど，受傷原因や受傷前・受傷時の状況把握に努める．頭蓋内や頚椎損傷などの合併損傷を見逃さないよう注意する．

b 顔面骨骨折に伴う症状

圧痛，介達痛，皮下出血，骨の異常な動揺性，骨折部の段差など，骨折に共通した症状の他，顔面骨骨折では各々の骨折に特有の症状や変形が認められる（**表 4-1**）．とりわけ顔面の知覚異常，眼部症状や顎口腔症状は顔面骨骨折の診断のうえで非常に重要である．診断におけるそれぞれのポイントを以下に示す．

【顔面の知覚】（図 4-7）

顔面の知覚は三叉神経により支配されている．三叉神経は顔面骨の骨内や骨の表面上を走行するため，骨折により損傷を受けると顔面皮膚や粘膜の一定の領域に知覚障害が起こる．よって顔面の知覚検査は骨折部位の診断に大変有意義である．

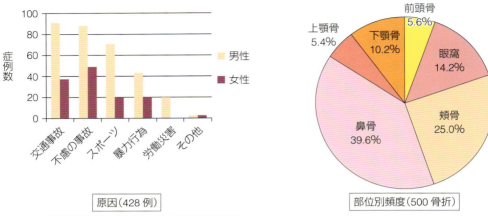

図4-6 顔面骨骨折の統計（原因と部位別頻度）
（權 曉子，他：当院における顔面骨骨折の統計的検討．新潟医会誌 126：40-46，2012 より）

表4-1 顔面骨骨折に伴う症状

		頬骨骨折	頬骨弓骨折	上顎骨骨折	鼻骨骨折	鼻篩骨骨折	ブローアウト骨折	前頭骨-前頭蓋底骨折	下顎骨骨折
眼部症状	外眼角部の下降	○							
	眼球位置の上下異常	○						○	
	球結膜下出血	○		○*		○	○	○	
	眼球陥凹	○		○*			○		
	眼球運動障害・複視	○		○*		○	○		
	眼球突出	○						○	
	眼瞼下垂							○	
	眼窩内気腫	○		○*			○	○	
	内眼角の鈍化					○			
	内眼角間距離の増大					○		○	
	流涙			○*		○			
顎口腔症状	開口障害	○	○						○
	開口時の下顎偏位	○							○
	咬合異常			○					○
	歯列弓の変形			○**					○
	流涎・不明瞭な発音								○
	歯牙の脱落			○					○
鼻部症状	鼻出血	○		○	○	○		○	
	髄液鼻漏			○*		○		○	
	嗅覚脱失			○*		○		○	
知覚障害	眼窩下神経領域	○		○*			○		
	頬骨神経領域	○		○*					
	上顎歯牙・歯肉	○		○			○		
	硬口蓋			○					
	眼窩上・滑車上神経領域							○	
	下歯槽神経領域								○

＊：Ⅱ，Ⅲ型，＊＊：矢状骨折
〔平野明喜：骨折．平林慎一，他（編）：標準形成外科学（第6版），p139，医学書院，2011 より〕

【眼部】

眼部の診察は，顔面骨上1/3と中1/3の骨折の診断に有用である．視機能や眼球運動をはじめとして眼球の位置，眼瞼や涙道の状態を調べる．眼窩縁の触診で変形，圧痛などを検索できる．急性期は，腫脹や疼痛のために困難な場合も多いが，

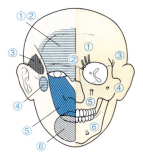

図 4-7　顔面の知覚神経と領域
① 眼窩上神経
② 滑車上神経・滑車下神経
③ 頬骨側頭神経
④ 頬骨顔面神経
⑤ 眼窩下神経
⑥ おとがい神経

〔平野明喜：骨折．平林慎一，他（編）：標準形成外科学（第6版），p139，医学書院，2011 より改変〕

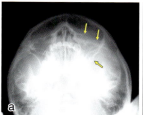 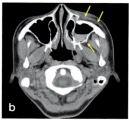

図 4-8　左頬骨骨折の Waters 法（a）と CT 画像（b）
頬骨の内後方転位が認められる．

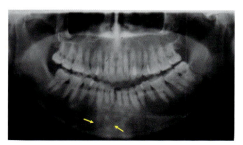

図 4-9　下顎骨骨折のオルソパントモグラフィ
下顎正中から右体部にかけて骨折が認められる．

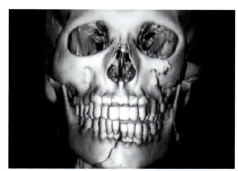

図 4-10　頬骨骨折，下顎骨骨折の 3D-CT 画像
左頬骨骨折（頬骨弓骨折を含む），下顎骨骨折（おとがい部と左角部）が認められる．

可能な限り施行する．

【顎口腔症状】

視診および触診により，歯牙・歯肉・口腔内粘膜の損傷，知覚，咬合，開閉口などの顎運動などの状態を調べる．受傷前より**不正咬合**を有する人も多いため，咬合や顎運動に関しては問診も重要である．

c 検査（画像検査）

【単純 X 線検査】

単純 X 線像で顔面骨骨折を診断することは容易ではなく，その有用性は限られる．Waters 法は眼窩から頬骨，上顎骨の骨折に有用であり，腹臥位ができない場合は逆 Waters 法で撮影する（図 4-8a）．オルソパントモグラフィは下顎骨全域の描写が可能であり，下顎骨骨折の診断に用いられる（図 4-9）．

【CT 検査】

CT は，顔面骨骨折の診断には大変有用な検査であり，水平断，冠状断，矢状断の鮮明な断層像を得ることができ，骨折部の確認が極めて容易である（図 4-8b）．また同時に，頭蓋内や眼窩内の状態，軟部組織の損傷の程度なども把握できる．

3D-CT は立体的に顔面骨の全体像を描出するため，骨折の診断はもとより転位方向の確認なども一層容易となる（図 4-10）．ただし，眼窩壁などの薄い骨やズレの少ない骨折部など，骨折として表示されにくいため注意を要する．

【超音波検査】

比較的簡便であり，放射線の被曝もない．鼻骨骨折の術前診断と骨折整復後の評価に有用である．

【MRI 検査】

眼窩骨折の際の外眼筋の運動評価に用いられる．

4 治療

a 救急処置を含む初期治療

顔面骨骨折で，緊急的に手術（整復・固定）が必要となるものは比較的少ない．救急処置を要するものとしては，骨折に伴う大出血や気道の閉塞である．止血処置を行い，気管内挿管や気管切開によって速やかに気道の確保を行う．頭蓋内損傷，頸椎損傷，眼球損傷，視神経管骨折などの合併損傷に注意し，場合によっては合併症の治療が優先

される.

外傷により完全脱落した歯牙は除去するが，動揺や半脱臼した歯牙は隣接歯に細いワイヤーなどで固定し，後日歯科医に依頼する．頬骨骨折や眼窩底骨折などでは眼窩と鼻腔が連続性をもち，鼻腔内圧を上げると眼窩気腫が起こるため，強く鼻をかまないよう指導する．

b 手術適応

すべての骨折が手術適応とはならず，臨床所見と画像所見などから総合的に判断する．変形による整容的問題が主である場合，患者と家族の希望に委ねられることも多い．

c 手術時期

一般に確定診断，合併損傷の検索とその安定化，そして顔面の腫脹が軽減した後に行う．骨折部が線維性に癒合する前，受傷後10日〜2週間に適切な整復を行うことが望ましい．

d 基本的な治療

【アプローチ】

到達可能である頭皮からのアプローチは顔面に瘢痕を残さず，同時に頭蓋骨から骨採取できるという利点があるが，侵襲が大きいうえに頭部に瘢痕性禿髪を生じるので，その使用は慎重に行う．眼瞼は比較的瘢痕が目立たず，口腔内からのアプローチは術後瘢痕が全く目立たないという大きな利点をもつ．

【骨固定】

骨折部の骨固定法は古くはワイヤーが用いられたが，現在はプレートによる面としての固定が一般的である．プレートは厚さ1 mm程度の**ミニプレート**やさらに薄くて小さな**マイクロプレート**が用いられる．

従来のチタン製のプレートに加え，近年ではポリL乳酸を主成分とする吸収性プレートも広く用いられている．吸収性プレートは，強度と操作性においてチタン製に劣るが，数年で加水分解するため抜去不要という利点がある．

【顎間固定】

上顎骨や下顎骨骨折では，受傷前の咬合（**習慣性咬合**）の再現と骨折部の安静を目的として**顎間固定**が行われるが，これは四肢骨折におけるギプス固定に相当する．副木としての**アーチバー**や矯正歯科用ブランケットを上下顎の歯列弓唇側に沿わせて歯牙に結紮固定する．そして上下顎を小さ

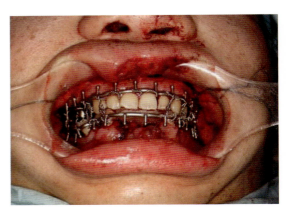

図4-11 アーチバーを用いた上下顎骨骨折例の顎間固定

な輪ゴムや細いワイヤーで連結し，理想的な習慣性咬合位で保持する（図4-11）．顎間固定中は開口不可だが，流動食は経口的に摂取でき，日常の会話も可能である．

e 小児の顔面骨骨折

小児の顔面骨は軟らかく弾性に富むため，外力を受けても骨折は起こしにくい．小児の顔面骨骨折は若木骨折となりやすく，粉砕骨折は稀である．一般に成長期の骨折は早期に癒合するため，早めに治療すべきであるとされる．下顎の関節突起骨折のように成長に伴い自然に矯正治癒する場合もあり，成人の骨折とは多少異なる特殊性に留意すべきである．

B 顔面骨骨折各論

1 前頭骨骨折

前頭部の骨は厚く，骨折が起こる際は交通事故や転倒などによる強い外力が加わって発生する．頭蓋内血腫などの頭蓋内損傷の精査は不可欠であるが，形成外科領域では前頭洞骨折や，前頭蓋底骨折の1つである眼窩上壁骨折がその治療対象となる．

a 前頭洞骨折

【症状】

前頭洞の前壁のみで後壁に骨折が及ばない場合，骨折の偏位による陥凹変形が主な症状である．しかし，時に眼窩上神経や滑車上神経の損傷による前額部の知覚麻痺や，上斜筋滑車部の損傷による眼球運動障害を伴う．

一方，骨折が前頭洞後壁に及ぶ場合は，頭蓋内

の硬膜損傷から**髄液鼻漏**の可能性があり，注意を要する．またこの骨折では，受傷後長期間経過してから前頭鼻管の狭窄や閉鎖が起こり，前頭洞の**粘液囊腫**（mucocele）や**膿囊腫**（pyocele）などをきたすことがある．

【治療】

　症状が前額部の陥凹変形だけの場合は，整容的改善が目的となり，新鮮例ではプレートによる整復固定，陳旧例では自家骨移植や人工骨移植が主に行われる．前頭洞後壁骨折によって髄液鼻漏が長期に持続する場合は，開頭術による閉鎖が必要となる．前頭鼻管の閉塞に対しては，シリコンチューブを挿入するなど，鼻腔へのドレナージが必要である．

b　眼窩上壁骨折

【症状】

　眼窩上壁に骨折が及んだ場合，頭蓋内損傷による硬膜損傷や髄液鼻漏に加え，眼窩内に落ち込んだ骨片のため，上直筋の損傷による眼球運動障害，眼瞼挙筋の損傷による眼瞼下垂などが生じる．骨折がより深部に及ぶと，上眼窩裂症候群（眼球突出，眼運動麻痺，視力障害，瞳孔異常）や眼窩漏斗尖部症候群（眼運動麻痺，瞳孔異常）も認められるようになる．

【治療】

　骨片の眼窩内への転位が高度な場合は，眼球への圧迫解除のために早急な整復と固定を要する．

2　鼻骨骨折

　顔面骨骨折の中で最も頻度が高く，スポーツ，ケンカなどによる直達外力によって比較的容易に起こる．鼻骨は前方遊離縁に近づくほど薄くなり，前方1/2の部分での骨折が多い．

【症状】

　変形は外力の方向によって左右され，**斜鼻型**と**鞍鼻型**に分けられるが，斜鼻型が多い（図4-12a）．症状は鼻出血がほぼ必発で，時に鼻閉や圧痛を伴う．視診・問診・触診により診断は難しくないが，受傷後数時間が経過して腫脹が高度となった場合の診断は容易ではない．CT，超音波検査などにより確定診断を行う．

【治療】

　全身麻酔または局所麻酔下に，アドレナリン加リドカイン液を浸潤させた小ガーゼで鼻内表面麻

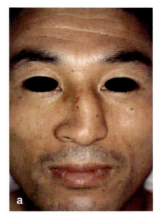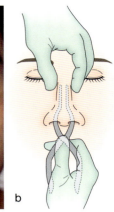

図4-12　鼻骨骨折
a：斜鼻型，b：鼻骨骨折の徒手整復

酔を行う．鼻骨整復鉗子（ワルシャム鉗子など）を用いて徒手的に鼻骨および鼻中隔を整復し，その後は数日間の鼻内パッキングガーゼ挿入と1～2週間のギプス固定を行う（**図4-12b**）．

　受傷から2～3週間以上経過すると線維性に固定されるため，非観血的整復は困難となり，鼻骨骨切り術などの観血的整復が必要となる．なお小児の場合，一連の操作は全身麻酔下に施行する．

3　鼻篩骨骨折

　鼻根部への強力な外力によって生じる．鼻篩骨部の深層は，壁の薄い涙骨や篩骨の紙様板，篩骨蜂巣などで構成され，非常に脆弱で粉砕骨折となりやすい．

【症状】

　骨折の部位により，鼻根部の変形（**鞍鼻変形**），鼻尖の上方変位，内眼角靱帯の断裂に伴う内眼角離開や変形，涙道損傷による流涙，篩板損傷による嗅覚脱失や髄液鼻漏など，鼻部や眼部に多彩な症状を呈する（図4-13）．

【治療】

　支持組織の破壊された鼻篩骨合併骨折は整復固定自体が困難であり，術後も鞍鼻変形が残存しやすく，一期的または二期的に骨移植が必要となることも少なくない．また，転位した内眼角靱帯や閉塞した涙道の再建も行わなければならない．

4　眼窩内骨折（ブローアウト骨折）

　眼窩壁単独に起こる骨折の名称として用いられる．眼部に強い外力が加わると眼窩内圧が瞬間的

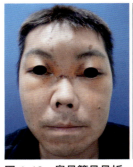
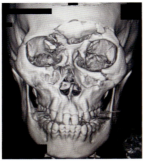

図 4-13　鼻骨篩骨骨折
前頭骨骨折，Le Fort Ⅱ型骨折を伴った鼻骨篩骨骨折による顔面中央部の高度陥没変形
（Mitsukawa N, et al：Halo-Type Distraction Device Used to Treat a Severe Midface Depression Fracture. J Craniofac Surg 27：1558-1560, 2016 より）

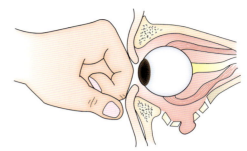

図 4-14　ブローアウト骨折
前方からの外力により眼窩内圧が上昇し，骨の薄い下壁に骨折が生じる．

に上昇し，眼窩内の構造的に弱い部位（下壁や内壁）に骨折が生じる発生機序が知られており，**ブローアウト骨折**とも呼ばれる（**図 4-14**）．その際，下壁は上顎洞，内壁は篩骨蜂巣となっているために同部へ眼窩内容の一部が逸脱し，特異的な症状を呈する．単独骨折のみならず，時に眼窩下壁から内側までの骨折をきたすこともある．

【症状】
　眼窩下壁には下直筋，内壁には内直筋がある．それら外眼筋の一部や眼窩内脂肪織が骨折部に挟まることがあり，そのために上下方向や内外方向への**眼球運動障害**と**複視**をきたすことが多い（図4-15）．また下眼窩裂を出た眼窩下神経束は，眼窩下神経溝から眼窩下神経管に入り，その管を走行した後に眼窩下神経孔を出て頬部などの知覚を司る．よって下壁骨折では，時に眼窩下神経の障害を伴う．

　骨折に伴う眼窩内容積の拡大や，副鼻腔に脱出した眼窩内容物の量に比例した**眼球陥凹**，その他，球結膜下出血，眼窩部の腫脹，鼻かみによる皮下・眼窩内の気腫，血液の混ざった鼻汁などを特徴とする．しかしこれらがすべて揃うとは限らず，ごく軽微な症状のことも多い．

　確定診断にはCT検査が有用であり，軸位断と冠状断で眼窩内容の逸脱を確認し，骨折の位置，形態，大きさを診断する．その他，**Hess chart 試験**で眼球運動を評価し，**Hertel 眼球突出計**で眼球陥凹の度合いを見る．

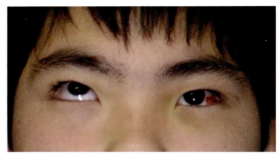

図 4-15　眼窩内骨折
左眼球の上転障害がみられる．

【治療】
　眼窩内骨折の手術適応は，原則的には眼球運動制限の有無と眼球陥凹の程度で決定する．外眼筋が絞扼している症例では，早期手術の適応となる．手術は脱出した眼窩内容を眼窩内に整復し，骨折に伴う骨欠損および陥凹部位へ，自家骨または人工材料の移植を行う．

5 ● 頬骨骨折

　頬部は顔面の突出部の1つで，打撲により頬骨体部あるいは頬骨弓に骨折を生じ，顔面骨骨折の中でも頻度が高い．骨折は前頭頬骨縫合部，頬骨弓部，眼窩下縁のトライポット骨折が多く，外力と咬筋の作用により転位する．転位の方向により分類したものに Knight & North の分類がある．

【症状】
　頬骨隆起部の平坦化による頬部の非対称，眼部では眼球陥凹あるいは突出，外眼角の下方偏位，**眼球運動障害**や複視などを生じ，頬骨弓合併骨折では側頭筋が圧迫されるため**開口障害**が起こる．また，眼窩下神経領域の頬部・上口唇・鼻翼の知

覚鈍麻は重要な所見であり，時に上歯槽神経の知覚鈍麻による咬合の違和感（偽性咬合不全）を訴える．診断は臨床症状と単純写真のWaters法で十分可能であるが，CT像なら正確な骨折の状態が把握できる．

【治療】
　手術適応は症状と変形の程度によって決定されるが，明らかな機能障害と大きな変形を有する場合は絶対適応となる．治療は観血的に頰骨を整復し，頰骨前頭縫合部，眼窩下縁および上顎骨とのbuttressにプレート固定を行う．頰骨弓単独骨折の成人例では局所麻酔下の手術も可能で，側頭筋膜下に骨折部に達し，陥没した頰骨弓を挙上する．固定は不要で開口障害は直ちに改善する．

6● 上顎骨骨折

　顔面の中央1/3に広範で強い外力が加わって起こる．上顎骨は内部に鼻腔，上顎洞など多くのcavity（腔）を有し，外力が作用すると骨折線は横方向に走ることが多い．Le Fort（ルフォー）は，この横方向の骨折線の位置で上顎骨をⅠ～Ⅲの3つの型に分類した（図4-16）．

　しかし定型的でないものがほとんどで，上顎中央部で縦方向に骨折する矢状骨折や歯槽骨に限局した歯槽骨骨折，さらには鼻骨骨折，頭蓋底骨折，眼窩内骨折などを合併することも稀ではなく，通常複雑な骨折形態を呈する．救急時には，頭蓋内をはじめとする身体他部位の合併損傷の治療が優先されるため，顔面骨骨折は亜陳旧～陳旧性骨折となることも多い．

【症状】
　Le Fort型骨折共通の症状としては，顔面全体の腫脹，鼻出血，顔面の変形，咬合異常や開咬，骨折線部の圧痛や段差，そして合併骨折の症状である．診断は臨床症状に加え，単純X線像（Waters法など）とCTでなされる．3D-CTは骨片転位の全体像を把握するのに有用で，Le Fort型多発骨折の評価に不可欠なものである．

【治療】
　咬合状態が正常な場合を除いて，ほとんどが手術適応になる．正常な咬合（習慣性咬合）と顔貌の回復が目的であり，buttress構造の再建が基本である．骨折の観血的整復後，**顎間固定**を行った状態でプレートによる骨固定を行う．亜陳旧～陳旧

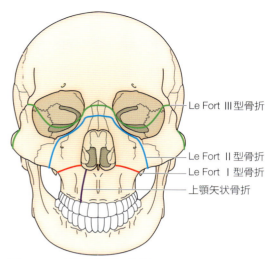

図4-16　上顎骨骨折の分類

性骨折では用手的に整復することが困難となるため，骨折線にノミを入れて離開させたり，鉗子によって上顎を引き下げたり（down fracture）などの操作が必要となる．

　以下，Le FortⅠ～Ⅲ型骨折の特徴を述べる．

a Le FortⅠ型骨折
　梨状孔の側縁から上顎骨前面を横に走り，上顎結節を経て翼状突起に達する骨折である．上顎歯列を含む可動骨片は口腔や鼻腔の粘膜だけで頭蓋側と連結するため，上顎骨片の動揺（**floating maxilla**）が著しい．内・外側翼突筋の影響で上顎骨は後方へ転位して反対咬合となり，その他，鼻・口腔出血，鼻閉，歯牙の知覚障害，開口障害などが認められる．Le FortⅠ型は，Ⅱ・Ⅲ型に比べ単独でみられることも比較的多く，また時に外力による上顎前歯部の歯牙損傷を伴う．

b Le FortⅡ型骨折
　鼻骨から上顎骨前面突起を横断，涙骨篩骨縫合を経て下眼窩裂を通り，頰骨上顎縫合，上顎骨側縁を経て翼状突起に至る骨折である．骨折の形状から**ピラミッド型骨折**と呼ばれる．上顎から顔面中央部の後退が目立ち，**皿様顔貌（dish face）**を呈する．症状はLe FortⅠ型骨折と同様の他，頭蓋底骨折による髄液鼻漏や嗅覚障害などであるが，floating maxillaは認識できないことが多い．

c Le FortⅢ型骨折
　前頭鼻骨縫合から眼窩の内壁，後壁，外壁を経て，前頭頰骨縫合に至り，頰骨弓を経て上顎骨後

壁，翼状突起に至る骨折線が認められる．中顔面が頭蓋底を境に，頭蓋骨から完全に離断された状態であるため craniofacial dysjunction と呼ばれる．Le Fort Ⅱ型骨折の症状に加え，眼周囲の腫脹と内出血などの眼窩骨折の症状がより強く出る．

d 上顎矢状骨折

矢状骨折が上顎から口蓋に認められるが，単独で発生することはなく Le Fort Ⅰ～Ⅲ型骨折と合併して発生する．歯列・歯槽弓の変形により，不正咬合がさらに著しくなる．

7 ● 下顎骨骨折

下顎骨は，顔面骨の中で唯一関節機能をもつ運動器であり，下顎頭と側頭骨の関節窩との間に顎関節を形成し，顎運動によって咀嚼を行っている．下顎骨は歯牙を有する下顎体部と，その後方でほぼ垂直に立ち上がる下顎枝部から成る．枝部の先端には，関節運動に関与する関節突起と咀嚼に関与する筋突起があり，体部と枝部とが接する部分は角部と呼ばれる．

一方，下顎骨には側頭筋，咬筋，内・外側翼突筋などの咀嚼筋，さらには舌骨筋群が付着しているため，骨折の際にはこれらの強い影響を受け，特有の転位を示す．なお，下顎骨骨折には作用した外力の直接的な影響で生じる直達骨折と，間接的な影響によって生じる介達骨折がある．直達骨折が生じるのは体部や角部，**介達骨折が生じるのは関節突起部である**．

【症状】

疼痛，不正咬合，開口障害などは共通に認められる．下顎体部やおとがい部など歯牙が存在する部位では，骨折による歯列弓の変形や歯肉の裂創，下顎角部などの骨折ではおとがい神経領域の知覚異常を時に伴う．また歯肉からの出血と口腔内不衛生によって特有の口臭を伴い，創部の感染を起こすこともある．おとがい部両側の二重骨折では，口腔底の筋群の作用により舌根が沈下し，気道閉塞の原因となりうるので注意が必要である．

前述のごとく，おとがい部への介達外力によって起こる関節突起骨折では外側翼突筋の作用により，関節頭は前内方に大きく転位する．不正咬合と開口障害の他，耳前部の腫脹と疼痛，時に耳出血を伴う（図 4-17a）．下顎骨骨折の診断は臨床症状に加え，CT やオルソパントモグラフィなどの

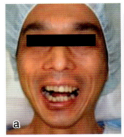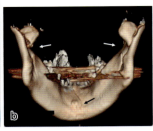

図 4-17 下顎骨骨折
両下顎関節突起骨折（白矢印）＋おとがい部骨折（黒矢印）．外側翼突筋の作用により両関節頭は前内方に転位している．
a：不正咬合と開口障害，b：3D-CT 画像

画像診断を用いて行われる（図 4-17b）．

【治療】

治療の目的は良好な咬合，咀嚼機能を得ることである．観血的手術治療と非観血的治療があり，転位の程度など骨折の状態により治療方針を決定する．いずれの治療も上下顎をワイヤーなどで結紮する**顎間固定**が行われる．骨折が複数で転位の大きな場合は原則的に手術を行い，整復後はミニプレートで固定する．転位が小さい場合，保存的治療を選択することもあるが，観血的治療に比べ，4 週間程度と長い期間咬合位での固定が必要で，そのあいだは開口と咀嚼ができずに流動食の摂取となる．関節突起骨折では，一般に保存的治療が選択されるが，関節外の低位骨折では観血的治療も有効である．

● 参考文献

1) Schultz RC：Facial Injuries(3rd ed). Year Book Medical Publishers, Chicago, 1988
2) 田嶋定夫：顔面骨骨折の治療 第 2 版．克誠堂出版，1999
3) Manson PN：Facial Fracture. In Mathes SJ(ed)：Plastic Surgery Vol. 2(2nd ed). pp77-380, Saunders, Philadelphia, 2006
4) 權 暁子，他：当院における顔面骨骨折の統計的検討．新潟医会誌 126：40-46, 2012
5) Mitsukawa N, et al：Halo-Type Distraction Device Used to Treat a Severe Midface Depression Fracture. J Craniofac Surg 27：1158-1160, 2016

損傷および創傷—C. 四肢の外傷 ● **141**

C 四肢の外傷

1 形成外科の役割

　整形外科は，骨・関節の変形（形態異常）を予防・矯正することを主な役割とし，手術を主な治療法とする外科分野である．すなわち，整形外科は骨と関節の外科で，機能外科であるのに対し，形成外科は身体外表の形態外科であるという違いがある．しかし，両者は機能と形態における重点の置き方が異なるだけである．機能のみ改善されても，形態の醜さやそのための精神的ダメージから社会復帰が拒まれることがある．一方，機能を無視して形態のみ改善しても，運動や歩行がスムーズに行えなければ，修復の目的が達せられないことになる．

　四肢の外傷における形成外科の役割は，機能を損なわないようにあるいは機能修復に適するように四肢外表の修復を行うとともに，整容的にみて形・色をできるだけ正常に近づけることにある．

2 種類

　四肢の外傷では，① 骨の外傷として骨折，② 関節の外傷として脱臼・捻挫，③ 筋，腱の外傷として筋・腱断裂，④ 皮膚，軟部組織の損傷，⑤ 神経，血管の損傷などがある．

3 処置の原則

A 全身状態の把握

　局所のみにとらわれず，バイタルサイン（呼吸，脈拍，血圧，意識）をチェックする．四肢外傷では，必ず出血を伴っていると考えてよい．出血がある場合には四肢を挙上させ，ガーゼの上から圧迫する．

　部位別の予想出血量を示す（**表4-2**）．特に骨盤骨折で高エネルギー外傷を受けた場合，ショックに対する初期治療が必要である．

B 理学所見，X線所見

　出血をコントロールしたうえで，局所を診察

表4-2　部位別の予想出血量

・骨盤骨折	1,000〜3,000 mL
・大腿骨骨折	1,000〜1,500 mL
・脛骨骨折	約 500 mL
・上腕骨骨折	約 300 mL

し，深部組織損傷の有無を調べる．診断にあたって，X線撮影と神経検査を行い，血行状態を把握し，骨折・脱臼・筋麻痺・腱断裂による変形の有無を調べる．

C 確実な麻酔

　麻酔法の中で最も適切な方法は全身麻酔であるが，上肢ではその他に腕神経叢ブロック（斜角筋間ブロック，Kulenkampff ブロック，Axillary ブロック），手関節ブロック，指ブロックなどが利用される．下肢では硬膜外麻酔，腰痛麻酔，足趾ブロックなどが利用される．

D 清掃と感染の防止

　確実な麻酔を行って創面を開き，創の観察を行うとともに清掃を行う．清掃は，スクラビング，洗浄，デブリードマンである．土や砂による汚染が疑われたら，破傷風の感染を予防する（➡129頁）．

E 無血野での愛護的な手技

　出血している視野では十分な診断も操作もできない．特に手，足では無血野を作るために，Esmarch（エスマルヒ）駆血帯や空気止血帯（ターニケット）が必要である．止血圧は，上肢では血圧の2倍（250〜300 mmHg），下肢では血圧の3倍（300〜400 mmHg）が目安である．止血帯の使用時間は90分を限度とする．創が小さく深部の診察や処置が困難な場合，皮膚切開を延長したり新たな皮膚切開を行ったりする必要が生じる．

　手においては，原則として Bruner のジグザグ切開，または側正中切開を利用する．手掌部ではなるべく手掌皮線を利用し，切開線がしわに直交しないようにする．やむなく横切る場合にはジグザグ切開とする．手背部においても同様である（**図4-18**）．

4
外傷

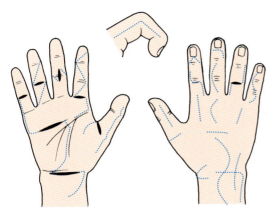

図 4-18 手における切開線および延長法
〔陣内卓雄:手の外傷.鬼塚卓彌(監修):標準形成外科学(第4版),pp119-128,医学書院,2000 より〕

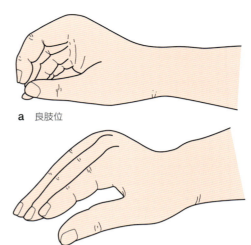

a 良肢位

b intrinsic plus 肢位

図 4-19 手の機能肢位
a:野球ボールを軽く握った肢位で,手関節20～30°背屈位,母指は他の指と対立位,示指から小指のMP関節,IP関節はともに中等度屈曲位である.
b:新鮮外傷では手背部に著しい浮腫が生じ,そのために母指は内転拘縮,示指から小指はMP関節過伸展,IP関節屈曲のいわゆるintrinsic minus 拘縮を呈し,機能障害を残す.そこで,手の新鮮外傷では,intrinsic plus 肢位,すなわち母指は掌側外転位,示指から小指はMP関節屈曲,IP関節伸展位で固定することが大切である.

F 適切な創閉鎖

受傷後6～8時間は golden period と呼ばれており,単純な切創の場合には**一次的創閉鎖**の適応である.皮膚が複雑に損傷されており弁状となる場合,その生着の可否を判断することは難しい.四肢の外傷においては,救急ではまず可及的にもとの場所に戻して**一次縫合**する.皮膚欠損や熱圧挫創では十分な洗浄を行う.皮膚欠損が明らかにある場合には,無理な縫合はせず,植皮術を利用する.近年,人工真皮や陰圧閉鎖療法による二次閉鎖も有効な方法となっている.

G 術後の浮腫予防(bulky dressing 法)

術後の浮腫,腫脹,出血そして疼痛を軽減させる目的で,適度の圧迫包帯を行う.上肢では,手の**機能肢位**(図4-19)を考慮にいれ,手全体を広い面で一様に圧迫する.

H 正しい肢位保持

正しい肢位を保持するため,アルミまたはギプス副子固定を行う.術後四肢は挙上位とし,ギプス固定を行う場合にはBöhlerの二関節固定の原則に従って上下の関節を固定する.

4 開放性損傷

前述した四肢の外傷の原則をもとに,正確な診断,治療目標の設定,治療法の決定を順序よく行う.

A 創感染の防止

前述した処置の原則に従い行う.

B 骨関節の正常化

アライメントを正して修復固定する.早期に運動療法を開始するために,**骨折や脱臼**の整復,内固定は初期治療で行う.内固定後は,状態に応じて創外副子を用いる.創外固定は感染の併発が危惧される開放骨折では利点がある.

C 血管・神経・腱の修復

血管損傷,神経損傷に関しては,手術用顕微鏡を用いてマイクロサージャリーのテクニックで一次修復を図る.
手の腱縫合は,鋭利損傷では経験豊富な術者が愛護的操作で行えば**一次縫合**(primary suture,端々吻合法)がベストである.受傷後2週間以内なら**遷延一次縫合**(delayed primary suture)が可能であり,知識や経験のない術者が安易に一次縫合

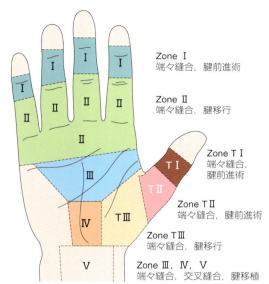

図4-20 屈筋腱の損傷部位分類（国際分類）と新鮮期治療法

〔Kleinert HE, et al：Report of the committee on tendon injuries. J Hand Surg 8：794-798, 1983 より改変〕

すべきではない．時期よりも経験のある術者が行うことのほうが大切である．

　屈筋腱損傷を国際分類では5つのzoneに分け，その治療法を分類している（図4-20）．**Zone 分類**の中で，Zone Ⅱは腱の血行障害・変性・癒着を生じやすい部位で，手術操作を加える場合にも特に愛護的操作が必要とされ，**danger zone**（no man's land）と呼ばれている．高度損傷では二次再建（腱移植・腱移行）を考慮する．

D 創閉鎖

◆単純縫合

　一次的創閉鎖の基本である．

◆植皮

1 ● 植皮

　直接縫合を行うと創縁に過度の緊張がかかる場合や，明らかな皮膚欠損を生じているが，骨や腱が露出していない場合に，植皮術が行われる．

2 ● 皮弁

　四肢に用いる皮弁には，局所皮弁と遠隔皮弁，そしてマイクロサージャリーのテクニックを用いた血管柄付遊離皮弁がある．その適応は，指尖部損傷や腱，骨などが露出した皮膚欠損である．局所皮弁としては，VY前進皮弁，回転皮弁，転位皮弁，逆行性指動脈島状皮弁などがある．

　遠隔皮弁としては，指交叉皮弁，母指球皮弁，旗状皮弁などを代表とする隣接指や手をドナーとしたものと，胸壁皮弁，腹壁皮弁，鼠径皮弁など軀幹部をドナーとした皮弁がある．

　血管柄付遊離皮弁には，静脈皮弁や足趾や趾間をドナーとした血管柄付遊離皮弁があり，四肢の腱露出を伴う広範囲の皮膚欠損には，広背筋や腹直筋や側頭筋膜などを血管柄付で移植する．

E 拘縮の防止

　不良肢位拘縮は避け，外傷の初期には手の**良肢位**（外傷ではintrinsic plus肢位，図4-19参照）が基本肢位である．そして，手術直後から患肢を挙上して浮腫を防止し，早期に運動療法を開始する．

5 各種開放性損傷の治療

A 刺創

　刺創は鋭利損傷の場合が多いのでデブリードマンは不必要なことが多いが，異物を組織内に残したままにしないように十分な洗浄は必要である．

B 挫滅創

　挫滅創の取り扱いにおいて注意する点は，汚染，挫滅された創部の広範なデブリードマンと手術後の感染予防である．さらに形成外科的な再建を段階的に行う計画が必要になることである．

C 切断肢・指損傷

　切断肢（major amputation）では，切断組織に筋肉を多く含むため，その治療方針には全身状態の影響も考慮した的確な判断が必要である．術後合併症として**再接着中毒症**（replantation toxemia），**挫滅症候群**など生命の危機にさらされる可能性があるため，24時間体制で全身管理ができる施設で行わなければならない．

　上肢切断では，特に前腕切断は肘関節が温存されており再接着のよい適応である．下肢切断では，義足の進歩により一方の足が機能的に温存さ

れ，患肢の膝機能が温存されていれば，断端形成でも機能予後がよい．

手指切断では，顕微鏡下に切断された血管を縫合し切断組織の血流再開を図る．再接着において，切断指の保存状態は大切である．切断指は洗浄後に湿らせたガーゼに包んで，ビニール袋に入れ，そのビニール袋の外から氷で冷やし，冷蔵保存する．

指尖損傷では，創の閉鎖を行わず，指尖の上皮化を図る方法がある．特に小児ではよい適応である．成人の場合でも，爪母が残せるレベルの切断で長さを温存したい症例に適応となる．断端をアルミホイルや創傷被覆材（親水性ポリウレタンフォームドレッシングなど）で被覆して1週間に1～2回創傷治療を行う．近年，創傷治療促進剤として成長因子（bFGF製剤）を断端部に使用することで，より良好な断端の形状が得られるようになった．

D 皮膚剝脱損傷

ローラーまたはベルトなどに手指を巻き込まれる損傷で，特に皮膚が全周手袋状に剝脱された場合に**手袋状剝皮損傷（degloving injury）**という．手掌部で剝脱された皮膚に皮下組織と皮静脈が温存されている場合には，静脈吻合を行うことで皮膚が生着可能な場合がある．皮膚，皮下組織ともに挫滅され微小循環が障害されている場合には，いったん切除し，皮膚の圧挫がなければ脂肪を除去して全層植皮とする．

E 熱圧挫創

スチームプレスなど高温の熱による**圧挫熱傷**では高度の皮膚障害が生じる．また受傷後も血行障害が進むので，壊死組織が拡大する．受傷後数日～1週間前後でデブリードマンを行い，植皮を行う．手背部では腱や骨が露出し，有茎皮弁や血管柄付遊離皮弁が適応となる．

F 高圧注入損傷

ペイントガンなどの塗料，オイルなどが指に注入される外傷である．症状は異物混入による疼痛と炎症である．注入直後はほぼ無症状であるが，数時間後に激烈な疼痛を伴う炎症をきたす．治療は，速やかに麻酔下に切開，デブリードマンを行

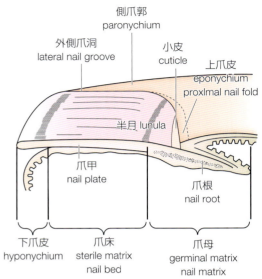

図4-21 爪とその周辺
〔日本形成外科学会用語委員会（編）：形成外科用語集（第5版）．p552, 日本形成外科学会，2009より〕

い，注入異物を排除することである．注入異物は腱鞘や筋膜下に広がっており，ある程度軟部組織を犠牲にせざるをえないこともある．術後創は開放にしておく．時には切断を余儀なくされることもある重症な外傷である．

G 熱傷，電撃傷

他項を参照のこと（熱傷→146頁，電撃傷→159頁）．

H 爪損傷

爪の構造を図4-21に示す．爪母が損傷されると爪は再生不能となり，爪床が損傷されると爪変形となる．

1 ● 爪下血腫

指先を挟んだりぶつけたりするなどの非開放損傷で起こり，血腫が急激に増大すると著しい疼痛を訴える．透見できる血腫直上の爪甲に小孔を開け，血腫をドレナージする．末節骨の骨折を合併している場合があるので，必ずX線撮影が必要である．

2 ● 爪剝脱

剝脱した爪が残っていれば，爪床部の縫合などの処置を行ったあと，爪を洗浄後に爪床部に戻し

て固定する．爪を上爪皮へ深く戻し，その部位でナイロン糸を用いて水平マットレス縫合する．爪が汚染されていたり存在しなかったりする場合には，爪床部を軟膏などで湿潤環境にして保護する．

3 ● 陥入爪

爪甲が弯曲し側爪溝に食い込んだもので，不適切な爪切り，靴などにより増悪し，感染を生じる．母趾に発生しやすく歩行時に痛みを生じる．抜爪は疼痛を一時的に除去するが，再発する．

治療は変形した爪甲縁と爪母をフェノール液で腐食する方法，切除する方法，あるいは弾性ワイヤーで矯正する方法などがある．

6 閉鎖性損傷

A Volkmann（フォルクマン）拘縮切迫状態，区画（コンパートメント）症候群
compartment syndrome

動脈血流障害による筋組織の膨化が起こり，深筋膜内圧の上昇によりさらなる血管の圧迫や筋・神経の阻血性変化を起こすもので，緊急処置を要する．原因として小児上腕骨顆上骨折や前腕骨骨折，不注意なギプス固定などがある．

症状は，**5P サイン**すなわち，pain（疼痛），paresthesia（知覚異常），pallor（蒼白），pulselessness（脈拍触知不能），paralysis（麻痺）に代表される．治療は，まず緊縛した包帯，ギプスを除去し，症状の改善がなければ緊急手術で麻酔下に深筋膜切開を行い，減張する．開放した創は開放のままとし，二期的に創閉鎖する．

B 挫滅症候群

直達外力による筋組織の損傷，長時間の局所の圧迫，急性動脈閉塞などが原因で，長時間の圧迫からの解除後に壊死に陥った筋肉組織からカリウムやミオグロビンなどが全身に循環して引き起こされる全身障害である．受傷早期は意識鮮明でバイタルサインも安定していて症状に気づきにくい．治療は早期に疑うことが大事で，疑えば高次医療機関へ転送し，輸液療法による全身管理が必要である．

7 二次再建

A 瘢痕拘縮

外傷，熱傷により**瘢痕拘縮**を生じ，手指の外表面の醜状を伴う運動障害を残した場合に治療を行う．小児では瘢痕拘縮が起こっても皮膚のみの損傷であれば非可逆性の拘縮は起こりにくいので，創が落ち着く3～6か月以降に植皮術などの手術を計画する．成人では組織不足による瘢痕拘縮は非可逆性の変化を起こすので，早期の手術が必要である．治療法は，**Z 形成術**（single，multiple，4～5 flap など），植皮術，皮弁術（局所皮弁，遠隔皮弁など），血管柄付遊離皮弁移植術などである．

B 麻痺手の再建

神経，筋損傷が修復不能な場合，隣接する筋肉も損傷されていることが多く，機能再建に用いることができる神経，筋肉ともに限定されている．術前に利用できる筋肉および腱とその機能を検討する必要がある．末梢神経麻痺の再建は，腱移行，腱移植，関節制動術などによる運動機能再建と神経移植である．

C 阻血性拘縮

Volkmann 拘縮により非可逆的な筋変性に陥ったものである．治療法は前腕屈筋の滑動距離の低下による指屈曲拘縮に対し，筋起始部前進法や腱延長術，腱移行術となる．血管柄付遊離薄筋移植術による機能的再建術も選択の1つである．

●参考文献
1) 米国手の外科学会（編），山内裕雄，他（訳）：手の診療マニュアル．南江堂，1991
2) 茨木邦夫，他：手の外科診療．南江堂，2004
3) 津下健哉：手の外科の実際．南江堂，1985
4) Mathes SJ（ed）：Plastic Surgery Vol 7（2nd ed），pp13-43，Saunders，Philadelphia，2006
5) 鬼塚卓弥：形成外科手術書（改訂第5版）．南江堂，2018

熱傷

A 診断と全身療法

1 病態

熱傷は，重症になると熱による単なる皮膚への損傷にはとどまらず，各主要臓器の損傷を引き起こす．それゆえ，適切な初期治療が施行されないと，全身性炎症反応症候群(systemic inflammatory response syndrome：SIRS)が遷延し，急性心不全(acute heart failure)，急性腎不全(acute renal failure)，急性肺障害(acute lung injury)，急性肝障害(acute liver dysfunction)などを招き，多臓器機能不全症候群(multiple organ dysfunction syndrome：MODS)を併発する．

A 重症熱傷患者の臨床経過

1 熱傷ショック期

受傷後48～72時間までの時期である．熱傷という侵襲により**全身の毛細血管の透過性が亢進**し，大量の水分・Na・血漿蛋白が血管外へ漏出し，**循環血液量の減少**(hypovolemia)に基づくショックの病態を呈し，乏尿(時には無尿)となることが多い．それゆえ，初期治療としての輸液蘇生が不足すると腎前性の**急性腎不全**をきたすことになる．

2 ショック離脱期

適切な輸液投与により，受傷後3～4日ごろ認められる利尿期である．受傷直後の血管透過性が治まり，血管外へ漏出した水分が**再吸収**(refilling)**現象**に基づく循環血液量増加(hypervolemia)から心肺血管系に負荷がかかり，**急性心不全**や**肺水腫**などの合併症を起こしやすい．

3 感染期(異化亢進期)

受傷後1週間前後からの時期で，**代謝亢進**に伴う栄養障害や免疫能低下による感染が病態に大きな影響を及ぼす．細菌感染から肺炎を合併しやすく，また，ストレスによる突然の急激な消化管出血(カーリング潰瘍；Curling's ulcer)をきたし，重篤なショック症状を認めることもある．感染症から**敗血症**に陥ると，心機能の低下だけでなく血管抵抗の減弱によりhypovolemiaな循環動態が続く．受傷後2週間以降の死因の多くは敗血症からの**多臓器不全**(multiple organ failure：MOF)であるため，綿密で周到な感染対策が重要である．

4 回復期

受傷後1か月で，熱傷創が順調に閉鎖されてくると，創部感染や種々の合併症の頻度も低くなる．

B 局所的変化

熱による障害は，皮膚ばかりでなく局所の血管にも器質的変化をもたらす．熱傷組織で産生される炎症性サイトカイン(IL-1, TNF-α, IL-6)のほかに，創面に集積した多核白血球由来の活性酸素が熱傷局所の微小血管障害の進行に関与し，全身的には熱傷組織による補体の活性化やヒスタミン産生の亢進を介して活性酸素による組織障害や血管透過性亢進が二次的に進行し，血漿成分の血管外漏出が起こる(**図4-22**)．血管透過性亢進は，受傷後6～12時間までは著明であり，その後18～36時間で減退していく．

C 全身的変化

熱傷面積がⅡ度30％以上になると血管の透過性亢進は全身に及び，心肺血管系変化に代謝系変化が加わり複雑な病態を呈する．

1 心・血管系変化

a 体液の変動

熱傷時の体液変動の第1原因は，全身の**血管透過性亢進**である．血管壁の透過性が亢進すると血漿成分中の高分子物質(主に蛋白質)が間質に漏れ出し，間質の蛋白濃度が上昇する．それに伴い，循環血漿の蛋白質濃度が低下し(**低蛋白血症**)，膠質浸透圧低下からさらに間質性浮腫を助長する．このような血漿成分の漏出により，血管内の**血液濃縮**は進行し，末梢血管抵抗の増大を招き，末梢循環不全となる．この点が出血性ショックの病態との相違である(**表4-3**)．重症熱傷ではこれら血管内の機能的細胞外液が短時間にしかも大量に失

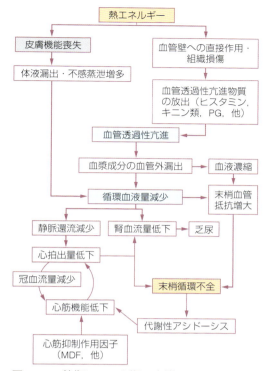

図 4-22 熱傷ショック期の病態
〔野﨑幹弘:熱傷総論.秦 維郎,他(編):標準形成外科学(第5版),pp201-209,医学書院,2008より〕

表 4-3 ショック病態の対比

熱傷ショック	出血性ショック
血管透過性亢進	血管の離断
血漿の血管外漏出	全血の血管外流出
血液の濃縮	血液の希釈
ヘマトクリット↑	ヘマトクリット↓
末梢血管抵抗↑	末梢血管抵抗↓
末梢循環不全	末梢循環→

〔野﨑幹弘:熱傷総論.秦 維郎,他(編):標準形成外科学(第5版),pp201-209,医学書院,2008より〕

われ,循環血液量が減少することによって熱傷ショックとなる.

b 心機能と循環動態

受傷直後においては,重症度に相関して心拍出量の減少,左室仕事係数(LVSWI)の低下,脈拍増加,末梢血管抵抗係数(SVRI)の上昇がみられ,中心静脈圧(CVP)・肺動脈楔入圧(PAWP)の低下を認める.また,レニン・アンギオテンシンおよびアルドステロン分泌増加の影響から,乏尿傾向となる.

2 ● 代謝系変化

熱傷によるストレスは,受傷早期に代謝・内分泌ホルモンレベルに変動を起こす.外傷の中でも広範囲熱傷の**基礎代謝率の亢進**は最も大きなものであり,生体はその恒常性を維持するために代謝上種々の反応を示し,熱傷創が創閉鎖されるまで継続される.これらの代謝変動のうち,エネルギー代謝と蛋白代謝の亢進,ならびに内因性エネルギー基質の動員は,広範囲熱傷患者にみられる最も重要な反応である.

a エネルギー代謝の亢進

広範囲熱傷時におけるエネルギー消費量は,健常時の安静エネルギー消費量(resting energy expenditure:REE)の1.5~2倍に達する.熱傷面積が大きくなるほど代謝量も増大するが,60~70%の熱傷時に代謝の亢進は最大となり,それ以上になると減少傾向を示す.

受傷初期の代謝の亢進は,カテコールアミンに代表される神経内分泌系の反応が主体となるが,それに加えて不感蒸泄増加による気化熱の影響が大きい.熱傷創面から喪失される水分量は,広範囲熱傷患者では健常人の10倍ほどの100~200 mL/hrにも達し,不感蒸泄1 mLあたり気化熱として0.58 kcalが失われる.さらに,室温によっても変動するため,室温を高くすることによってエネルギー消費量の増加を抑制することができる.

b 蛋白代謝の亢進

コルチゾールなどの異化ホルモンの分泌亢進により,**筋蛋白の崩壊**が進みlean body massの減少が起こる.その一方で,熱傷創の修復や各種の急性相蛋白の合成促進など,蛋白合成の反応も亢進する.すなわち,広範囲熱傷患者では蛋白の異化,合成ともに亢進しているものの収支バランス(net balance)としては,異化反応が優位になっている状態と考えられる.

2 診断

A 熱傷面積の診断

熱傷面積を算定する方法は,成人では**9の法則**(rule of nines),幼・小児では**5の法則**(rule of fives)による簡便な方法が一般的に用いられる

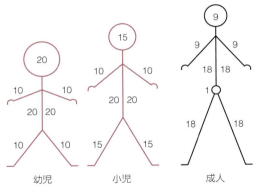

a 5の法則（Blockerのchart）　b 9の法則（rule of nines）

図4-23　熱傷面積の算定法

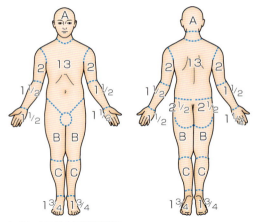

図4-24　Lund & Browderの法則

（図4-23）．また，患者の片手（全指腹と手掌）を1％として計算する**手掌法**は，受傷範囲が不規則であったり，受傷面が飛び離れて多数存在したりするような場合には便利である．

救命救急センターや熱傷専門施設ではより正確な計測が必要となるため，体表を部位別に区分し，年齢別に頭部・四肢を配分したLund & Browder（ランド-ブラウダー）法を使用する（図4-24）．

B 熱傷深度の診断

日本熱傷学会では，熱傷創の皮膚組織損傷の深度（図4-25）を，Ⅰ～Ⅲ度に分類している．受傷早期に正確に熱傷深度を診断することは臨床上困難なことが多く，また，経過中に深度が進行する場合もあり，日々の熱傷創の観察が重要である（表4-4）．

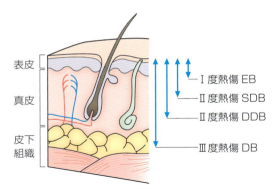

図4-25　熱傷における皮膚損傷の深度

1● Ⅰ度熱傷 epidermal burn（EB）

表皮までの熱傷で，局所所見として発赤と軽度の腫脹を呈するが，水疱形成は認められない．熱感や知覚過敏，時に疼痛を伴う．これらの症状は数日以内に消退するため，治療の対象とはならない．

2● 浅達性Ⅱ度熱傷 superficial dermal burn（SDB）

表皮全層と真皮乳頭層までの熱傷で，局所所見として**水疱形成**が認められ，水疱底は赤色を呈する．激しい疼痛と腫脹を認めるが，毛囊や汗腺な

必修事項

- 熱傷面積の算定には，9の法則（成人）と5の法則（幼・小児）が簡便であり，熱傷創面が散在する場合には，手掌法が便利である．
- Burn Index〔Ⅱ度熱傷面積（％）×1/2＋Ⅲ度熱傷面積（％）〕は10～15以上で重症と判定される．
- 深達性熱傷（Ⅲ度）に対しては，受傷後早期に壊死組織の切除と植皮術による創閉鎖を行う．

熱傷—A. 診断と全身療法 ● 149

表4-4 熱傷深度の分類

熱傷深度			臨床所見	経過
Ⅰ度	浅達性熱傷	表皮熱傷 epidermal burn（EB）	乾燥・紅斑・浮腫 知覚過敏・有痛性	3〜4日で治癒 瘢痕形成（−）
Ⅱ度		浅達性Ⅱ度熱傷 superficial dermal burn（SDB）	湿潤・水疱形成 水疱底面紅色 有痛性，pin prick test（＋）	2週間前後で治癒 色素沈着（±）
	深達性熱傷	深達性Ⅱ度熱傷 deep dermal burn（DDB）	湿潤・水疱形成 水疱底面白濁色 知覚鈍麻，pin prick test（−）	3週間前後で治癒 瘢痕形成（＋） 感染によりⅢ度へ移行しやすい
Ⅲ度		皮膚全層熱傷 full-thickness burn, deep burn（DB）	乾燥・羊皮紙様 水疱形成なし 無痛性，pin prick test（−）	1か月以上自然治癒に要する 瘢痕形成（＋） 多くは植皮を必要

〔野﨑幹弘：熱傷総論．秦 維郎，他（編）：標準形成外科学（第5版），pp201-209，医学書院，2008 より〕

表4-5 Artz の診断基準

1．**重症熱傷**：総合病院で入院加療必要
  ・Ⅱ度 30％以上
  ・Ⅲ度 10％以上
  ・顔面・手・足・陰部熱傷
  ・気道熱傷
  ・電撃傷・化学熱傷
  ・骨折・軟骨組織損傷を伴う
2．**中等度熱傷**：一般病院で入院加療必要
  ・Ⅱ度 15〜25％
  ・Ⅲ度 10％未満
3．**軽症熱傷**：外来通院
  ・Ⅱ度 15％未満
  ・Ⅲ度 2％未満

〔野﨑幹弘：熱傷総論．秦 維郎，他（編）：標準形成外科学（第5版），pp201-209，医学書院，2008 より〕

どの皮膚付属器は残存しているため，受傷後2週間以内で上皮化し，瘢痕形成はみられない．しかし，時に色素沈着を残すことがある．

3 ● 深達性Ⅱ度熱傷 deep dermal burn（DDB）

真皮乳頭層からさらに真皮深層まで達する熱傷で，水疱形成が認められ，水疱底は白色を呈する．軽度の疼痛と腫脹を認める．皮膚付属器の多くが破壊されるため，これらの上皮組織から皮膚新生による上皮化に3〜4週間を要し，瘢痕形成を認めることが多い．感染により皮膚付属器はさらに破壊され，Ⅲ度熱傷に移行することが多い．

4 ● Ⅲ度熱傷 deep burn（DB）

皮膚全層だけでなく，時に皮下組織・筋・骨までの熱傷で，局所所見として蒼白〜褐色の**羊皮紙**状を呈し，固い皮状の壊死組織すなわち焼痂（eschar）を形成する．皮膚付属器は完全に破壊されるため，上皮化は焼痂が融解・脱落したのち，周囲の健常皮膚からの表皮再生によるのを待つことになるが，多くの場合は植皮術が必要となる．

C 重症度の診断

一般に熱傷面積が小児ではⅡ度15％以上，成人でⅡ度30％以上を重症熱傷として扱い，全身管理が適応となる．日本熱傷学会診療ガイドラインでは，成人でⅡ度15％，小児でⅢ度10％以上では初期輸液の実施が推奨されている．Artz（アルツ）の診断基準（**表4-5**）は重症度を判断するうえで広く用いられている．

Schwartz（1963年）の提唱した**熱傷指数**（Burn Index）も重症度判定の指標としてよく使われる．公式により算出した値が10〜15以上を重症熱傷として扱う．

〔Burn Index＝Ⅱ度熱傷面積（％）×1/2
　　　　　　　＋Ⅲ度熱傷面積（％）〕

患者の年齢を考慮した熱傷予後指数〔Prognostic Burn Index（＝Burn Index＋患者年齢）〕では，100以上が予後不良となる．その他，気道損傷の有無，既往疾患なども重症度に大きく影響を与える因子である．

3 全身療法

熱傷における初期治療も，一般外傷の救急処置

とほぼ同様であり，まず気道の確保を優先する（**表 4-6**）．Artz の診断基準に基づき，重症熱傷患者は周到な全身管理が必要となる．

Ⓐ 輸液療法

熱傷の輸液公式は種々あるが（**表 4-7**），これらの公式により算出される輸液量については，① 初期輸液のガイドラインにすぎないこと，② 患者によって輸液に対する反応が異なることから経時的に，一般的には 30 分〜1 時間ごとに循環動態を観察するモニタリングが重要である．

1 ● Parkland（Baxter）法

Baxter により考案された公式で，Parkland Memorial Hospital（米国）で使用された．現在，最も広く使われている輸液公式である．「受傷早期に分子量の大きいコロイドを投与しても，血管透過性が亢進しているため血管外へ漏出し，逆に間質性浮腫を遷延させる結果を招くため，透過性亢進が減退した 24 時間以降にコロイドを投与してこそ循環血液量維持に有効である」とする Baxter 理論に基づく公式である．

それゆえ，受傷後 24 時間は，細胞外液に最も類似する乳酸加リンゲル液のみを投与する．受傷後 8 時間までは計算量の 1/2 を，次の 16 時間で残り 1/2 を投与する．

2 ● Hypertonic lactated saline solution 法（HLS 法）

Monafo により提唱された方法である．熱傷の細胞内や組織間隙の浮腫液が細胞外液より高張な Na 溶液であるため，細胞外液の喪失は機能的 Na の喪失であるとして，Na 濃度を高めた高張電解質輸液を投与する方法である．

総輸液量は Parkland 法の約 1/3〜1/2 に減少できるため，refilling 期に起こる肺水腫が起こりにくく，広範囲熱傷や気道損傷合併例に適応があるとされる．しかし，高 Na 血症や腎不全の合併症に注意しなければならず，管理が難しい小児熱傷には禁忌である．

表 4-6　救急処置

1．気道の確保：酸素投与，気管挿管
2．静脈の確保と輸液：乳酸加リンゲル液の投与
3．膀胱留置カテーテルの挿入：時間尿量測定
4．熱傷面積・深度判定と合併損傷のチェック
5．局所の処置：冷却，創面の清潔・保護
6．破傷風の予防
7．その他：鎮痛，胃管挿入，臨床一般検査など

〔野﨑幹弘：熱傷総論．秦 維郎，他（編）：標準形成外科学（第5版），pp201-209，医学書院，2008 より〕

表 4-7　輸液公式

		Parkland 法（Baxter 法）	HLS 法
初めの 24 時間	コロイド溶液	なし	HLS300：2 L→HLS250：1 L→HLS200：1 L→HLS150：無制限 高張 Na 溶液を順に 2 mL/kg/% で開始し，尿量 30〜50 mL/hr を保つよう調節．
	電解質液	4 mL/kg/%（乳酸加リンゲル）	
	水（5%ブドウ糖）	なし	
次の 24 時間	コロイド溶液	受傷面積：40〜50%；250〜500 mL 50〜70%；500〜800 mL 70%以上；800〜1,200 mL	2.0 mL/kg/%（5%プラズマ）
	電解質液	なし	HLS150→乳酸加リンゲル 尿量 50 mL/hr に適宜投与
	水（5%ブドウ糖）	尿量 50〜70 mL/hr に適宜投与	

熱傷—A. 診断と全身療法 ● 151

表4-8　熱傷ショック期の輸液管理の指標

・尿量	0.5〜1 mL/kg/hr
・平均血圧	>80 mmHg
・脈圧	>40 mmHg
・脈拍数	<120/min
・中心静脈圧	3〜8 cmH$_2$O
・肺動脈楔入圧	3〜12 mmHg
・心係数	>2.5 L/min/m^2
・ヘマトクリット値	45%以下

〔野﨑幹弘：熱傷総論．秦 維郎，他（編）：標準形成外科学（第5版），pp201-209，医学書院，2008 より〕

B 適正輸液の指標（表4-8）

1● 時間尿量

適切な輸液管理を行ううえで，最も重要かつ簡単な指標は**時間尿量**である．熱傷ショック期の乏尿は，多くは循環血液量の不足によることが多い．尿量だけでなく，**尿比重**を計測し，高比重であることを確認するとよい．小児（特に体重30 kg未満）では1 mL/kg/hr 以上の尿量を維持するように輸液量を調節する．

2● 血圧（BP）

平均血圧80 mmHg 以上，脈圧40 mmHg 以上を保つように輸液量を調節する．

〔（平均血圧）＝1/3（収縮期血圧）
　　　　　　　＋2/3（拡張期血圧）〕

3● 中心静脈圧　central venous pressure（CVP）

CVP が2 cmH$_2$O 以下は循環血液量の不足，15 cmH$_2$O 以上は循環血液量の過剰または右心不全を考える．

4● 肺動脈楔入圧および心係数

pulmonary atrial wedge pressure（PAWP），
cardiac index（CI）

PAWP が2 mmHg 以下は循環血液量の不足，16 mmHg 以上でCI が2.3 L/min/m^2 以下は左心不全を考える．

5● ヘマトクリット（Ht）値

血漿成分の血管外への漏出による血液濃縮により，末梢血管における血液泥化現象（slugging）が末梢循環障害を増長する．Ht 値45%以下になる

よう補正する．

C 熱傷ショック期離脱以後の管理

受傷後48〜72時間が経過すると，血管透過性は減弱し，非機能的細胞外液が血管内へ戻り始めるため，循環血液量は急激に増加し，refilling 現象を迎える．通常，細胞外液の分布比は，血漿：組織間液＝1：3 とされているが，血漿に一過性に多く分布することになり，fluid overload をきたし，①尿量の増加，②脈圧の増加，③心拍出量の増大，④CVP の上昇が認められる．このために，血液希釈（hemodilution）からの貧血・低蛋白血症・低 K 血症をきたしやすい．また，心肺系の負荷が増大することにより肺水腫を起こしやすいため，厳重な輸液管理・呼吸管理が必要となる．

1● 輸液管理

利尿期では尿量は輸液の指標とならない．水バランス（＝輸液量−尿量）は負となるため，乳酸加リンゲル液から維持輸液に変更する．貧血・低蛋白血症を補正し，低 K 血症には電解質の補正を行う．利尿と循環動態の安定のために，ドーパミンの投与も有用である．

2● 呼吸管理

この時期の最も多い肺の合併症は肺水腫である．血液ガス分析，胸部 X 線，心機能を頻回にチェックして早期に診断し，利尿薬の投与とともに，重症例に対しては人工呼吸器による呼吸管理を積極的に行う．

D 栄養管理

熱傷ストレスによる生体反応として，初めは肝に蓄えられたグリコーゲンがブドウ糖に分解されてエネルギー源となるが，受傷後わずか1〜2日で消費されてしまう．その後，全身の骨格筋における筋蛋白の崩壊が始まり，アミノ酸に分解されてエネルギー源として利用されていく．それゆえ，広範囲熱傷患者では容易に**低栄養状態**に陥り，体重減少，創傷治癒遅延，免疫能低下となることから，全身管理の一環として熱量投与を主体とする栄養管理が必要不可欠である．

投与量の算定法として，**間接熱量計**（indirect calorimetry）による安静時エネルギー消費量

表 4-9　熱傷患者の必要熱量の算出法

1. Batchelor, Curreri らに準じた方法
- 必要熱量(kcal)
  成人(60 歳未満)＝25×体重(kg)＋40×受傷面積(%)
  成人(60 歳以上)＝20×体重(kg)＋65×受傷面積(%)

2. Galveston 法
  (Shriner 熱傷病院で用いられている小児向けの方法)
  1,300 kcal×受傷面積(m^2)＋1,800 kcal×体表面積(m^2)
  ＊カロリー量の 15%以上を蛋白源で摂取する.

3. Harris-Benedict の方法
  以下の式より得られた BEE(basal energy expenditure)の
  1.5〜2 倍量を必要熱量とする.
  男性＝66.47±13.8×体重(kg)＋5×身長(cm)＋6.8×年齢
  女性＝655＋9.6×体重(kg)＋1.9×身長(cm)＋4.7×年齢

〔野﨑幹弘：熱傷総論. 秦 維郎, 他(編)：標準形成外科学(第 5 版), pp201-209, 医学書院, 2008 より〕

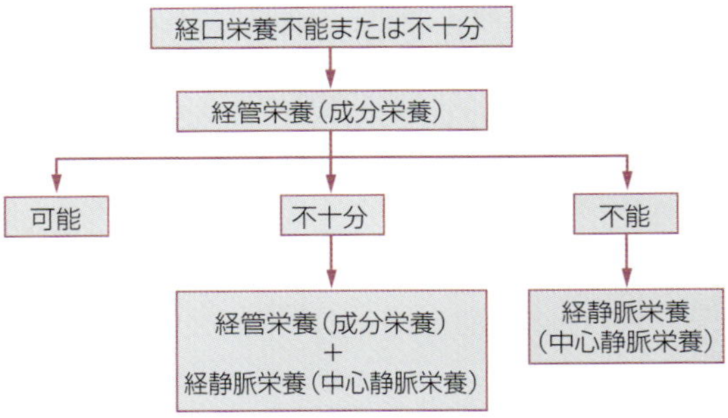

図 4-26　重症熱傷患者への栄養法の選択
〔野﨑幹弘：熱傷総論. 秦 維郎, 他(編)：標準形成外科学(第 5 版), pp201-209, 医学書院, 2008 より〕

(REE)を測定し, これにストレス係数をかけて投与エネルギーを算出する方法と, 計器を用いず, 性別, 体重, 身長, 年齢をもとに基礎エネルギー消費量(basal energy expenditure：BEE)を算出し(Harris-Benedict の式), それにストレス係数をかける方法とがある. また, 直接投与量を算出する方法として, Batchelor, Curreri の方法や, Galveston の方法などがあるが, 投与量が過剰になる場合や不足する場合もあるため, 現在ではあまり使用されていない(表 4-9).

投与方法は経口摂取が生理的で第 1 選択となる. しかし, 気管挿管中などで経口摂取が不可能な場合には, 経管栄養, 胃チューブや ED チューブから成分栄養(elemental diet)を補給する. 補助的な方法として, 中心静脈カテーテルを経由した**高カロリー輸液**(total parenteral nutrition：TPN)を併用することもよいが, カテーテル感染に十分な注意を払いながら長期間にならないようにする. 中等度以上の重症熱傷患者では, 可及的早期に経腸栄養を開始すべきである(図 4-26).

侵襲時の代表的な特殊栄養素として, グルタミン, n-3 脂肪酸, アルギニン, ビタミン A・C, 微量元素(Zn, Cu, Mg など), 食物繊維が挙げられ, これらを含有した経腸栄養剤や濃厚流動食の

投与が有効である.

④ 気道損傷(気道熱傷)
inhalation injury

気道損傷とは, 火災や爆発による煙, 高温水蒸気, 有毒ガス(一酸化炭素, ホルムアルデヒドなど)などを吸引したことによる咽・喉頭や気管・気管支の粘膜損傷や肺胞の障害などのことをいう. 一般的に, 閉鎖された室内での火災による体表面の熱傷に合併することが多いが, 気道損傷単独のこともある. 体表面の熱傷に気道損傷を合併した場合には, 非合併例に比較して死亡率が上昇する.

Ⓐ 診断

以下の受傷状況・症状を認めた場合には気道損傷を疑う.
1) 閉鎖空間での受傷
2) 口腔・鼻腔粘膜の発赤・腫脹・びらん・煤の付着
3) 嗄声

Ⓑ 検査法

1) 気管支ファイバースコープで, 声帯や気管, 気管支に煤の付着, 粘膜のびらんや腫脹を観察する.

禁忌事項
- 熱傷患者の初期輸液には, 全血輸血は禁忌である.
- 心不全患者に, 急速大量輸液は禁忌である.

必修事項
- 重症気道損傷(熱傷)では, 喉頭浮腫や気管粘膜浮腫により挿管困難になるため, 早めの気管挿管の準備・対応が必要である.

熱傷—B. 局所療法 ● **153**

2） 血中一酸化炭素濃度（COHb 濃度）で一酸化炭素中毒の有無，程度を評価する．

3） 胸部 X 線検査は，受傷初期には診断価値が低い．

C 治療

対症療法を行う．重症の場合には気管挿管し人工呼吸器による呼吸管理を行い，気道分泌物や脱落した気管支粘膜の吸引を頻回に行う．

●参考文献
1） 杉本 侃，他（編）：熱傷．南江堂，1982
2） 平山 峻，他（編）：最新の熱傷臨床—その理論と実際．克誠堂出版，1994
3） 百束比古（編）：熱傷の治療—最近の進歩．克誠堂出版，2003
4） 木所昭夫（編）：熱傷治療マニュアル．中外医学社，2007
5） 日本熱傷学会学術委員会（編）：熱傷診療ガイドライン改訂第 2 版．日本熱傷学会，2015

B 局所療法

熱傷により皮膚が損傷されると，感染，体液の漏出，体温の喪失，疼痛などの問題が発生する．局所療法はこれらの症状を緩和し，表皮形成を促進して最終的に恒久的な皮膚組織を再建する目的で行われる．熱傷の局所療法は熱傷の深度，受傷範囲，受傷部位により異なる．

浅達性Ⅱ度熱傷（SDB）では，2 週間以内で上皮化するので，局所の保護や表皮形成促進の作用を有する軟膏を用いた保存的治療が選択される．一方，深達性Ⅱ度熱傷（DDB）またはⅢ度熱傷（DB）では，保存的治療のみでは上皮化までに長期間を要し，感染の危険性も高い．したがって外科的な壊死組織除去（デブリードマン）と植皮術が選択される．

保存的治療は，感染防止や良好な植皮の移植床の準備（wound bed preparation：WBP）に主眼が置かれる．しかし，DDB においては下床に残存したわずかな上皮幹細胞からの上皮化を，また小範囲の DB においては周囲からの収縮による治療を目的として，保存的治療を選択する場合もある．局所療法の目的が感染防止なのか，創治癒促進なのか，壊死組織除去なのかなどにより，治療方針

が異なることを念頭に置く必要がある．

1 受傷初期の局所処置

創部は流水を用いて洗浄する．冷却は疼痛を緩和させるだけでなく，代謝を抑え，炎症反応を抑制し，浮腫を軽減させる．これによりさらなる熱傷範囲・深度の進行を抑える効果がある．熱傷が広範囲に及ぶ場合は低体温にも留意する．顔面・躯幹など直接流水を用いにくい部位では，冷たいタオルで冷やすことも効果がある．熱傷創から剥離している壊死組織（焼けただれて脱落しそうな皮膚）を除去，焼けた衣服，汚物などを愛護的に洗い流す．

水疱は破れてびらん面が露出している場合は，除去し適切な軟膏や創傷被覆材を用いて被覆する．破損していない場合はそのままにしておくか，注射針などで内容液のみを除去して，水疱膜を創面に密着させて利用することも可能である．四肢の全周に及ぶ DB では，腫脹による循環障害をきたし，末梢特に指趾の血流が不良となり壊死を起こすことがあるので，皮膚の**減張切開**（relaxation incision）が必要となる場合がある．また，胸壁の DB においても皮膚の硬化により胸郭運動が制限され，呼吸は浅くなりガス交換が不良となるので，同様に減張切開が必要である（図 4-27）．

2 保存的局所療法

局所処置は，創洗浄後に行うことが望ましい．その際，壊死組織や浸出液をできるだけ除去するようにする．局所療法は外用剤と創傷被覆材による治療に大別され，その種類は多岐にわたるが，目的（局所保護あるいは感染防止）により適した選択が必要である．

A 局所保護・表皮形成促進

SDB では，自然治癒（真皮層に残存する皮膚付属器や周囲健常皮膚からの表皮形成）による上皮化が目的で，局所を湿潤に保つことが大切である．この**湿潤創傷治癒**（moist wound healing）を促すには，ワセリン基剤の軟膏やハイドロコロイド創傷被覆材が用いられる．手・指の熱傷においては創部の安静は不要であり，むしろ初期から積

4

外傷

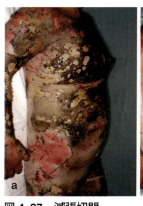
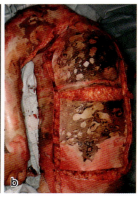

図4-27 減張切開
a：火炎にて全身熱傷を受傷した．前胸部Ⅲ度熱傷．
b：前胸部に減張切開を施行した．

極的に自他動運動を行い，関節可動域の拡大を図ることが重要である．

Ⓑ 感染防止

広範囲なDDBやDBでは，感染防止が局所療法の最大の目的となる．熱による損傷を受け，壊死に陥った皮膚(焼痂eschar)は細菌感染の場となる．重症熱傷においては，熱傷皮膚1gあたりの細菌量が10^5個を超えると，細菌が周囲の組織や血管内に侵入して，熱傷創重症感染(burn wound sepsis)の状態となり，敗血症をきたす可能性が高くなる．このような熱傷創に対しては，外科的なデブリードマンが必要であり，それまでの期間抗菌力を有する以下の外用剤が用いられる．

1 抗菌薬含有軟膏

ワセリンを基剤とした抗菌薬を含んだ軟膏が用いられる．局所保護作用(刺激が少なく疼痛を軽減)に優れるが，浸透性が弱く浸出液が貯留しやすい．このため，SDBや小範囲の熱傷に使用される．また，抗菌薬含有軟膏の長期大量使用は，耐性菌〔メチシリン耐性黄色ブドウ球菌(MRSA)など〕の発生を招くなど，菌交代現象をきたすため注意が必要である．

2 シルバーサルファダイアジンクリーム

銀白色の光沢をもつクリーム基剤の外用剤で，重症熱傷で広く用いられている．浸透性が強く焼痂などの壊死組織の中へも薬剤が浸透する．緑膿菌に強い抗菌力を有する．シャワー浴と組み合わせて用いられる．使用中に白血球減少症を認めることがあるため，注意が必要である．

Ⓒ 壊死組織除去

小範囲のDBにおいては，壊死組織除去の目的でブロメライン軟膏が用いられる．

❸ 外科的局所療法

広範囲のDDBやDBなど，保存的治療で上皮化が望めない重症熱傷では，受傷早期(おおむね2週間以内)に焼痂を切除して植皮し創を閉鎖することが，burn wound sepsisの危険性を減らし救命率の向上につながる．デブリードマンし，できる限り植皮の生着しやすい創面(移植床)を整えることが必要である．デブリードマンの時期により超早期手術(受傷後48時間以内)，早期手術(受傷後5～7日以内)，晩期手術(それ以降)に分けられる．

Ⓐ 焼痂切除の方法

1 接線面切除法 tangential excision

焼痂および壊死組織を，点状出血が認められる健常組織まで専用のメス(ナイフ)を用いて段階的に層状に切除(スライス)していく方法である(図4-28)．過剰な健常組織切除を避けられ機能的，整容的な犠牲が少ない利点がある．
一方，組織が生きているか否かの判断が難しい点からデブリードマン不足や，手技が若干煩雑で時間を要するため出血が多く侵襲が大きくなる欠点がある．

2 筋膜上切除 fascial excision

電気メスを用いて焼痂および壊死組織を健常な皮下組織(皮下脂肪織)とともに筋膜上で切除する方法である．短時間での施行が可能であり，切除の深さがわかりやすく出血のコントロールも容易であるが，機能，整容面での犠牲が大きい．そのため広範囲熱傷における救命を目的とする場合に適応される(図4-29)．

Ⓑ 植皮の方法

熱傷創の手術では通常，分層植皮(split thick-

熱傷―B. 局所療法 155

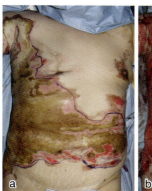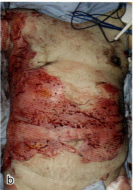

図 4-28 デブリードマン（接線面切除）
a：右側胸部から腹部にかけて深達性Ⅱ度熱傷を認める（植皮後）．
b：tangential excision を施行．施行部位下床に点状出血を認める．

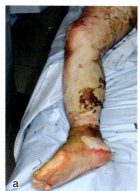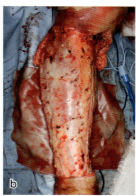

図 4-29 デブリードマン（筋膜上切除）
a：右下肢のⅢ度熱傷．
b：下腿の筋膜上で facial excision を施行した．筋膜下の腓腹筋が透見できる．

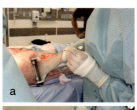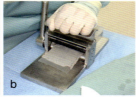
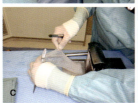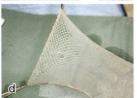

図 4-30 メッシュ分層植皮
a：左大腿部より 12/1,000 インチで採取．
b, c：専用機器でメッシュ植皮片を作成．
d：1.5 倍にメッシュされた植皮片．

ness skin graft：STSG）を行う．STSG では移植する植皮片の厚さが薄いほど生着がよいが，術後の拘縮が強く整容的に劣る．しかし同一部位から繰り返し採皮ができるため，広範囲熱傷で採皮部位が限られる場合などに用いられる．これ以外に不足する自家皮膚を補う方法として，網状植皮（mesh skin graft）やパッチ植皮（patch graft）がある．さらに近年では自家培養表皮移植が臨床応用されている．

1 ● 網状植皮 mesh skin graft

分層植皮片をメッシュダーマトームで網目状として 1.5 倍から 6 倍に広げて移植する（図 4-30）．拡大率が大きいと網目状の醜状瘢痕が残存し，整容面で劣る．顔面，手背，関節部位では使用を避ける．

2 ● パッチ植皮 patch graft

カミソリあるいはシルバーナイフにて薄い分層植皮片を採取し，これを切手大の小片として創部にまばらに植皮する方法である．島状の植皮片から上皮が伸長し，創閉鎖が得られる（図 4-31）．

3 ● 自家培養表皮移植

ヒト表皮細胞を培養によってシート状に増殖拡大させ，熱傷創部に移植する．患者の正常皮膚を切手大サイズで全層採取し，表皮細胞を分離後 2～3 週間かけて培養し，これをデブリードマン後の創面に移植する．自家分層植皮片とは異なり，表皮の基底層を欠くため，真皮を欠く皮膚全層欠損創では生着率が悪い．

そのため，創面に真皮成分を構築するために，死体から採取しスキンバンクで凍結保存された同種皮膚（他人の皮膚）を移植し，その上に培養表皮を移植する方法や，人工真皮を用いて，真皮様組織を構築した後に培養表皮移植を行う方法が行われている．これらの方法により培養表皮の生着率は向上し，適用は拡大している（図 4-32）．

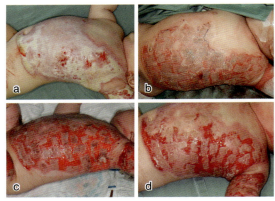

図 4-31 パッチ植皮（10 か月，男児）
a：ポットの熱湯で前胸部に DDB を受傷．
b：デブリードマン後頭皮より分層植皮片を採取，切手状にパッチ植皮を施行した．
c：術後 10 日目．植皮片は全生着した．
d：術後 3 週間目．パッチ植皮間は上皮が遊走し癒合している．

図 4-32 自家培養表皮移植
a：左大腿部の熱傷創をデブリードマン．
b：6 倍メッシュの自家分層植皮片を移植．
c：あらかじめ採取した皮膚から作製した自家培養表皮．
d：半透明白色のキャリアに保護された自家培養表皮を 6 倍メッシュ植皮片上に移植．
e：キャリア除去（自家培養表皮はほぼ透明）．
f：術後 2 か月．自家培養表皮は生着した．

4 特殊部位の局所療法

 顔面

1 ● 特徴

顔面は，整容上にも大切な部位である．顔面の熱傷は治癒後の瘢痕拘縮が機能的・整容的に大きな問題となる（**図 4-33**）．眼瞼皮膚の拘縮により開眼・閉眼障害を生じ，これによる兎眼から角膜障害などをきたす．口唇周囲皮膚の拘縮により開口・閉口障害を，鼻の拘縮による鼻孔狭窄などの後遺症をきたす．

2 ● 治療

顔面の皮膚は血行がよく皮膚付属器が豊富なため，感染は少なく創傷治癒は良好である．浅い熱傷では，瘢痕を残さずに治癒することが多い．このため壊死組織の早期切除と植皮は行わない．開放療法のよい適応部位である．

Ⓑ 手

1 ● 特徴

手は解剖学的に手背の皮膚が薄く，治癒が遷延し，機能の障害（腱の断裂や関節の拘縮）をきたしやすい．小児では炊飯器の蒸気や高温体に触れて手掌側に受傷することが多い（**図 4-34**）．成人で

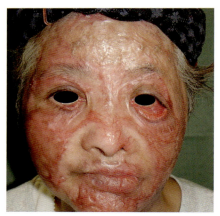

図 4-33 顔面の熱傷瘢痕拘縮（57 歳，女性）
下眼瞼の外反，内眼角皮膚の線状拘縮，前額・頬部・口唇の肥厚性瘢痕を認める．

は火炎や爆風で手背側に受傷することが多い．

熱圧挫創（heat press injury）と呼ばれる特殊な手の熱傷がある．熱固体により手が圧挫されて生じる熱傷で，皮膚皮下組織だけでなく，時には骨まで壊死に陥ることもあり重度の機能障害を生じる．

2 ● 治療

手背部は腱や関節の露出などをきたしやすいた

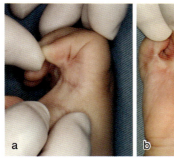
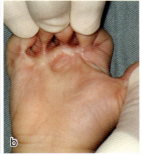

図 4-34　手の熱傷瘢痕拘縮（1 歳，男児）
3 か月時に熱湯にて受傷，保存的に加療された．1 歳時，示指から小指の掌側皮膚は高度に癒着し，屈曲拘縮をきたしている．

め，早期の壊死組織除去と植皮術が推奨される．手掌部はできるだけ，健常皮膚を温存し保存的に治療を行う．通常 3 週間は待機する．手指の全周性の DDB や DB で，焼痂と浮腫により末梢血流の循環障害が疑われる場合は，躊躇なく早期に減張切開を施行する．

受傷早期からの自動運動と理学療法が重要である．そのためドレッシングを軽めとし，極力手を動かしやすくしておく．自動運動ができない場合や植皮術後で安静目的に肢位を固定する場合は，手指の関節拘縮を予防するため，手関節は背屈位 10°〜20°，MP 関節は屈曲位 70°〜90°，IP 関節は伸展位 0°，母指は外転対立位（intrinsic plus position）で固定する．

C 外陰部，肛門周囲

1 ● 特徴

排尿，排便，生殖器の機能温存と熱傷治療中の汚染防止に留意する．創治癒後の瘢痕拘縮による陰茎や外陰の変形，肛門の狭窄，括約筋の機能障害も治療が必要になる．

2 ● 治療

外陰部は創治癒の良好な部位であるため，壊死組織の早期切除と植皮は一般的な適応とならない．受傷時には排尿管理と尿道狭窄予防目的でバルーンカテーテルが留置される．排便の自律が不能な場合は人工肛門の造設も検討されるが，近年は肛門内に挿入し，便を管理する低圧バルーンチューブが使用可能である．

5 熱傷後遺症

DDB および DB では熱傷が真皮の深層まで及ぶために，創治癒まで 3 週間以上を要し治癒後に瘢痕を残す．これらの瘢痕は肥厚し醜状痕となる．また，瘢痕の収縮により瘢痕拘縮を生じ，頸部や関節部の運動制限により機能障害を引き起こす．

A 熱傷潰瘍

熱傷受傷後に長期間にわたり上皮化が得られず，皮膚潰瘍が遷延した状態が熱傷潰瘍である．DDB，DB で治癒しなかった潰瘍や，いったん上皮化しても感染や機械的刺激により再燃した潰瘍もある．

DDB，DB 後の潰瘍は通常の治療にて治癒する．しかし，頭部，四肢，関節部などは保存的に上皮化しても，機械的刺激が加わりやすく，上皮化した皮膚は脆弱なため潰瘍が再発し慢性潰瘍となりやすい．

B 肥厚性瘢痕，瘢痕ケロイド

熱傷創の治癒後，肥厚と発赤が増強し 6 か月ごろまでにピークに達する．その後，次第に高度・隆起・色調を減じ，通常 2〜4 年で萎縮した瘢痕となる．

C 瘢痕拘縮

眼瞼や口唇などの遊離縁，頸部，四肢における腋窩・肘窩・膝窩，手指・足趾などでは，瘢痕の肥厚，収縮により醜形のみならず機能障害，小児においては発育障害を引き起こす．拘縮部位には，拘縮を解除するための手術が必要となる．

D 熱傷瘢痕癌

熱傷受傷後数十年を経て，熱傷瘢痕部に発生する悪性腫瘍であり，大部分が扁平上皮癌（squamous cell carcinoma）である（図 4-35）．乳幼児期の火炎による熱傷で，植皮をされずに長期間かかって治癒して発生することが多い．一般の扁平上皮癌に比べて，熱傷瘢痕癌は原発巣の進行度が早く予後は不良とされる．慢性潰瘍と誤診されて診断が遅れることがあるので注意が必要である．拘縮が強く，厚みのある熱傷瘢痕内になかなか治

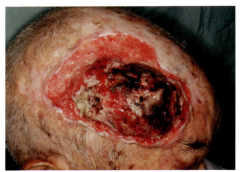

図 4-35　熱傷瘢痕癌（77歳，男性）
幼少時，頭部に熱傷を受傷した．75歳時より，頭皮に潰瘍を生じるようになった．生検の結果，扁平上皮癌を認めた．

癒しない慢性潰瘍を生じている場合は，悪性化を疑い生検する必要がある．

● 文献
1）木所昭夫（編）：熱傷治療マニュアル．中外医学社，2007
2）日本熱傷学会学術委員会（編）：熱傷診療ガイドライン改訂第2版．日本熱傷学会，2015

その他の外傷

A　放射線障害

1　急性障害と慢性障害

　放射線障害には，短期間に多量の照射を受けて生じる急性障害と照射が長期間反復されたあとに生じる慢性障害がある．急性障害は少量の照射では紅斑や浮腫が出現する（第1度）．より大量ではさらに水疱・びらんをきたし（第2度），数か月で治癒する．さらに大量では**難治性の潰瘍**を残す（第3度）．
　実際の治療の対象は，放射線治療による慢性放射線皮膚障害である．慢性障害から皮膚癌を生じることがあるので，早期に適切な治療を要する．

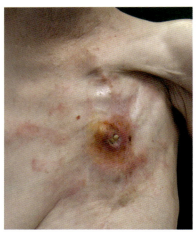

図 4-36　放射線照射の慢性障害による難治性潰瘍
乳癌切除後，放射線治療を受け，35年後に前胸部の潰瘍が生じた．

2　放射線の作用

　放射線は細胞分裂，DNA合成を障害し，細胞の壊死，増殖能の低下をきたす．障害の程度は放射線の種類，線量，回数，照射部位，年齢によって変化する．

3　症状

　慢性障害では皮膚の萎縮，脱毛を招き，皮膚は硬くなる．皮脂腺，汗腺は機能を失い，乾燥し発汗がなくなる．微小血管の血行障害と皮膚の直接障害により，数年や数十年後に**難治性の潰瘍**を生じる（図4-36）．潰瘍は深く，癌化することがある．また骨壊死や骨髄炎をきたす．

4　治療

　慢性の潰瘍に対しては外科的治療が原則である．治療は，①健常組織まで十分に病変部を切除し，②血行のよい組織でカバーする．
　腐骨がある場合，正常な骨組織が出るまで切除する．血行のよい組織には，皮弁，筋皮弁や大網弁，植皮が用いられる．

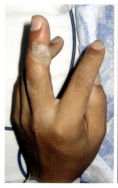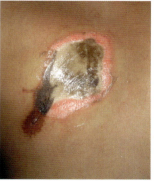

図 4-37 電撃傷
作業中に指先を交流 200 V に触れ，前胸部が金属製のペンチを介して地面と接していたため受傷した．

B 電撃傷

電流が通過することによって生体に生じる反応を感電と呼ぶ．感電による電気的障害が電撃傷である．

1 生体への作用

電圧が生体にかかり，体が接地することによって通電する．体に与える損傷は電流の直接的な障害，ジュール熱による熱傷，スパークによる熱傷が挙げられる．その程度は電圧，電流，通電時間によって決まる．心臓への通電による心室細動は即死の原因となる．高電圧ではより深く広範囲の壊死をきたす．電気の流出入部の損傷が著しく，直流より交流の損傷が著しい（図 4-37）．

2 症状

A 全身症状

1 電撃ショック
高電圧の通電の場合，血圧低下，意識障害，ショック症状を呈する．

2 急性腎不全
広範囲の筋肉破壊によるミオグロビン尿と循環血液量の不足によって起こる．茶褐色尿の乏尿（ミオグロビン尿）や無尿を呈する．

3 消化管出血
重症熱傷と同様に，消化管出血をきたすことがある．

B 局所症状

皮膚の通電部の潰瘍を電流斑と呼ぶ．重症では広範囲の皮膚壊死，筋肉壊死をきたす．感電による墜落に伴う骨折や筋肉の急激な収縮による脱臼もみられる．

3 治療

A 全身管理

まず，救命処置を行う．乳酸加リンゲルの持続輸液を行い，尿道カテーテルを留置する．腎不全に対しては必要に応じて腹膜灌流，血液透析を行う．

B 局所療法

局所療法は，Ⅲ度熱傷に準じた処置をする．四肢に循環障害が出現すれば減張切開を行う．壊死組織はデブリードマンを行い，皮膚移植をする．四肢では切断することがある．

C 化学熱傷

酸，アルカリ，重金属，毒ガスなどの化学物質が皮膚や粘膜に直接接触し，組織障害を引き起こしたものである．

1 原因となる薬品

熱傷と違い物質が除去されるか，不活性化されるまで進行するので損傷が深くなりやすい．さまざまな原因の物質があり（表 4-10），損傷の程度は毒性，濃度，量，作用時間，受傷部位などによって決まる．

A 酸

Hイオンが蛋白と結合して凝固壊死を生じる．硬くて乾いた壊死組織を生じる（図 4-38）．

表 4-10 化学熱傷の原因となる薬品

	薬品	用途
酸	塩酸	金属洗浄，薬品
	硫酸	肥料，バッテリー
	硝酸	電気メッキ，精錬
	フッ化水素	ガラス，シリコン工場
アルカリ	水酸化ナトリウム	洗浄剤，化学工場
	水酸化カリウム	石鹸製造，カリガラス
	水酸化カルシウム	セメント，歯科用薬
その他	フェノール	樹脂工場，除草剤
	リン	肥料工場，洗剤

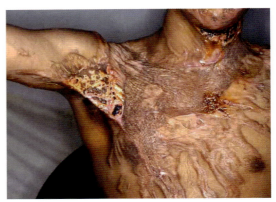

図 4-38 硫酸による化学熱傷
遊離植皮術が部分的になされているが，潰瘍の残存と肥厚性瘢痕を認める．

B アルカリ

細胞から水分を引き出し，**脂肪の鹸化作用**で熱が産生され組織が損傷される．酸と比べ，進行性で**壊死組織は湿潤**している．

C その他

1 フェノール
強い蛋白変性作用をもち，深い潰瘍を作る．

2 フッ素，リン
酸化作用により強酸として組織を傷害する．

2 症状

毒性が軽い場合，発赤や水疱をきたす．毒性が強い場合，皮膚全層に及ぶ壊死をきたし，知覚が失われる．組織障害は毒性が不活性化するまで障害が進行するので深度が判定しにくい．大量に接触した場合，肝臓・腎臓の障害，電解質の異常が生じることがある．

3 治療

まず，大量の水で洗浄する．通常1～2時間行うが，アルカリの場合はそれ以上行う．中和剤は熱が発生するため使用しない．原因物質を取り除いたあとの治療は，熱傷に準じて行う．浅いものは軟膏療法を行い，深いものはデブリードマンと植皮を行う．

D 低温損傷

局所が寒冷にさらされたり，冷たい物体と接触することで生じる損傷である．冬山登山，超低温環境での作業，超低温物質の取り扱いなどによって生じる．

1 凍傷

寒冷によって組織の凍結を生じる．手指，足趾，耳介，鼻尖が犯されやすい．組織障害は，①組織凍結による直接障害，②寒冷による小動脈の収縮による末梢循環障害によって進行する．

さらに，作用した温度と時間によって損傷の程度が決まる．まず痛みが出現し蒼白となり，次に発赤，腫脹が出現する（Ⅰ度凍傷）．加温により回復可能である．さらに進むと寒冷を解除すると水疱をきたす（Ⅱ度凍傷）．水疱はやがて治癒する．

禁忌事項

- 塩酸による眼の化学損傷に対する水酸化ナトリウム液による洗浄は，二次的な角膜，結膜障害を発生させるので禁忌である．
- 石灰粉末による眼の化学損傷に対する10倍希釈希塩酸による洗浄は，重症化しやすいので禁忌である．
- 酸やアルカリによる損傷に対し，中和剤を用いることは禁忌である．
- 凍傷の高温による解凍は禁忌である．40℃の湯でゆっくり温める．

次に皮下組織が壊死になり，潰瘍を形成する（Ⅲ度凍傷）．最後には障害が骨まで及ぶと壊死部はミイラ化する（Ⅳ度凍傷）．

② 治療

解凍は，40℃の湯で約20分間温める．その後創部を軟膏処置する．約3週間で壊死部を確認後，切断もしくは植皮術を行う．CTやMRIで早期に壊死部の判定を行うことがある．

第5章 皮膚および皮下疾患

皮膚皮下腫瘍

A 概論

皮膚は表皮，真皮，皮下組織から構成される．構成する各種細胞から多種多様な腫瘍が生じる．腫瘍とは出生後，体細胞レベルの突然変異により進行性・自律性をもって起こる過剰発育と定義されている．自律性とは腫瘍細胞が他の要素によって制御されることなく限りなく分裂・増殖を示すことを意味する．

良性腫瘍は一般的に緩徐に発育し，周囲組織の圧排，壊死や転移などを生じない．一方悪性腫瘍は急速に発育し，周囲への浸潤性増殖，局所の破壊や壊死・転移などを生じるとされている．どちらにも当てはめにくい癌前駆症・表皮内癌，良性腫瘍から悪性腫瘍への変化，また良性腫瘍でも臨床的に悪性のものも存在する．

1 分類

皮膚腫瘍は，諸家によって分類が異なり，Lever，WHO分類，Pinkusらの分類などが報告されている．発生由来により表皮細胞および表皮付属器からなる**表皮系由来**，**色素細胞（メラノサイト）系由来**，**間葉系由来**，**神経系由来**に分類される（**表5-1～5**）．

皮膚付属器は，毛包，脂腺，アポクリン腺，エクリン腺からなる．

表5-1 表皮性腫瘍（surface epidermis tumor）

由来	良性	悪性
表皮	表皮母斑 脂漏性角化症 澄明細胞性棘細胞腫 表皮剥脱性棘細胞腫 線維上皮性ポリープ 日光角化症 ケラトアカントーマ 稗粒腫 粉瘤（表皮嚢腫） 外傷性封入嚢腫	有棘細胞癌 Bowen病 基底細胞癌 Paget病 乳房外Paget病

〔Elder DE：Lever's Histopathology of Skin（9th ed）. p806, Lippincott Williams & Wilkins, Philadelphia, 2005より改変〕

間葉系は，血管系，リンパ管系，筋組織系，線維組織系，脂肪組織系，組織球系，肥満細胞・リンパ球系，骨組織系，粘液嚢腫に分けられる．それぞれの発生につき，良性・悪性が存在する．

2 診断

A 臨床症状

腫瘍は，皮膚または皮下の隆起，着色，硬結，圧痛などの症状を示す．良性腫瘍の特徴は対称性，周囲との境界明瞭，緩徐な発育，病理組織では規則正しい配列，被膜の形成，転移の欠如などである．

それに引き替え悪性腫瘍は，対称性が乏しく周囲との境界不明瞭・癒着，急速な発育，病理組織では核異形像，配列・分化の不整，転移しやすいなどの特徴をもつ．

視診にて形状（円形，楕円形，不整形など），大きさ，隆起の性状（扁平，ドーム状，半球状，有茎性状，臍窩状など），表面の状態（平滑，粗造，疣

皮膚皮下腫瘍—A. 概論 ● 163

表 5-2　皮膚付属器腫瘍

由来	増生，過誤腫	良性腫瘍	悪性腫瘍
毛包	毛包母斑 毛孔拡大 generalized hair follicle hamartoma basaloid hair follicle hamartoma	毛包腫 毛鞘棘細胞腫 線維毛包腫 毛盤腫 毛包上皮腫 毛芽腫 毛包腺腫 毛母腫（石灰化上皮腫） 外毛根鞘腫 毛包漏斗腫 外毛根性皮角 増殖性外毛根性嚢腫	毛母癌 悪性増殖性外毛根鞘性嚢腫 外毛根鞘癌 毛芽細胞癌
脂腺	脂腺母斑（類器官母斑） 脂腺増生症	脂腺腺腫 脂腺腫（脂腺上皮腫）	脂腺癌
アポクリン腺	アポクリン母斑	アポクリン汗嚢腫 乳頭状汗腺腫 乳頭状汗管嚢胞腺腫 管状アポクリン腺腫 erosive adenomatosis of the nipple アポクリン円柱腫	悪性アポクリン円柱腫（アポクリン腺癌）
エクリン腺	エクリン母斑	エクリン汗嚢腫 汗管腫 エクリン円柱腫 エクリン汗孔腫 エクリン汗管線維腺腫 mucinous syringometaplasia エクリンらせん腫 乳頭状エクリン腺腫 結節性汗腺腫 軟骨様汗腺腫	汗孔癌 悪性エクリンらせん癌 悪性結節性汗腺腫 悪性軟骨様汗管腫 エクリン腺癌 microcystic adnexal carcinoma aggressive digital papillary adenocarcinoma 皮膚腺様嚢胞癌 粘液エクリン癌 汗管様エクリン癌 悪性エクリン円柱腫

〔Elder DE：Lever's Histopathology of Skin（9th ed），p868, Lippincott Williams & Wilkins, Philadelphia, 2005 より改変〕

表 5-3　色素細胞（メラノサイト）系腫瘍

由来	良性腫瘍および腫瘍類似病変	悪性腫瘍
色素細胞 （メラノサイト）	先天性色素細胞性母斑 褐青色母斑（太田母斑，伊藤母斑） 蒙古斑 扁平母斑 青色母斑 合併母斑 黒色斑 色素性母斑 単純黒子 異形成母斑 部位特異の母斑（肢端，外陰部） 持続性（再発性）色素細胞母斑 Spitz 母斑・若年性黒色腫 （Reed）色素性紡錘形細胞母斑 白暈（Halo）母斑	悪性黒色腫 　（表在拡大型，結節型，末端黒子型） 悪性黒子 線維形成性悪性黒色腫 母斑様悪性黒色腫 持続性（再発性）悪性黒色腫 小児悪性黒色腫

〔LeBoit PE, et al：Pathology and Genetics of Skin Tumors. p50, IARC Press, Lyon, 2006 より改変〕

表5-4　間葉系腫瘍

由来	良性腫瘍	悪性腫瘍
血管系	毛細血管拡張性肉芽腫 乳児血管腫（苺状血管腫） 単純性血管腫 被角血管腫 くも状血管腫 海綿状血管腫 血管芽細胞腫 グロームス腫瘍 老人性血管腫 動静脈瘻（動静脈奇形） 静脈性蔓状血管腫	血管肉腫 Kaposi 肉腫 悪性血管周皮 　細胞腫
リンパ管系	限局性リンパ管腫 海綿状（びまん性）リンパ管腫 嚢腫状リンパ管腫	リンパ管肉腫
筋組織系	皮膚平滑筋腫 血管平滑筋腫 横紋筋腫	平滑筋肉腫 横紋筋肉腫
線維組織系	皮膚線維腫 軟性線維腫 ケロイド 肥厚性瘢痕 瘢痕 巨細胞性腱腫瘍 手掌足底線維腫症 　（Dupuytren 拘縮） 小児指線維腫症	隆起性皮膚線 　維肉腫 悪性線維性組 　織球腫 線維肉腫 類上皮肉腫
脂肪組織系	脂肪腫 脂肪芽細胞腫	脂肪肉腫
組織球系	若年性黄色肉芽腫 成人性黄色肉芽腫 播種状黄色腫 木村氏病（軟部好酸性肉芽腫） Langerhans 細胞組織球症 　（組織球症 X） 細網組織球腫	
肥満細胞・ リンパ球系	肥満細胞症	皮膚 T 細胞リ 　ンパ腫 菌状息肉症 Sézary 症候群 Hodgkin リン 　パ腫 リンパ肉腫 皮膚 B 細胞リ 　ンパ腫 皮膚白血病
骨組織系	爪下外骨腫 皮膚骨腫 皮膚軟骨腫	
粘液嚢腫 （偽嚢腫系）	口粘膜粘液嚢腫 指趾粘液嚢腫 耳介粘液腫	粘液肉腫

〔LeBoit PE, et al：Pathology and Genetics of Skin Tumors. p3, IARC Press, Lyon, 2006 より改変〕

表5-5　神経系腫瘍

由来	良性腫瘍	悪性腫瘍
神経	神経鞘腫 神経粘液腫 神経線維腫 外傷性神経腫 顆粒細胞腫瘍	悪性末梢性神経鞘腫（MPNET） 未分化神経外胚葉性腫瘍（PNET） Ewing 肉腫 Merkel 細胞癌

〔LeBoit PE, et al：Pathology and Genetics of Skin Tumors. p265, IARC Press, Lyon, 2006 より改変〕

贅状，顆粒状，易出血性，潰瘍，壊死など），色調（褐色，青色，黒色，赤色，黄色，皮膚色，色素脱失，色素沈着など），硬度（軟，硬，波動性，皮膚および下床との可動性），配列（限局性，播種性，びまん性，列序性，対称性，非対称性など），自覚症状（瘙痒，疼痛，知覚障害など），発生部位，年齢，性別などにて診断する．

　以上にて診断が難しい場合には，次の検査を補助として診断する．

Ⓑ 検査法

1 ● 超音波診断 ultrasonography，echography

　無侵襲的検査であり，即時に腫瘍の形状および性状，周囲との関係，浸潤の程度などを観察可能である．血流ドップラー法を備えた機器（Doppler ultrasonography）では，血管病変の性状も評価可能である．

2 ● 血管造影 angiography

　造影剤を血管内に注入し，主に血管腫の性状や腫瘍への栄養血管などを同定するのに用いる．

3 ● コンピュータ断層撮影

　computed tomography（CT）

　骨，リンパ節などの診断に優れる．造影剤の血管内注入により，血管病変にも有用である．ヘリカル CT や MDCT（multi-detector row CT），画像を 3D-CT として立体化したりすることにより詳細な情報を得ることができる．

4 ● 磁気共鳴画像

　magnetic resonance imaging system（MRI）

　軟部組織の診断に有用である．T1，T2 強調像のほか，脂肪信号抑制法，造影なども診断に有用である．

5 ● PET positron emission tomography

悪性腫瘍においては糖代謝が亢進しているためブドウ糖類似物質の^{18}F-FDG(^{18}F-fluorodeoxy-glucose)が集積することを利用し，原発の悪性の有無，転移スクリーニングなどに用いる．PET-CT では解剖学的位置の診断も可能になる．

6 ● シンチグラフィ scintigraphy

悪性腫瘍の全身検索に主に使用される^{67}Ga，^{201}TiCl などを用いた腫瘍シンチグラフィ，^{99m}Tc などを用いた骨シンチグラフィなどがある．

7 ● ダーモスコピー dermoscopy

皮膚表面を通常10～50倍にして，皮膚の色素病変や毛細血管分布を観察する．角質下までの色素病変，主にメラノサイト系腫瘍の鑑別に有用である．

8 ● 組織生検 biopsy

臨床症状や上記検査などで診断がつきにくく，特に悪性を疑うときは確定診断，治療方針の決定のため組織生検を行う．**部分生検(incisional biopsy)**，**全切除生検(excisional biopsy)**，悪性腫瘍において辺縁確認のための**マッピング(mapping biopsy)**，転移を検査する**センチネルリンパ節生検(sentinel lymph node biopsy)**などがある．生検にて採取した標本は病理検査を行い診断確定する．

ⓒ 治療

1 ● 電気凝固 electrocoagulation

電気メスにより組織を凝固する．疣贅などに使用する．

2 ● 削皮術 dermabrasion，skin abrasion

グラインダーなどで皮膚表面を削って平坦にする．隆起性病変などに使用する．近年，炭酸ガスレーザーなどで行われることが多い．

3 ● 凍結療法 cryotherapy

液体窒素，ドライアイス柱などで表在性色素病変，腫瘍性病変に対して用いられたが，現在はあまり行われない．

4 ● レーザー療法 laser therapy

炭酸ガスレーザーは蒸散作用にて隆起性皮膚腫瘍に用いられる．

5 ● 放射線療法 radiation therapy，radiotherapy

悪性腫瘍に対して主に用いられる．リニアックにより発生した電子線，X 線を用いる．
また保険適用ではないが，陽子線，重粒子線も使われることもある．

6 ● 化学療法 chemotherapy

悪性腫瘍に，主に補助療法として全身投与または局所投与として行われる．

7 ● 薬剤注入 injection

乳児血管腫の増殖期やケロイドに対しステロイドの外用，局所注射が行われる．

8 ● 硬化療法 sclerotherapy

血管腫，リンパ管腫などの管腔を有する腫瘍に硬化剤を注入し，腔を縮小させる．エタノール，オレイン酸エタノールアミン，ポリドカノール，ピシバニールなどが使用される．

9 ● 切除 excision

形成外科にて最も多く使われる手法である．切除後，生じた欠損は縫縮，植皮，局所皮弁，遊離皮弁などを用いて閉鎖する．悪性腫瘍の場合はリンパ節郭清などが併用されることもある．

●参考文献

1) Elder DE：Lever's Histopathology of Skin(9th ed). Lippincott Williams & Wilkins, Philadelphia, 2005
2) LeBoit PE, et al：Pathology and Genetics of Skin Tumors, IARC Press, Lyon, 2006
3) Mehregan AH：Pinkus' Guide to Dermatohistopathology(6th ed), Appleton & Lange, New York, 1995
4) 上野賢一，他：MINOR TEXTBOOK 皮膚科学(第8版), 金芳堂，2004
5) 山本有平(編)：形成外科医に必要な皮膚腫瘍の診断と治療．形成外科診療プラクティス，文光堂，2009

B 良性腫瘍

1 上皮性腫瘍

A 表皮系

1 ● 脂漏性角化症（老人性疣贅）
seborrheic keratosis (senile verruca)

【症状】
　脂腺が発達している脂漏部位に好発する．表面が角質で覆われた病変のためこのような病名がついているが，脂腺やウイルス性疣贅（尋常性疣贅）とは関係がない．通常40歳以降の男女で，顔面・頭部・躯幹などに好発する（図5-1）．大きさは1〜2 cm，色は褐色〜黒褐色の隆起性病変である．悪性を心配して除去を希望する場合のほか，顔面では整容的な理由から，頭部や躯幹では外力で傷つきやすいため除去を希望する場合が多い．
　短期間にかゆみを伴ってこの病変が多発する場合を **Leser-Trélat（レゼル-トレラ）徴候** と呼び，内臓悪性腫瘍を疑って精査することが勧められる．

【病理組織】
　有棘細胞と基底細胞が表皮内で増殖する．上方へ向かって増殖し，個々の細胞に悪性像が認められないことが悪性疾患との鑑別点になる．

【鑑別診断】
　悪性では**有棘細胞癌**，**基底細胞癌**，**悪性黒色腫**，Bowen病や日光角化症などの前癌病変，良性では色素性母斑，ヒトパピローマウイルス感染で生じる尋常性疣贅などとの鑑別が必要になる．

【治療】
　大きさや部位によって液体窒素，炭酸ガスレーザー，外科的切除の選択肢がある．悪性疾患を疑う場合は切除して組織検査を行うべきである．

2 ● 粉瘤（表皮嚢腫） atheroma (epidermal cyst)

【症状】
　真皮内から皮下組織にかけて存在する嚢腫である．面疱様の黒点が中心に存在することが多く，このような例では嚢腫が皮膚に癒着しており，面疱が拡大したものと考えられる（図5-2）．一方，皮膚との癒着がない場合もあり，外傷やウイルス性の疣贅によって迷入した皮膚が嚢腫を形成した

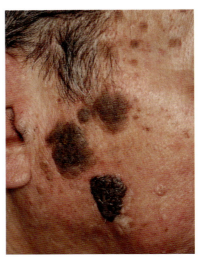

図5-1　脂漏性角化症（老人性疣贅）

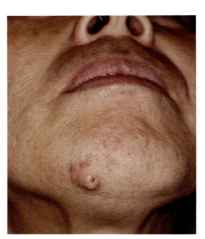

図5-2　粉瘤（表皮嚢腫）

ものと考えられる．いずれにしても嚢腫の内容は角質で，粥状であるため atheroma という病名がついたと思われる（atheroは粥状の意）．嚢腫壁が破れ，皮内に粥状物質が出た場合，発赤・腫脹・疼痛など非常に強い炎症を起こす．

【病理組織】
　真皮から皮下にかけて，正常の表皮と同じ構造の壁をもつ嚢腫が存在する．内容物は**角質**である．

【鑑別診断】
　顆粒層を経ずに角化する（trichilemmal keratinization）壁をもつ同様の嚢腫は，**外毛根鞘嚢腫**（trichilemmal cyst）と呼ばれ区別される．**皮様嚢腫または類皮腫**（dermoid cyst）は，幼少時から上

皮膚皮下腫瘍—B. 良性腫瘍　167

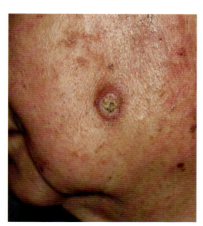

図 5-3　ケラトアカントーマ

眼瞼外側に存在する嚢腫で，骨に癒着し，嚢腫壁に毛髪・皮脂腺・汗腺といった皮膚付属器を含み，嚢腫内に毛髪を含むことが多い．胎生期の骨縫合線に迷入した皮膚が原因と推測されている．
【治療】
　嚢腫壁を含めて確実に摘出しないと再発することがある．

B 毛囊系

1 ● ケラトアカントーマ keratoacanthoma
【症状】
　毛包由来の良性腫瘍で，顔面に好発する．紅斑や鱗屑を伴う角化性丘疹が数か月の間に急速に拡大隆起し，中央が噴火口状に陥凹した直径 2 cm 前後の半球状腫瘤となる（図 5-3）．放置した場合，数か月の間に徐々に縮小し，瘢痕治癒する．
【病理組織】
　角化傾向を示す有棘細胞が噴火口の角栓を囲むように増殖する．細胞異型はあるが，基底層の破壊はない．
【鑑別診断】
　臨床的にも組織学的にも**有棘細胞癌**との鑑別が最も重要で難しい．
【治療】
　診断が確実であれば自然消退を待ってもよいが，診断確定のために全切除する場合が多い．

2 ● 石灰化上皮腫（毛母腫）
calcifying epithelioma（pilomatrixoma）
【症状】
　40％が10歳以下，60％が20歳以下という若年女子の顔面や上肢伸側に好発する皮下腫瘤である．硬さは特徴的で，炎症のため圧痛を伴うことがある．
【病理組織】
　被膜はなく，毛母細胞由来の塩基性細胞と毛皮質由来の陰影細胞の2種類で構成される腫瘍塊がある．異物反応，石灰化，骨化をみることがある．
【治療】
　摘出術．

C 脂腺系

1 ● 脂腺増殖症 sebaceous hyperplasia
【症状】
　老人性のものが多い．脂性の高齢者の顔面に直径 5 mm くらいまでの黄色丘疹がみられる．
【病理組織】
　表皮直下に肥大した多数の脂腺小葉がみられる．
【治療】
　液体窒素圧抵や炭酸ガスレーザーによる治療は有効．

D 汗腺系

1 ● 汗管腫 syringoma
【症状】
　思春期以降の女性の下眼瞼に，直径1～2 mmの正常皮膚色から黄褐色の軟らかい小丘疹がみられる．
【病理組織】
　エクリン汗腺の真皮内汗管が拡張，増殖したもので，「オタマジャクシ状」とか「コンマ状」と表現される構造がみられる．
【鑑別診断】
　ヒトパピローマウイルス感染によって発症する青年性扁平疣贅が類似した臨床像を呈する．
【治療】
　液体窒素圧抵や炭酸ガスレーザーが用いられるが難治である．大きいものは切除する．

② 非上皮性腫瘍

Ⓐ 結合織系

1 ● 皮膚線維腫（組織球腫）
　　dermatofibroma（histiocytoma）

【症状】
　成人の四肢に好発する．直径 1 cm 前後の硬い隆起性腫瘍である．通常単発で，かゆみを伴う場合が多い．組織球が主体の場合**組織球腫**として区別されてきたが，最近は同一疾患とされている．組織球が脂質を貪食しているとき（xanthoma-tized histiocytoma）は，黄色調を呈する場合が多く，血管成分に富み，出血の結果ヘモジデリンを貪食した組織球が増殖している場合（hemosider-otic histiocytoma），黒色が強くなる．

【病理組織】
　多くの場合表皮は肥厚し，毛細血管の新生が認められる．真皮内に線維芽細胞と組織球が増殖し，コラーゲン線維が増生する．組織球が主体の場合，脂質やヘモジデリンを貪食した細胞が多く認められる．

【鑑別診断】
　黒色調の強いもの，出血を認め急に大きくなったものは**悪性黒色腫**との鑑別が重要になる．褐色で増大傾向のものは，**隆起性皮膚線維肉腫やケロイド**との鑑別が必要である．

【治療】
　外科的切除．悪性疾患を疑う場合は切除して組織検査を行うべきである．

2 ● 軟性線維腫　fibroma molle

【症状】
　有茎性または懸垂性，正常皮膚色の軟らかい腫瘍．頚部や腋窩に多発する**アクロコルドン**（acro-chordon），または**スキンタッグ**（skin tag）もこの疾患に含まれる．

【病理組織】
　正常皮膚と同じ組織像．

【鑑別診断】
　単発の神経線維腫．

【治療】
　小さいものは液体窒素圧抵や炭酸ガスレーザー，大きいものは外科的切除．

Ⓑ 脂肪系

1 ● 脂肪腫　lipoma

【症状】
　上皮や下床との癒着のない弾性軟の腫瘍が皮下脂肪層に存在する．通常皮膚には変化はなく，平坦かやや隆起するのみである．ほとんどの場合筋膜上に接して存在するが，筋層の下や筋間に生じることがある．家族性，多発性，血管を多く含み圧痛を伴う**血管脂肪腫**，線維成分が多く硬い**線維脂肪腫**など，さまざまな病型がある．アルコール多飲者の頚部中心に巨大な脂肪腫が多発する**多発性対称性脂肪腫症（Madelung 病）**は，最も治療に難渋する特殊型である．

【病理組織】
　多くは線維性被膜を有し，その中に正常脂肪組織より大きい脂肪球が存在する．

【鑑別診断】
　脂肪肉腫と鑑別するため，増大傾向のあるものや直径 3 cm 以上のものは MRI 検査や部分生検を行うことがある．

【治療】
　外科的切除．

Ⓒ 血管系

1 ● 毛細血管拡張性肉芽腫（化膿性肉芽腫）
　　granuloma telangiectaticum
　　（pyogenic granuloma）

【症状】
　外傷などの刺激が引き金となって毛細血管が増殖し，易出血性の腫瘍が生じたものである（図5-4）．幼児や妊婦に好発し増大しやすい．

【病理組織】
　毛細血管の血管内皮細胞，周囲の線維芽細胞，炎症細胞が増生し，多数の血管腔が認められる．

【鑑別診断】
　メラニンの少ない**悪性黒色腫**，**有棘細胞癌**との鑑別が重要になる．

【治療】
　小さい病変は液体窒素圧抵，炭酸ガスレーザー，電気焼灼が有効．大きな病変や悪性疾患を疑う場合は切除して組織検査を行うべきである．

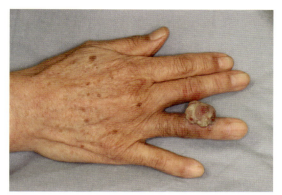

図 5-4　血管拡張性肉芽腫（化膿性肉芽腫）

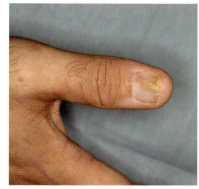

図 5-5　グロームス腫瘍

2 ● グロームス腫瘍　glomus tumor
【症状】
　血管の運動調節に関係する**グロームス細胞**が増殖したもので，手指や足趾の爪甲下に好発し，強い痛みを伴う（図 5-5）．
【病理組織】
　薄い線維性被膜に包まれ，拡張した多くの血管とこれを取り囲む胞体の明るい腫瘍細胞塊がみられる．周囲の神経線維が増生していることが多い．
【治療】
　抜爪ののち確実に切除する．

D 神経系

1 ● 神経線維腫　neurofibroma
【症状】
　単発例では，直径 1〜2 cm までの正常皮膚色から褐色の軟らかい腫瘍が生じる．多発例は**神経線維腫症 1 型**（neurofibromatosis type 1, von Recklinghausen 病）である（→ 74 頁）．

2 ● 神経鞘腫　neurilemmoma, schwannoma
【症状】
　上皮との癒着はない弾性硬の皮下腫瘤が四肢に生じる．大きさは 3 cm 大までで，圧痛を伴いやすい．通常皮膚には変化はなく，平坦かやや隆起するのみである．**神経線維腫症 2 型**では聴神経鞘腫が主病変となる．
【病理組織】
　Schwann 細胞が帯状に増殖し，それを線維性被膜が包んでいる．核をもたない Verocay body を認める **Antoni A 型**と，浮腫状に離解し肥満細胞を認める **Antoni B 型**が混在する．
【鑑別診断】
　血管脂肪腫や平滑筋腫など圧痛を伴う皮下腫瘤や軟部悪性腫瘍と鑑別する．
【治療】
　神経傷害に気をつけて切除する．

E 筋肉系

1 ● 平滑筋腫　leiomyoma
【症状】
　立毛筋由来の皮膚平滑筋腫と血管平滑筋腫の 2 種類がある．前者は躯幹に好発し，多発する場合がある．後者は 30〜50 歳代の女性の下肢伸側に好発する．いずれも有痛性，弾性硬の皮下腫瘤で，大きさは直径 2 cm までである．
【病理組織】
　血管構造と平滑筋の両方が増生している．
【鑑別診断】
　血管脂肪腫や神経鞘腫など圧痛を伴う皮下腫瘤と鑑別する．
【治療】
　外科的切除または炭酸ガスレーザー．

F その他

1 ● 皮膚リンパ球腫（仮性リンパ腫）
　　lymphocytoma cutis（pseudolymphoma）
【症状】
　虫刺されや外傷などの刺激に対して，リンパ球や組織球が反応性に増殖したものである．顔面に，直径 1〜2 cm の淡紅色から褐紅色の，境界明瞭な半球状結節が好発する．

第 5 章　皮膚および皮下疾患

【病理組織】

真皮にリンパ球，組織球が浸潤し，リンパ濾胞様の構造を呈する．

【鑑別診断】

悪性リンパ腫との鑑別が重要である．

【治療】

数か月で自然消退するが，生検は必要．

2 ● 木村氏病（好酸球性肉芽腫）

Kimura's disease（eosinophilic granuloma）

【症状】

顔面の頬部や耳後部，口腔内に好発する．辺縁不整の皮下結節である．直径 1〜2 cm の病変が単発または多発する．

【病理組織】

真皮または皮下組織にリンパ球，組織球，好酸球が浸潤し，リンパ濾胞様の構造を呈する．

【鑑別診断】

悪性リンパ腫との鑑別が重要である．

【治療】

切除のみでは再発が多く，ステロイドの内服や電子線照射を併用する場合が多い．

❸ その他の皮膚皮下腫瘍

厳密な意味での皮膚腫瘍とは異なるが，形成外科診療において対象となる疾患を挙げた．

Ⓐ 角化症

1 ● 胼胝腫 callosity, callus, tyloma

【症状】

いわゆる「たこ」で，繰り返される機械的刺激により表皮角層が限局性に増殖肥厚した状態．ペンだこ，すわりだこなど下床に骨がある部分に多く生じる．粉瘤などの皮下腫瘤が存在するがために胼胝が生じることがある．

【治療】

サリチル酸軟膏などで角質を軟化させて削り取る．原因となる刺激が続く限り再発する．

2 ● 鶏眼 clavus, corn

【症状】

いわゆる「うおのめ」で，胼胝と同様の原因で生じるが，中心に尖った角質の芯をもつため圧痛が著明である．糖尿病性神経障害では痛みを感じにくく，下床の骨に至る皮膚潰瘍を形成することがあるため，荷重部位を変えるなどの注意が必要である．

【治療】

胼胝と同様であるが，芯を完全に切除すること，スポンジや足底板で原因となる刺激を避けることが重要である．

Ⓑ 眼瞼腫瘍

1 ● 霰粒腫 chalazion

【症状】

眼瞼にある皮脂腺は**マイボーム腺**と呼ばれ，眼球に油性物質を供給する．この排出管が塞がることによって生じる眼瞼の腫瘤が霰粒腫で，通常結膜の一部が赤くなるが，時に皮膚側に直径 1 cm までの腫瘤を形成することがある．自覚症状はほとんどない．

【病理組織】

分泌物が貯留したための慢性肉芽腫性炎症である．

【鑑別診断】

麦粒腫は，マイボーム腺や睫毛の根部にある脂腺に，主として黄色ブドウ球菌が感染したもので，通常眼瞼の痛みやかゆみを伴う．

【治療】

異物肉芽腫であるから，結膜側または皮膚側から切開して内容物を摘出する．

Ⓒ 悪性腫瘍

1 前癌状態

前癌状態とは，将来において癌化する可能性が高い病変と定義され，前癌性病変や癌前駆症（precancerous lesion）とも呼ばれる．以下に，皮膚有棘細胞癌における代表的な前癌状態を挙げる．

Ⓐ 色素性乾皮症

xeroderma pigmentosum

紫外線による DNA 損傷を修復する機構の初期過程に遺伝的欠損がある常染色体劣性の遺伝性疾患である．日光裸露部皮膚に光線過敏症による症

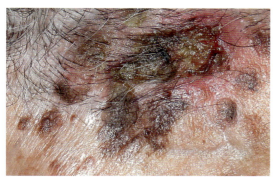

図 5-6　老人性角化症（日光角化症）
老人性疣贅が混在している．

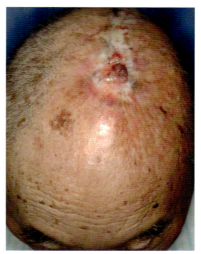

図 5-7　熱傷瘢痕癌

状が出現し，小児期より皮膚癌が発生する症例もある．

B 老人性角化症（日光角化症）
senile keratosis（solar keratosis）

日光紫外線の長期間の曝露を原因として生じる表皮角化細胞の異常角化である．硬い鱗屑，痂皮を付着する指頭大の紅斑性局面として生じ，その後隆起し，疣状丘疹を呈する（図 5-6）．高齢者の露出部位である顔面，手背に好発する．

C 白斑症（白板症）
leukoplakia

皮膚粘膜移行部に生じる白色角化性局面である．高齢者男性の口腔や口唇に多くみられ，外陰部にも生じる．このうち癌前駆症であるものを狭義の白斑症という．

D 瘢痕組織
scar tissue

深達性Ⅱ・Ⅲ度熱傷や重度外傷受傷後に生じた瘢痕組織が，長期間の経過において潰瘍や瘢痕治癒を繰り返すことにより，皮膚有棘細胞癌が生じることがある．このような肉芽性瘢痕組織が発生母地となりうるため，生じた皮膚癌は瘢痕癌とも呼ばれる（図 5-7）．

E 慢性放射線皮膚炎
radiation dermatitis

多量の放射線照射による慢性放射線皮膚炎部位を発生母地として，主に皮膚有棘細胞癌などの皮膚癌が生じることがある．慢性放射線皮膚炎により皮膚は萎縮乾燥し，血管拡張や色素沈着が生じて，わずかな外傷で容易に皮膚潰瘍ができ，それが難治性となり癌化へと向かう．

また，悪性黒色腫の前癌状態として，悪性黒子（lentigo maligna）が知られている．

2 皮膚悪性腫瘍

癌の発生過程で，腫瘍細胞の増殖が表皮内に限局し，基底膜が保たれており，真皮内へ侵入していない非浸潤癌を表皮内癌（carcinoma in situ）という．転移を生じる危険性は極めて少ない．有棘細胞癌の表皮内癌を Bowen 病と呼び，悪性黒色腫でも表皮内黒色腫（melanoma in situ）がある．乳房外 Paget 病も表皮内に明るい大型の異型細胞である Paget's cell が増殖した腫瘍である．

一方，腫瘍細胞の増殖が進んで基底膜を破り，真皮内へ侵入する浸潤癌に進行すると，腫瘍細胞のリンパ行性または血行性転移の可能性が高くなる．

A 有棘細胞癌
squamous cell carcinoma（SCC）（図 5-8）

表皮角化細胞（ケラチノサイト）の癌化によって生じる腫瘍である．中年以降，主として顔面などの露出部に発症する結節，潰瘍，壊死，花菜状増殖で特有の悪臭を放つ．紫外線曝露，ベンツピレ

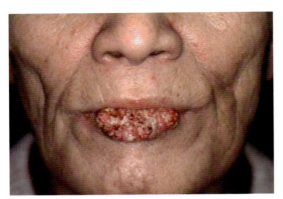

図 5-8 有棘細胞癌

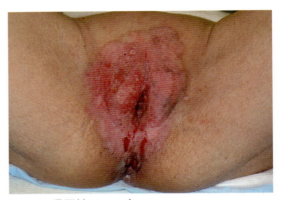

図 5-9 乳房外 Paget 病

ンなどの化学物質，ヒトパピローマウイルスなどが発癌因子として関与することがある．

発生母地として，瘢痕組織や慢性放射線皮膚炎が知られており，老人性角化症，白斑症，色素性乾皮症などが癌前駆症として挙げられる．

組織学的所見として，異型ケラチノサイトの増殖巣がみられ，一部に角化巣や癌真珠形成の角化傾向を認める．TNM 分類が提唱されており，T分類は腫瘍の大きさや深部構造への浸潤程度による．

❶ Bowen（ボーエン）病（表皮内有棘細胞癌）
Bowen's disease（squamous cell carcinoma *in situ*：SCC *in situ*）

類円形の境界が比較的明瞭な，紅褐色の斑状ないし局面状皮疹として出現する．表皮内に浸潤がとどまる有棘細胞癌である．外陰部の発症にはヒトパピローマウイルスの関与が考えられている．米国の皮膚科医 Bowen により記載された．

❷ 皮膚付属器癌

皮膚付属器である毛包，脂腺，汗腺に由来する腫瘍細胞の癌化によって生じる．毛包癌（malignant trichilemmoma），脂腺癌（sebaceous carcinoma），汗腺癌（エクリン腺癌，アポクリン腺癌）．

❸ 乳房外 Paget（ページェット）病
extramammary Paget's disease（図 5-9）

慢性湿疹様の紅斑・湿潤・結痂局面で瘙痒があり，湿疹・カンジダ症など炎症性疾患に類似する．高齢者の外陰，肛囲，腋窩に発生する．アポクリ

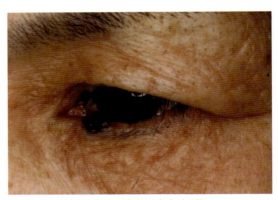

図 5-10 基底細胞癌（基底細胞上皮腫）

ン汗腺由来と考えられてきたが，表皮内の増殖と毛包浸潤の特徴から表皮由来という説もある．

組織学的所見として，表皮内に明るい類円形の細胞 Paget's cell が胞巣を形成する．腫瘍細胞が真皮層に及び，浸潤癌に進行するとリンパ行性転移を生じやすく，予後不良なことが多い．英国の外科医 Paget により記載された．

❹ 基底細胞癌（基底細胞上皮腫）
basal cell carcinoma（basal cell epithelioma）
（図 5-10）

表皮，皮膚付属器の基底細胞に類似した腫瘍細胞からなる．高齢者において最も頻度の高い皮膚癌であり，顔面に好発する．発育は緩徐ながら，局所破壊性は強い．その一方で，転移能が極めて低いのが特徴である．臨床像は多彩であるが，黒色小結節が中心部潰瘍を堤防状に取り囲む結節潰瘍型が代表的である．他に斑状強皮症型（モル

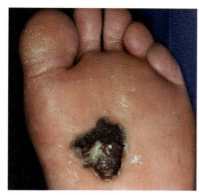

図 5-11　悪性黒色腫

フェア型），表在型など多くの亜型がある．

　組織学的所見として，腫瘍細胞の柵状配列（palisade arrangement）が特徴的である．臨床的に鑑別を要するものとして，黒色を呈することもあるため黒子や悪性黒色腫が挙げられる．近年，組織学的に鑑別を要する疾患として，良性腫瘍である毛芽腫（trichoblastoma）が報告されており，そのため毛包由来の腫瘍細胞説が強くなっている．

F 悪性黒色腫
malignant melanoma（図 5-11）

　メラニン形成細胞（メラノサイト）の癌化により生じる腫瘍であり，腫瘍細胞がメラニン産生能を有するため，黒褐色の色調を示す．

　早期臨床症状として，The ABCD's of melanoma〔左右非対称（Asymmetry），辺縁不整（Border irregularity），濃淡種々（Color variegation），大型（直径 Diameter＞6 mm）〕が知られている．

　臨床的に，結節型（nodular melanoma），表在性拡大型（superficial spreading melanoma），悪性黒子型（lentigo maligna melanoma），末端黒子型（acral lentiginous melanoma）の 4 型に分けられる．欧米白人では躯幹や四肢に好発し，表在性拡大型が大多数を占める．また，日光紫外線量の多い豪州において発生率が高い．一方，日本人では足底や爪部など四肢末端部に好発する．発生頻度には人種差があり，人口 100 万人あたり，白人が100～300 人，日本人が 10～20 人，黒人が 5 人である．

　組織学的には，表皮内における異型メラノサイトの増殖として始まり，その後真皮内へ侵入する．腫瘍細胞のリンパ行性および血行性転移能が高く，予後不良である．直接腫瘍にメスを入れる部分生検は，腫瘍細胞の浸潤を活性化する可能性があり，悪性黒色腫が少しでも疑われる場合には専門医に紹介することが推奨される．また，臨床的に明らかな黒褐色を示さない無色素性黒色腫（amelanotic melanoma）もあり注意を要する．TNM 分類が提唱されており，T 分類は腫瘍の厚さと潰瘍の有無による．

G Merkel（メルケル）細胞癌
Merkel cell carcinoma

　表皮内に存在する感覚受容器より発生する腫瘍である．紅～鮮紅色の結節として発症し，高齢者の顔面に好発する．組織所見として腫瘍細胞が，真皮上層～皮下脂肪組織にかけて索状あるいは花綱状に浸潤性増殖を示す．自然退縮することもある．予後として局所再発，リンパ節転移能および遠隔転移能ともに高い．

H 間葉系悪性腫瘍

　皮膚，皮下に病変を認める間葉系悪性腫瘍として，**隆起性皮膚線維肉腫，悪性線維性組織球腫，脂肪肉腫，平滑筋肉腫，血管肉腫，Kaposi 肉腫，悪性神経鞘腫**などがある．血管肉腫は，高齢者の頭部に発生することが多い．また，乳癌による腋窩リンパ節郭清後のリンパ浮腫上肢に発生する血管肉腫である Stewart-Treves（スチュワートトレブス）症候群は，極めて予後不良の疾患である．Kaposi 肉腫の多くは HIV 感染者の日和見腫瘍とされる．

　皮膚悪性腫瘍の治療の原則は外科的切除であり，原発巣に対しては**広範囲切除**を行う．水平方向に関しては，腫瘍の悪性度により腫瘍辺縁部より 5～30 mm 離して切除する．垂直方向に関しては，腫瘍の深達度に応じて腫瘍辺縁部より脂肪層，筋膜，筋層などのバリア組織を含めて切除する．

　悪性黒色腫や Merkel 細胞癌のようなリンパ行性転移の可能性が高い腫瘍には，**センチネルリンパ節生検（sentinel node biopsy：SNB）**を行い，陽性の場合には所属リンパ節郭清術を行う．放射線治療，薬物療法，免疫療法は補助的治療として行われていた．しかし近年，悪性黒色腫では腫瘍

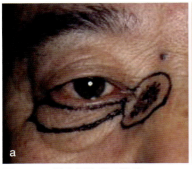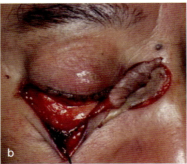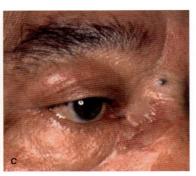

図 5-12　基底細胞癌の治療
a：広範囲切除および局所皮弁のデザイン．b：局所皮弁と全層植皮による再建．c：術後の状態．

細胞増殖に関与する BRAF 蛋白や MEK 蛋白を抑制する分子標的薬，抗 PD-1 抗体や抗 CTLA-4 抗体などの免疫チェックポイント阻害薬が相次いで開発され承認された．このように進行期の悪性黒色腫における薬物療法に大きな変革が生じている．

　顔面や四肢に発症することが多い皮膚悪性腫瘍では，広範囲切除後の整容的・機能的再建が重要であり，腫瘍外科学（surgical oncology）の知識をもつ形成外科医が治療に携わることが重要である（図 5-12）．

●参考文献
1) 山本有平（編）：形成外科医に必要な皮膚腫瘍の診断と治療．形成外科診療プラクティス，文光堂，2009
2) 古川洋志，他：悪性黒色腫．形成外科 53：s55，2010
3) 堤田 新：有棘細胞癌．形成外科 53：s56，2010
4) 林 利彦，他：基底細胞癌．形成外科 53：s57，2010
5) 日本皮膚悪性腫瘍学会（編）：皮膚悪性腫瘍取扱い規約 第 2 版．金原出版，2010
6) 日本皮膚科学会，他（編）：皮膚悪性腫瘍診療ガイドライン第 2 版．金原出版，2015

瘢痕とケロイド

A　瘢痕と瘢痕拘縮

1　瘢痕の発生

　創傷は，治癒過程で線維性組織の表面を表皮細胞が被覆して上皮化し，瘢痕となる．一次治癒では，創縁同士が密着して治癒するため，新たな線維性組織が少なく，上皮化の幅が狭い細い瘢痕となる．これに対して二次治癒では，離れた創縁間に多くの線維性組織（肉芽）が形成され，上皮化の幅が広く目立つ瘢痕となる．

　亀裂や潰瘍化を繰り返す広範な瘢痕は，長期的に悪性腫瘍の発生の可能性も指摘されており，創瘢痕はできるだけ少なくする必要がある．創瘢痕を狭く目立たなくするには，創縁同士をしっかり密着させ，線維性組織の増生が最小限になるように縫合するべきであり，形成外科では真皮縫合が多用される．

2　肥厚性瘢痕の発生

　赤みが強く，硬く，隆起した瘢痕を肥厚性瘢痕と呼び，かゆみや軽い痛みを伴うこともある（図 5-13）．肥厚性瘢痕は，創の治癒機転が亢進し，

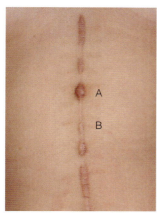

図 5-13　上腹部の創瘢痕
肥厚性瘢痕（A）と成熟瘢痕（B）

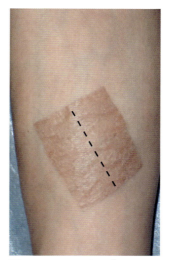

図 5-14　テーピング
創瘢痕（点線）に直交する方向にテープを連続して貼付する．

線維芽細胞と新生血管が過形成になるためと考えられる．ケロイドとは異なり，一時的に赤く隆起して硬い瘢痕となるが，一定期間を過ぎると退行変化を示し，白色平坦で軟らかな瘢痕となる．しかし肥厚性瘢痕後の瘢痕は，平坦化しても正常の質感の皮膚にはならず，目立つことも多いので，できるだけ肥厚性瘢痕を生じさせない創管理が大切である．

　肥厚性瘢痕を促す因子として，①創に対する力学的ストレス，②熱傷や二次治癒における炎症の遷延，③患者の体質，などが挙げられる．特に①は，創の部位や方向による影響を受けやすく，関節運動や RSTL（relaxed skin tension line）と直交する瘢痕は，肥厚性瘢痕になりやすい．また縫合した創には，その方向にかかわらずある程度の外的ストレスがかかるため，抜糸後，創が成熟するまで安静が必要であり，テーピングなどが行われる．

３ 肥厚性瘢痕の予防と治療

A テーピング（図 5-14）

　最も一般的なのは，サージカルテープによる創の固定である．粘着性紙テープを創（点線）と直角方向に隙間なく貼付し，瘢痕が成熟するまで創部の動きを抑制する．サージカルテープは３〜５日程度の間隔で定期的に交換する．

B 関節の固定

　関節運動による創へのストレスを防ぐため，創発生の初期には，ギプス，シーネなどによる関節固定による安静が有用である．ただし固定が長期になると，関節拘縮の原因になるので注意を要する．

C 圧迫

　肥厚性瘢痕が生じた場合，粘着性スポンジやシリコンジェルシートなどを用いて瘢痕を圧迫する方法が有用とされる．圧迫により肥厚性瘢痕の血行が抑制され，線維芽細胞の活性を抑えて瘢痕の退縮を促すと考えられている．

D 薬物療法

　肥厚性瘢痕に対する積極的治療として，副腎皮質ホルモンのテープ剤や局所注射が用いられる．また内服薬として，抗アレルギー薬であるトラニラストや漢方薬も用いられる．

E レーザー療法

　肥厚性瘢痕内の毛細血管を破壊し，瘢痕の退縮を促す目的で，色素レーザー治療も試みられている．

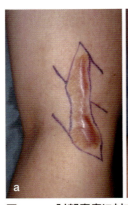 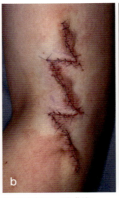 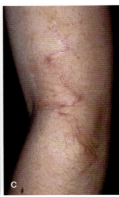

図 5-15　肘部瘢痕に対する連続 Z 形成術
a：デザイン，b：縫合終了，c：術後 6 か月

4 瘢痕拘縮の発生

　瘢痕は，硬く，伸縮しにくいため，関節の屈伸方向や RSTL と直交する方向に長い瘢痕は，瘢痕拘縮と呼ばれるひきつれを生みやすい．さらに関節の屈伸や皮膚の伸縮が瘢痕を刺激するため，拘縮を起こした瘢痕はさらに硬くなり，肥厚性瘢痕となって瘢痕拘縮を悪化させるという悪循環に陥りやすい．この悪循環を断ち切るためには，瘢痕を関節の屈伸方向や RSTL と直交する方向と一致させなくする必要があり，形成外科的に W 形成術や Z 形成術が行われる．

　また，瘢痕が関節の動きに影響を与えるほど広範な場合は，植皮術，皮弁形成術，ティッシュエキスパンダー法も用いられる．

5 瘢痕拘縮の治療

A W 形成術（➡25 頁）

　拘縮を起こした瘢痕を切除しながら，両側にかみ合うようにジグザグの切開を置き，凹凸を組み合わせて縫合し，ジグザグの瘢痕にする．①瘢痕の方向の変更（RSTL との直交を避ける），②アコーディオン効果などで瘢痕のひきつれを防止する効果がある．

B Z 形成術（➡24 頁）

　拘縮を起こした瘢痕に対し，斜めの切開を加え，三角弁を入れ換えて縫合する．①瘢痕の方向の変更（RSTL との直交を避ける），②アコーディオン効果，③瘢痕の両端間距離の延長などで瘢痕のひきつれを防止する効果がある．長い瘢痕に対しては，複数個の Z 形成を続ける連続 Z 形成術が有用である（図 5-15）．

C 皮弁形成術

　瘢痕拘縮部の皮膚の不足を補うため，局所皮弁や有茎，遊離皮弁が用いられる．

D 植皮術（図 5-16）

　熱傷や広範な挫創などの瘢痕で，瘢痕拘縮を解除すると皮膚が不足する場合，これを補うために皮膚移植が行われる．カラーマッチや植皮の収縮による再拘縮に注意を要する．

E ティッシュエキスパンダー法（➡52 頁）

　瘢痕拘縮部の周囲に皮膚の余裕が少ない場合，周囲皮膚をティッシュエキスパンダーで伸展すると，余裕のある局所皮弁として用いることができる．

●参考文献
1) Borges AF：Relaxed skin tension lines（RSTL）versus other skin lines. Plast Reconstr Surg 73：144-150, 1984
2) 梶川明義, 他：縫合の基本手技　手指，足趾の縫合. PEPARS 14：63-68, 2007
3) 光嶋 勲：拘縮のあるもの. 大浦武彦（編）：形成外科手術手技シリーズ　ケロイドと肥厚性瘢痕の治療. pp141-152, 克誠堂出版, 1994
4) 元村尚嗣, 他：瘢痕治療の実際. 鈴木茂彦, 他（編）：外科系医師が知っておくべき創傷治療のすべて.

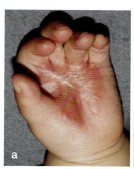 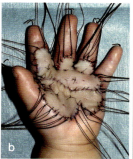 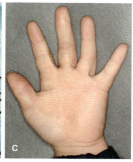

図 5-16　手の熱傷瘢痕拘縮に対する植皮術
a：熱傷瘢痕拘縮，b：足底の土踏まずから植皮，c：術後 1 年

pp272-297，南江堂，2017

B ケロイド

1 定義と概念

ケロイド・肥厚性瘢痕は，ともに赤く隆起する瘢痕であり，皮膚の創傷治癒過程の異常によって発生する．具体的には外傷，熱傷，手術，毛嚢炎，ざ瘡，帯状疱疹，BCG ワクチン接種，ピアッシングなどから発生する．見た目だけでなく，痛み，かゆみ，拘縮感（引きつれ感）を伴う．毛孔が閉塞し，感染を生じて排膿することもある．

両者とも，病理学的には真皮網状層の慢性炎症であり，毛細血管が増殖し膠原線維が蓄積するため，赤く隆起する．肥厚性瘢痕は，真皮網状層に周囲との境界が比較的明瞭な真皮結節（dermal nodule）を形成し，それが病変全体を隆起させる．ケロイドでは，この真皮結節の周囲に厚く硝子化し，不規則に錯綜する膠原線維束（hyalinized collagen あるいは keloidal collagen）が出現するのが特徴である．ケロイド・肥厚性瘢痕は共通の発症機序を有する病態の可能性があるが，炎症の強さや持続時間（病勢）が異なり，ケロイドにはより遺伝的な因子の関与が示唆されている．

ケロイドは炎症が強く難治であるのに対し，肥厚性瘢痕は数年かかることもあるが自然治癒が期待できるため，臨床的にはケロイド・肥厚性瘢痕は区別されることが多い（表 5-6）．一般的に，外科手術後や熱傷・外傷後など明確な原因によって一時的に傷跡が赤く隆起するものは肥厚性瘢痕，特に意識しないような毛嚢炎やざ瘡から発症し，周囲の正常皮膚にも炎症が波及して増大し続けるものをケロイド，と考えるとよい．

2 病態

A 形状

ケロイドの典型的な形状は，蝶型やダンベル型，蟹爪型と表現され，中国ではこれらの形状から「蟹足腫」と呼ばれる．日常動作で伸展・収縮を繰り返すような関節部位や，前胸部や肩甲部など上肢の運動で皮膚に強い張力がかかる部位で悪化する．張力のかかる方向に炎症が波及しケロイドが増大するため，これらの形状となる．

B 好発部位

ケロイドの好発部位は毛嚢炎やざ瘡による前胸部，肩甲部，下顎部，恥骨上部，BCG ワクチン接種による上腕部，ピアッシングによる耳垂部，また外科手術による下腹部である．このようにケロイドの発症には部位との密接な関係がある．

また，擦過創のような浅い傷からはケロイドができることはなく，真皮網状層に到達する深い傷で，創傷治癒機転が開始することが原因となる．浅い傷でも感染すると深い傷となり，ケロイドを発症することがある．

一方，ケロイドには人種差（黒人や黄色人に多く白人に少ない）や家族性などの傾向がみられることがあるため，遺伝因子なども研究されている．一塩基多型（single nucleotide polymorphisms：SNPs）がケロイドの発症に関与している

表5-6 ケロイドと肥厚性瘢痕の違い

	ケロイド keloid	肥厚性瘢痕 hypertrophic scar
原因	毛嚢炎やざ瘡のように，小さな皮膚の炎症や傷からも増大する	外科手術後や熱傷，外傷など，ある程度の大きさ・深さの傷からできやすい
外観	赤く隆起した瘢痕であるが，蝶型，ダンベル型，蟹爪型といわれるような形となることが多く，周囲の正常皮膚に炎症が波及していく	赤く隆起した瘢痕であるが，手術によるものでは線状瘢痕となり，熱傷などでは，面状瘢痕となる
症状	見た目だけでなく，疼痛，瘙痒，拘縮感が問題となり，毛孔が閉塞し感染・排膿を生じることがある	
好発部位と原因	前胸部・肩甲部・下顎部・恥骨上部（毛嚢炎やざ瘡），上腕部（BCG接種），耳垂部（ピアス）など	関節部，頸部や眼・口周囲などの可動部（熱傷や外傷），前胸部（胸部手術），下腹部（腹部手術）など
体質や遺伝の関与	創部で炎症が過剰に持続する体質をもつ人がなりやすい	特に体質がなくても，傷の部位，深さなどの条件によってあらゆる人にできる
経過や治療の有効性	自然軽快しにくく，副腎皮質ホルモン剤や手術，放射線治療などを組み合わせて集学的治療を行うと治療できる	3～5年で自然軽快することが多いが，瘢痕拘縮が残ることもある．拘縮解除を目的とした手術治療が有効であることが多い

との報告もある．また，高血圧や妊娠，性ホルモンや炎症性サイトカインがケロイドを悪化させることも判明している．

ケロイド組織内では，正常皮膚と比べて，Ⅰ型とⅢ型コラーゲン（膠原線維）の発現比率（Ⅰ型/Ⅲ型）が上昇し，弾性線維の発現は低下している．またかゆみの原因となる肥満細胞も多数確認される．組織内では線維化に関わるTGF-βや，血管増殖に関わるVEGFといった成長因子，IL-6など炎症性サイトカインが高発現している．

よって，ケロイド・肥厚性瘢痕の症状の強さは，① 傷ができた部位や深さなどの局所因子，② 高血圧や妊娠などの全身的因子，③ 遺伝因子が複雑に影響し，真皮網状層で炎症が持続することで正常皮膚にも炎症が波及していく病態，と考えられる．

ケロイドはヒトにしかできず，モデル動物を使った研究ができないことが治療法開発の妨げとなっている．

③ 診断

外観がケロイドに類似していても，出血を伴う腫瘤などでは，常に悪性腫瘍との鑑別を念頭に置く．特に，隆起性皮膚線維肉腫（dermatofibrosarcoma protuberans：DFSP）や線維芽細胞腫（fibro-blastoma）などが，ケロイドと誤診されやすい．また良性腫瘍でも，若年性黄色肉芽腫や混合性腫瘍など外観がケロイドに類似する．

④ 治療

現在最も効果のある治療は，手術および術後放射線治療の組み合わせである．小さいものや手術できない患者に対しては，副腎皮質ホルモンのテープ剤を主体とした治療を行う．

Ａ 内服薬

飲み薬では，抗アレルギー薬であるトラニラストなどが使用されることがあるが，他の治療法と組み合わせて補助療法として使われる．

Ｂ 外用薬

副腎皮質ホルモンのテープ剤を中心に，軟膏やクリームなども適宜使用される．テープ剤（フルドロキシコルチド製剤やデプロドンプロピオン酸エステル製剤）は長期間貼付することでケロイドを改善させうるが，副腎皮質ホルモンは毛細血管の拡張やステロイドざ瘡などの副作用もあるので注意を要する．また保湿は瘢痕の成熟化，すなわち炎症の軽減に重要であり，ヘパリン類似物質や

ワセリン基剤の外用剤を使用することもある.

C 安静・固定・圧迫

ケロイドの予防にも治療にも，創部に刺激を加えない安静・固定・圧迫は重要である．シリコンジェルシートやソフトシリコンテープ，サージカルテープ，またサポーターや包帯，各種ガーメントなどが用いられる．

D 局所注射

副腎皮質ホルモン剤をケロイドに注射する．赤さや隆起は著明に減少するが，ステロイドざ瘡や毛細血管拡張，女性では生理不順などの副作用が問題となるため，小範囲にしか使用できない．また白内障や緑内障などが悪化するため，注意を要する．

E 手術

1 ● 摘出術

一期的に縫縮できる大きさのケロイドは全切除してよいが，巨大なものでは病勢の強い部位のみを部分切除する．全切除する場合は，ケロイド直下の脂肪組織も一塊にして切除すると，縫合時に創部皮膚の緊張が緩和され，再発のリスクが減少する．また，ケロイドの膠原線維塊のみをくり抜くように切除する，くり抜き法が用いられることもある．

2 ● 縫合法

ケロイドや肥厚性瘢痕の発生部位は常に真皮であり，真皮に過剰な力がかかることにより炎症が持続・遷延すると考えられる．よって真皮縫合の前に，創縁が自然に密着するような状態をつくることが大切である．そのためケロイド直下の脂肪層も切除し，体幹や四肢などではできるだけ深筋膜や浅筋膜同士を縫合することで創面が自然に密着するような創閉鎖を行い，その後真皮縫合と表面縫合を行うのがよい．形成外科の一般的縫合では皮下・真皮・表面の三層縫合が汎用されているが，この方法は四層ないし五層縫合となる．

縫合線が長くなる場合は，拘縮が生じるリスクが増えるため，Z形成術やW形成術などでジグザグにケロイドを摘出し，適宜張力を分散するように工夫する．また一期的に縫合できない創は，皮

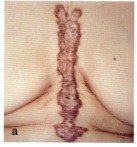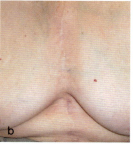

図 5-17 心臓手術後前胸部ケロイド
切除術および術後放射線治療の治療後
a：治療前，b：治療後4年

弁や植皮を用いて再建することもある．

F 術後放射線療法（図5-17）

電子線（β線）やγ線などによる小線源治療が用いられる．理論的には創部の炎症が始まる術後24〜72時間あたりに放射線治療を開始するとよいと言われているが，結論は出ていない．照射線量や照射回数については，再発率の高い部位には20 Gy程度を照射し，再発率の低い部位には10 Gy程度を照射することが多い．理論上，放射線照射には二次性発癌の可能性があるため，よく患者と相談して治療方針を決める必要がある．

G 放射線単独治療（一次治療）

ケロイドを切除しなくても，放射線を照射すると炎症が軽減し，ケロイドが治癒することもある．手術のリスクがある高齢者などに適応がある．

H その他

液体窒素や5-FU注射など，種々の治療法が報告されてきたが，単独で効果のあるものは少ない．

●参考文献
1) Huang C, et al：Keloids and hypertrophic scars：update and future directions. Plast Reconstr Surg Glob Open 1：e25, 2013
2) Ogawa R, et al：The relationship between skin stretching/contraction and pathologic scarring：The important role of mechanical forces in keloid generation. Wound Rep Regen 20：149-157, 2012
3) Ogawa R, et al：Keloids and Hypertrophic Scars Can Now Be Cured Completely：Recent Progress in Our Understanding of the Pathogenesis of Keloids and

Hypertrophic Scars and the Most Promising Current Therapeutic Strategy. J Nippon Med Sch 83：46-53, 2016
4) 瘢痕・ケロイド治療研究会（編）：ケロイド・肥厚性瘢痕診断・治療指針 2018. 全日本病院出版会, 2018

脈管系疾患

A 末梢動脈疾患
peripheral artery disease（PAD）

1 概念

末梢動脈疾患（PAD）は，閉塞性動脈硬化症（arteriosclerosis obliterans：ASO）や Buerger（バージャー）病などの動脈疾患により，四肢末梢が虚血に陥った状態である．原因としては ASO によるものが多く，下肢に多い．

PAD は冷感，しびれ，間欠性跛行，安静時疼痛，潰瘍，壊死などさまざまな臨床症状を呈し，その重症度は Fontaine（フォンテイン）分類あるいは Rutherford（ラザフォード）分類を用いて判断する（表 5-7）．PAD のうち病態が進行し重症化したものが **重症下肢虚血**（critical limb ischemia：CLI）であり（図 5-18），Fontaine 分類のⅢ・Ⅳ，Rutherford 分類の 4～6 群がこれにあたる．

2 診断

下肢の触診にて皮膚温などを把握するとともに，**足背動脈，後脛骨動脈が触知可能かどうか確認する**．血管が触知できなければドップラー聴診器や超音波検査で血流を確認するとともに，中枢側の膝窩動脈，大腿動脈の拍動を触知できるかどうか確認する．PAD が疑われた場合には，以下の検査を行う．

1 ● 足関節上腕血圧比
ankle brachial pressure index（ABI）

ABI は足関節と上腕の収縮期血圧の比（足関節血圧／上腕血圧）を算出したものである．正常値は 1.0～1.4 であり **0.9 以下では PAD が疑われる**．ただし透析患者などで血管の石灰化が強い場合には，ABI が高くなる傾向があり注意が必要である．

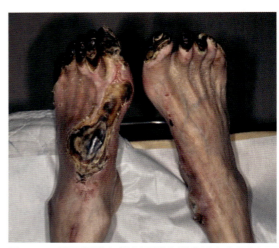

図 5-18　壊死組織を伴う両側末梢動脈疾患（重症下肢虚血）

表 5-7　Fontaine 分類と Rutherford 分類

Fontaine 分類		Rutherford 分類		
重症度	臨床所見	重症度	群	臨床所見
Ⅰ	無症状	0	0	無症症状
Ⅱa	軽度の間欠性跛行（200 m 以上で出現）	Ⅰ	1	軽度の間欠性跛行
Ⅱb	中等度から重度の間欠性跛行（200 m 以下で出現）	Ⅰ	2	中等度の間欠性跛行
		Ⅰ	3	重度の間欠性跛行
Ⅲ	安静時疼痛	Ⅱ	4	安静時疼痛
Ⅳ	潰瘍や壊疽	Ⅲ	5	小範囲組織欠損
		Ⅲ	6	広範囲組織欠損

2 皮膚灌流圧
skin perfusion pressure(SPP)

測定部位を駆血したのち，徐々に圧を下げてゆき皮膚微小循環が再開したときの圧がSPPである．SPPが40 mmHg以上であれば保存的治療による治癒が期待できるが，30 mmHg未満であれば治癒は困難で，血行再建が必要となる．SPPは，PADの血流評価と治療方針決定に有用である．

3 経皮的酸素分圧
transcutaneous oxygen pressure(TcPO$_2$)

加圧する必要がないためABIやSPPより低侵襲の検査であり，高度石灰化の影響も受けにくい．仰臥位で40 mmHg以上であれば創治癒が期待できるが，20 mmHg未満では創治癒困難である．

以上によりPADと診断された場合には，超音波検査，CT，MRI，血管造影検査などの画像検査を適宜追加する(図5-19)．

3 治療

基礎疾患である糖尿病や脂質異常症，高血圧症などの治療はもちろん，喫煙も大きなリスクファクターなので**禁煙指導**を行う．非侵襲的な治療としては**運動療法**や**薬物療法**があるが，重症のCLIには無効であり，血行再建が必須である．**血行再建には血管内治療とバイパス手術がある**．

1 薬物治療

PAD患者に対する**薬物療法の目的には，脳・心血管イベント予防と基礎疾患治療がある**．脳・心血管イベント予防のためには抗血小板薬(アスピリン，クロピドグレル，シロスタゾール)，基礎疾患治療のためには高血圧症治療薬(アンジオテンシン変換酵素阻害薬，アンジオテンシンⅡ受容体遮断薬)，脂質異常症治療薬(スタチン製剤)などの投与が有効である．

2 血管内治療
endovascular treatment(EVT)

CLIの治療方針は，狭窄や閉塞の部位と範囲を考慮して決定する．この際に**TASC Ⅱ分類**が有用である．可能であればEVTを選択するが，EVT

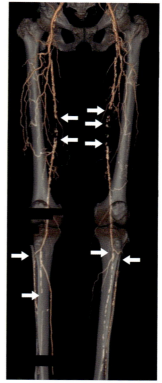

図5-19 両側末梢動脈疾患患者のアンギオCT像
両大腿および下腿動脈に閉塞と狭窄を認める(矢印)．

が困難な症例ではバイパス手術を考慮する．

腸骨領域と浅大腿動脈におけるEVTでは，バルーンによる拡張とステント留置が標準治療となっている．膝下では長期開存率の面でバイパス手術が優先されるが，近年はEVTのデバイスやステントが改良され，治療成績が向上したことによりその適応が拡大してきている．

3 バイパス手術

腸骨動脈領域で石灰化が強いなどの理由によりEVTが不可能な場合や，大腿動脈より末梢で病変が長い場合には，バイパス手術の適応となる．腸骨部では，大動脈-両側大腿動脈バイパスや大腿(腸骨)動脈-大腿動脈交差バイパスなどが行われている．鼠径靭帯以下の領域では，自家静脈によるバイパスの適応となるが，使用できる静脈がない場合には人工血管も選択肢となる．膝下の症例では，EVTよりもバイパス手術のほうが長期的

な開存率は高く，**歩行可能で長期予後が期待できる症例にはバイパス手術が望ましい**．

4 ● 創傷治療

血行再建とともに創治癒に向けた創傷治療を開始する．壊死組織を除去する**デブリードマン**を行うと同時に，創治癒に適した創環境を整える**創面環境調整**（wound bed preparation：WBP）を行う．この際に **TIME コンセプト**（詳細は**表 6-1** 参照➡192 頁）に基づいた創管理を行うとよい．創洗浄を行い，適切な外用剤や創傷被覆材を使用して，浸出液や創感染のコントロールを行いながら創縮小を図る．ここでは**陰圧閉鎖療法**が有用である．

WBP が得られた後は，創治癒まで外用剤や，創傷被覆材による保存的治療を継続するか，あるいは潰瘍が広範囲であれば植皮や局所皮弁，遊離皮弁による創閉鎖を考慮する．

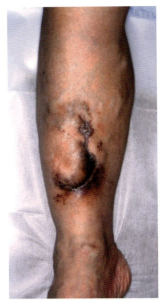

図 5-20 潰瘍治癒後の瘢痕および色素沈着を認める静脈瘤

B 下肢静脈瘤
varicose vein of lower extremity

1 ● 概念

下肢静脈では，心臓へ血液を還流するために逆流防止弁が重要な働きをしている．この弁が機能不全に陥り，**静脈血の逆流，うっ滞が生じると表在静脈が拡張し静脈瘤**となる．表在静脈や穿通枝の弁機能不全が原因のものは一次性静脈瘤，深部静脈血栓症など深部静脈の還流不全が原因のものは二次性静脈瘤と呼ばれる．静脈瘤は下肢静脈疾患の一症状であり，進行すると静脈うっ滞性皮膚炎や皮膚潰瘍を生じる．臨床症状としては，静脈の怒張のほか，色素沈着，皮膚硬化，下腿のむくみ，だるさなどがある（**図 5-20**）．

2 ● 診断

静脈拡張が得られる立位，あるいは座位で診察する．一次性下肢静脈瘤は，① 肉眼的形態から大小伏在静脈本幹に拡張を認める**伏在静脈瘤**，② 本幹に逆流を認めない**側枝静脈瘤**，③ 1〜3 mm の静脈が網目状に拡張する**網目状静脈瘤**，④ 1 mm

表 5-8　CEAP 分類（臨床分類部分のみ）

分類	臨床症状
C0	静脈疾患を認めない
C1	毛細血管または網目状静脈
C2	静脈瘤
C3	浮腫
C4a	色素沈着や湿疹
C4b	皮膚脂肪硬化や白色皮膚萎縮
C5	治癒した潰瘍
C6	活動性潰瘍

以下の細い血管がみられる**クモの巣状静脈瘤**の 4 つに分類される．重症度分類には **CEAP 分類**が用いられる（**表 5-8**）．

診断の際には，弁不全がどの部位にあるか位置を特定することが必要であり，以下の検査を行う．

1 ● トレンデレンブルグテスト

患者を仰臥位にして患肢を挙上し，静脈瘤内の血液を虚脱させる．次に，大腿根部を駆血して立位として駆血帯を解除する．駆血帯を解除した直後に静脈瘤が出現した場合は，大伏在静脈根部に弁不全があることを意味する．駆血解除前に静脈

瘤が出現した場合は，穿通枝の弁不全が疑われる．

2 ペルテステスト

患者を立位にし，大腿下部あるいは下腿部を駆血する．この状態で足踏み運動や歩行をしてもらう．その後，静脈瘤が消失するようであれば下腿筋ポンプ作用が正常で穿通枝，深部静脈の弁不全がないことがわかる．静脈瘤が消退しないあるいは悪化するようであれば，穿通枝弁不全あるいは深部静脈の閉塞が疑われる．

上記理学的検査でおおまかな病変部位が特定可能である．さらなる精査としてドップラー聴診器を用いた血液逆流検査，超音波のパルスドップラー法（duplex scan）・カラードップラー法，3D-CTなどがある．

3 治療

まずは長時間の安静立位を極力避け，下肢挙上時間を多くすることが基本となる．加えて**弾性ストッキングや弾性包帯を用いた圧迫療法**が治療の第一選択となる．弾性包帯では適正な圧で巻くこと，弾性ストッキングでは適切なサイズ選択が重要である．

手術療法としては，表在性の逆流が主体である一次性静脈瘤には大小伏在静脈本幹を抜去する**ストリッピング手術や本幹の高位結紮術**，レーザーや高周波による**血管内焼灼術**などが行われている．血管内焼灼術は低侵襲であるため，現在は静脈瘤治療の主流となってきている．

硬化療法は，ポリドカノールを血管内皮に作用させて硬化させる治療であり，網目状静脈瘤やクモの巣状静脈瘤，伏在静脈処置後の残存静脈瘤によい適応である．

●参考文献
1) Norgren L, et al, TASC II Working Group：Inter-Society Consensus for the Management of Peripheral Arterial Disease（TASC II）. J Vasc Surg 45 S：S5-67, 2007
2) 横井宏佳：CLIに対する血行再建術（血管内治療）. PEPARS 119：61-65, 2016
3) 東 信良：どのような患者に外科的バイパス手術が望ましいのか？. Heart View 21：1134-1141, 2017
4) Eklöf B, et al：Revision of the CEAP classification for chronic venous disorders：consensus statement. J Vasc Surg 40：1248-1252, 2004
5) 孟 真：下肢静脈疾患・静脈性うっ滞性潰瘍の病態，診断，治療. 日本下肢救済・足病学会誌 8：31-39, 2016

リンパ浮腫

A リンパ管解剖

リンパ管は，下肢では足背・下腿内側から大腿内側を通り，鼠径リンパ節へと流入する．足底側は，足関節外側より下腿後面を通り膝窩リンパ節に流入する．その後，腸骨動静脈に沿って上行合流し，乳び槽・胸管を通って主に左静脈角に流入し静脈へ還流する．左上肢のリンパ管も左静脈角に流入する．これに対し右上肢は，腋窩リンパ節を経由して右静脈角へ流入する．

B リンパ浮腫とその原因
（図 5-21）

リンパ液が何らかの理由で皮下組織に貯留する疾患で，一次性（特発性）リンパ浮腫と二次性（続発性）リンパ浮腫に大別される．

一次性リンパ浮腫は，発症時期によって先天性（出生から2歳未満），早発性（2歳以上35歳未満），遅発性（35歳以上）に分類される．また，リンパ管造影によりaplasia, hypoplasia, hyperplasiaの3型に分類される．Meige（メイジュ）症候群，Milroy（ミルロイ）病，Noonan（ヌーナン）症候群などは，原因遺伝子も特定されている（表 5-9）．

二次性リンパ浮腫は，感染症，悪性腫瘍，外科手術，放射線治療，外傷などによるリンパ灌流障害によって発症する．

世界的にはフィラリア感染後発症が，先進国では乳癌や子宮癌などの癌術後発症が多く，発生頻度は術後5～40％である．腋窩や鼠径部への放射線照射や関節炎は増悪因子である．下肢のリンパ

浮腫の 26％ が両側性となる．

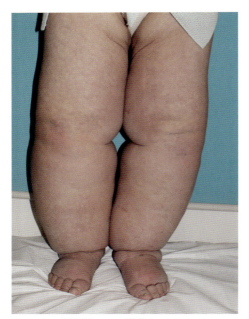

図 5-21　両下肢リンパ浮腫

1 診断

　確定診断には他の浮腫関連疾患の鑑別，十分な病歴聴取（手術，外傷，放射線照射など）や身体所見の精査が重要である．鑑別診断は，静脈疾患（深部静脈血栓症，下肢静脈瘤），心不全，Quincke（クインケ）浮腫，蛋白漏出性胃腸症，悪性腫瘍，内分泌障害関連浮腫，肥満性浮腫などがある．
　症状は，無痛性腫脹，皮膚緊満感，静脈怒張がない，多毛などである．重症度により 0～Ⅲ 期に分類する（表 5-10）．合併症として急性リンパ管炎，蜂巣織炎，リンパ漏，疣贅がある．

2 検査

　浮腫の評価は周径測定が一般的で，精査にはインドシアニングリーン（ICG）蛍光造影法，リンパシンチグラフィ，MRI，エコーなどを用いる．特に ICG 蛍光造影法は，ICG を足背や手背に皮下注し，リンパ管に取り込まれた ICG を近赤外線カメラを用いて皮膚表面から観察することにより重症度を linear/splash/stardust/diffuse の 4 型に分類することができる（図 5-22）．
　リンパシンチグラフィ（図 5-23）や MRI は深部のリンパ管の状態把握に有用である．エコーでは，深部静脈血栓の有無や皮下脂肪組織の状態把握のみならず，リンパ管描出も可能である．

3 治療

　リンパ液を患部から体幹静脈へ排除還流させることが治療のコンセプトである．早期治療を開始

表 5-9　先天性リンパ浮腫　症候群一覧

- Hennekam 症候群（lymphedema-lymphangiectasia-mental retardation）
- Milroy 病
- Noonan 症候群
- Turner 症候群
- Proteus 症候群
- Prader-Willi 症候群
- リンパ浮腫二列睫毛症候群
- 眼・歯・指異形成症
- 毛細血管奇形
- Meige 症候群
- Microcephaly with or without chorioretinopathy, lymphoedema, or mental retardation

表 5-10　国際リンパ学会（ISL）　リンパ浮腫ステージ

0 期	リンパ液輸送が障害されているが，浮腫が明らかでない潜在性または無症候性の病態．
Ⅰ 期	比較的蛋白成分が多い組織間液が貯留しているが，まだ初期であり，四肢を挙げることにより治まる．圧痕がみられることもある．
Ⅱ 期	四肢の挙上だけではほとんど組織の腫脹が改善しなくなり，圧痕がはっきりする．
Ⅱ 期後期	組織の線維化がみられ，圧痕がみられなくなる．
Ⅲ 期	圧痕がみられないリンパ液うっ滞性象皮病のほか，アカントーシス（表皮肥厚），脂肪沈着などの皮膚変化がみられるようになる．

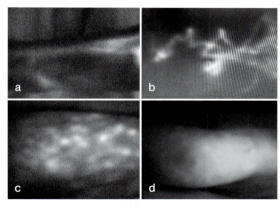

図 5-22 ICG pattern 分類
a：linear，b：splash，c：stardust，d：diffuse
a→dの順で重症度が上がる．

し，過度の運動・創傷・患肢への注射や鍼灸は避ける．温泉入浴は，患肢に傷がある際に蜂窩織炎発症の危険性が高く避ける．

治療法は，保存療法と外科的治療法がある．進行性疾患であり，いずれの方法を用いても完治は難しいが，現状改善または増悪防止が治療目的である．

A 保存療法

患肢の挙上と，リンパ誘導マッサージによるリンパ液の排出，弾性着衣（ストッキング，弾性スリーブ），スキンケアによる浮腫増悪予防と状態維持である．特に弾性ストッキングは軽症でも必須の治療法であり，日中の仕事など起立時には，着用が望ましい．ただし適正な圧のものを選択しないと逆に悪化させてしまうことがあり注意が必要である．

B 外科的治療法

リンパ管静脈吻合術，リンパ組織移行術，リンパ組織・リンパ節移植により障害部位末梢でリンパ液を静脈に還流させる機能的リンパ流再建法が行われる．浮腫発生早期のリンパ管機能が残っている時期（発症後約1年）が望ましい．

リンパ管静脈吻合術は低侵襲治療法である．実際には2cm前後の切開線を置き，0.5mm前後のリンパ管と皮下静脈を吻合することによりうっ滞していたリンパ液を静脈へ還流させる（図5-24）．高度のリンパ浮腫では，リンパ管内圧の上昇によりリンパ管壁が肥厚し，最終的に閉塞して線維化

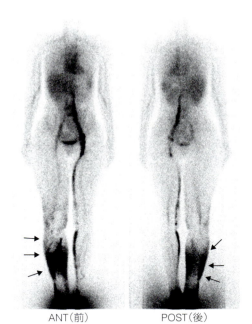

図 5-23 リンパシンチグラフィ
120分後．右下腿にリンパ液の dermal back flow（DB）を認める．前川分類Ⅳ．

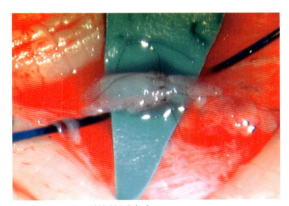

図 5-24 リンパ管静脈吻合
左側静脈で右側リンパ管．静脈内にリンパ液が流入しているため静脈も透けて見える．

をきたすため，リンパ管静脈吻合術は無効である．こういった状況においてはリンパ組織・リンパ節移植・移行術が行われる．正常なリンパ組織を患部へ移植することにより，皮下に貯留したリンパ液をリンパ組織へ吸収させ，リンパ節の灌流静脈からリンパ液を排出させることにより浮腫の軽減を図る．

長期罹患の高度リンパ浮腫の場合，皮下脂肪組織の増大に対しリンパ浮腫組織切除術，脂肪吸引

することが多い．発症した場合，進行が早く命にかかわるため注意を要する．早期では化学療法などで長期予後が得られることがある．

●参考文献
1) 緒方 英，他：ICG 蛍光リンパ管造影法の実際．PEPARS 22：18-22，2008
2) Narushima M, et al：Indocyanine Green Lymphography Findings in Limb Lymphedema. J Reconstr Microsurg 32：72-79, 2016
3) 廣田彰男：リンパ疾患の基礎．脈管学 46：151-155, 2006
4) 光嶋 勲，他：リンパ浮腫に対する手術．臨床婦人科産科 68：704-712，2014
5) 光嶋 勲：リンパ浮腫の外科的治療．パーソン書房，2017
6) 光嶋 勲：リンパ浮腫のすべて．永井書店，2011
7) 成島三長：リンパ管炎リンパ浮腫―循環器研修ノート第2版．診断と治療社，2016

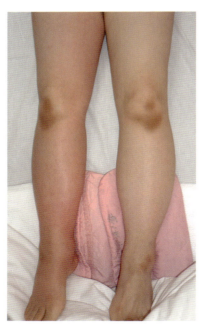

図 5-25 蜂窩織炎
右下肢に赤みと熱感あり．

による余剰組織除去法を行うことがある．基本的にリンパ組織を含めた皮下脂肪層を盲目的に除去するため，機能的リンパ再建法とはいえない．

C リンパ浮腫関連疾患

1 リンパ管炎・蜂窩織炎・丹毒（図5-25）
lymphangitis/cellulitis/erysipelas

通常，四肢のわずかな傷から細菌感染することにより起こるリンパ管の炎症である．発熱・悪寒・頭痛などをきたし，悪化すると蜂巣織炎となる．リンパ管に沿って発赤疼痛を生じる．ほとんどは連鎖球菌やブドウ球菌に効果のある抗菌薬で治療を行う．リンパ浮腫患者においては，リンパ流のうっ滞により症状が増悪・遷延し，入院加療を要する場合がある．

2 リンパ管肉腫・スチュワートトレブス症候群
lymphangiosarcoma/Stewart-Treves syndrome

稀ではあるが10年以上慢性化する場合に発症

炎症性疾患・感染症

A 概念

感染とは宿主の中で微生物が定着して増殖する状態であり，感染症とは感染により宿主の機能を損なうような障害を引き起こした状態のことである．宿主と微生物との相互関係により，創汚染（contamination；細菌＜宿主），細菌定着化（colonization；細菌＜宿主），限界保菌状態（critical colonization；細菌＝宿主），感染症（local infection/spreading infection；細菌＞宿主）と分類される．感染症の4徴候としては発赤，腫脹，疼痛，熱感があり，spreading infection は 38℃以上の全身性の発熱をきたす状態である．

本項で主として扱う膿皮症（pyoderma）は，ブドウ球菌，連鎖球菌を主体とする一般細菌による皮膚感染症の総称である．

B 発症基盤による分類

一次感染(急性膿皮症),二次感染(慢性膿皮症),全身性感染症の皮膚病変に分類される.

1 一次感染

微生物の感染が皮膚表面のなんら病変のない部位に一次的に成立する場合であり,1種類の菌によるものが普通である.癤,癰,伝染性膿痂疹,丹毒など急性細菌感染症,単純疱疹の皮膚初発感染などがある.

2 二次感染

あらかじめ何らかの皮膚病変があって,そこに微生物が増殖し,そのために感染症が成立した場合である.潰瘍や褥瘡などの慢性創傷の二次感染などである.

3 全身性感染症

菌の産生する毒素などにより生じるものである.黄色ブドウ球菌の表皮剝脱毒素(exfoliative toxin)によるブドウ球菌性熱傷様皮膚症候群(staphylococcal scalded skin syndrome:SSSS),エンテロトキシンの一種である毒素によるトキシックショック症候群(toxic shock syndrome:TSS)などがある.

C 主な疾患

1 慢性膿皮症

多発性の毛包の閉塞病変などに細菌が感染し,化膿性病巣が生じて多少とも慢性に経過する皮膚感染症の総称である.時間の経過とともに皮下で交通した瘻孔が多発し,膿汁を伴う複雑な病変を形成する.腋窩や頭部,殿部に好発する.
局所の清潔を保ち,抗菌薬の内服および外用を長期継続する場合が多い.切開排膿や切除,植皮などの手術を行うこともある.有棘細胞癌の発生

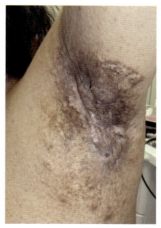

図 5-26 化膿性汗腺炎
腋窩に無数の皮下結節が存在し,自壊,軟化を繰り返し,融合し瘢痕性局面を形成.

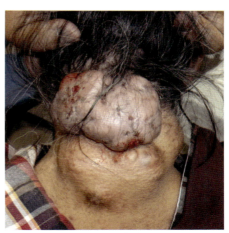

図 5-27 ケロイド性毛包炎
項部に皮下硬結,自壊,感染を伴う肥厚瘢痕性局面.

母地となることがある.慢性膿皮症は多くの皮膚感染症を含むが,壊死性筋膜炎やガス壊疽などのような皮膚軟部組織の壊疽性感染症(gangrenous infections)は別に扱われる.

A 化膿性汗腺炎(図 5-26)

アポクリン腺の開口する毛包が閉塞して分泌物の蓄積が起こり,引き続き慢性化する.主に成人女性の腋窩に1〜数個の5 mm大の皮下結節が生じて,自壊,排膿して瘢痕を残す.他のアポクリン腺部位(外陰部,肛囲,乳房など)にも生じうる.

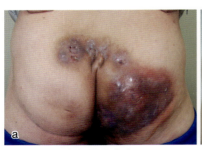
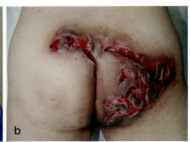

図 5-28　殿部慢性膿皮症
a：囊胞，瘻孔，膿瘍，色素沈着を伴う感染巣．
b：瘻孔上の天蓋皮膚の切開・開放療法を行った．

B ケロイド性毛包炎（図 5-27）

　中年男性の後頭〜項部に毛包炎が次々と多発し，浸潤傾向が強くなり膠原線維が増殖して，ケロイド局面を形成するようになる．

C 殿部慢性膿皮症（図 5-28）

　中年男性に好発する．ざ瘡様の囊胞や丘疹を生じ，次第に融合し，皮下で交通して瘻孔を形成しながら複雑な病巣を形成する．アポクリン腺の活動が活発になる思春期より始まり，20〜40 歳代にかけて徐々に範囲を拡げ重症化する．化膿性汗腺炎，集簇性ざ瘡などが基礎となることが多い．
　皮下膿瘍の急性増悪期は，感受性のある抗菌薬の投与，切開・排膿を行う．皮下で複雑な瘻孔を形成する場合が多く，病巣の評価には CT や MRI などの画像評価を行う．根治術としては，病巣の評価を行った後に，病巣の全摘出および分層植皮術による再建が勧められる．瘻孔上の天蓋皮膚の切開，開放療法も有効な方法である．

2 壊死性筋膜炎

　壊死性筋膜炎とは，従来より用いられてきた用語であるが，明確な定義はなかった．最近では，皮下組織と筋膜・筋肉に急速かつ広範囲に波及する壊死性軟部組織がある感染症を総称して壊死性軟部組織感染症として取り扱い，このなかに従来の壊死性筋膜炎，劇症型溶血性連鎖球菌感染症，ガス壊疽などが含まれる．ここでは，わかりやすいように壊死性筋膜炎として述べる．

A 疫学

　一般に壊死性筋膜炎は，早期に外科的デブリードマンを行わなければ，致死率の高い疾患である．冬に発生しやすく男性に多い疾患であり，免疫抑制患者，糖尿病，悪性腫瘍，薬物乱用，慢性腎不全などの慢性疾患を有する患者では，より重症化しやすい．

B 好発部位

　下肢，殿部，会陰部が多い．会陰部や陰囊に生じる壊死性筋膜炎は Fournier（フルニエ）壊疽（図 5-29）と呼ばれ，消化管や尿管の粘膜剝離，下部尿路や外性器および肛門周囲の感染巣などが原因となりやすい．腹壁や殿筋，陰囊まで急速に広がるのが特徴である[1]．

C 病態および診断

　感染が筋膜周囲の疎な組織に沿って急速に拡大し，周囲組織が壊死に陥る疾患である[2]．初期の症状が非特異的であり，表在性感染症である蜂窩織炎などとの鑑別が難しいことが多い．軽微な外傷や明らかな誘因がなく，下肢の腫脹や疼痛のみで蜂窩織炎と診断され，漫然と抗菌薬を投与されている間に重篤化し，救命困難となる症例も少なくない．そのため，まずは鑑別診断の 1 つに壊死性筋膜炎を挙げて「疑うこと」が重要である．

1 症状
　初期は疼痛，腫脹，発赤，紅斑，紫斑などを認め，数時間〜数日で急速に進行し，皮膚色の変化（赤紫色から青灰色など）や，水疱形成，知覚障害，

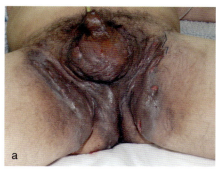
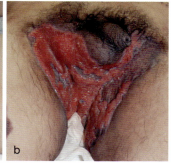

図 5-29　Fournier 壊疽
a：会陰部を中心に陰嚢，大腿部に及ぶ急速な膿瘍形成，排膿を認めた．
b：切開ドレナージ処置，デブリードマンを行い創面環境調整（WBP）を図った．

皮膚壊死などを呈するようになる．これらの変化は，筋膜や筋肉のコンパートメントにある深部血管の閉塞を示すものであり，重要な診断の手がかりとなる．また，ガスを発生している場合は，握雪感も重要な所見となる．糖尿病による末梢神経障害を合併する場合や，脊髄損傷患者の場合，疼痛を自覚しないことがあるため注意を要する．

全身症状としては，発熱，全身倦怠感，食欲低下，嘔気・嘔吐，歩行困難，呼吸困難，意識障害など重症度によりさまざまであり，進行例ではショックをきたし，敗血症やDIC（播種性血管内凝固症候群）の合併から多臓器不全に至る．局所症状以外にバイタルサインの異常や白血球数変化などの全身性炎症反応症候群（systemic inflammatory response syndrome：SIRS）の所見，CRP上昇，臓器の機能障害（特に循環・腎・凝固機能障害）を認めた場合には，壊死性筋膜炎を疑うべきである．

2 ● 診断

単純X線やCTおよびMRIなどの画像検索は，診断に有用である．所見としては病変部の炎症の波及状態，深部の膿瘍や筋膜面のガス，筋膜の肥厚などを確認できる．ガス像はおよそ25％の症例で認められる（図5-30）．

壊死性筋膜炎が否定できない場合は，試験切開を積極的に考慮すべきである．深筋膜の層で出血のない「コメのとぎ汁様」粘稠性の乏しい濁った液体や，組織の剝離が容易である場合は，壊死性筋膜炎を強く疑い，病理組織学的検査や嫌気性培養も含めた塗抹・培養検査を行う．

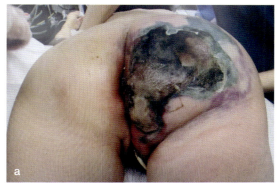
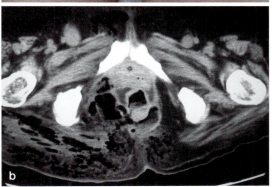

図 5-30　ガス壊疽
a：殿部に灰から黒色皮膚壊死を呈した病変を認めた．悪臭が強く，圧迫にて握雪感を認めた．
b：CTで皮下のみならず筋層内にまでガス像を認めた．

病理組織学的には，真皮上層に浮腫と血管拡張，血栓像が混在し，真皮下層には好中球を中心とした細胞浸潤，膠原線維の変性と核塵を認める．脂肪織では筋膜を中心に炎症細胞の強い浸潤と一部筋膜の肥厚，変性を認める[3]．

3 ● 感染経路

微細な皮膚損傷などのあとに皮膚から直接深部組織に感染する経皮的経路，咽頭感染などで経口的に感染した菌が血行性に広がる血行性経路がある．

微生物学的には，その原因となる微生物によってType 1とType 2に分類される．Type 1は嫌気性菌と好気性菌の混合感染を主体とし，手術後や免疫不全状態，糖尿病などの慢性疾患をもつ患者に好発する．嫌気性菌としては，*Bacteroides*や*Peptostreptococcus*などを多く認める．頭頸部の壊死性筋膜炎では口腔内嫌気性菌が，会陰部を中心とするFournier壊疽では大腸菌(*E. coli*)や*Klebsiella*などの腸管常在菌が原因となることが多い．

Type 2は単独感染を主体とし，基礎疾患に関係なく，どの年代にも生じうる．A群β溶血性連鎖球菌が約50％を占め，そのなかでも劇症型A群β溶血性連鎖球菌感染症は皮膚軟部組織の著しい壊死および急激な進行，高い致死率から「人喰いバクテリア」として知られ，保健所への届け出が必要である．

D 治療（図5-31）

壊死性筋膜炎が疑われた場合には，外科的治療に先立ってまず全身状態を評価し，必要に応じ初期蘇生を行う．治療は，早期の積極的な切開による減圧，それに続く壊死組織の徹底的なデブリードマン，抗菌薬の投与，敗血症に対する循環管理を中心とした全身管理からなる．

また基礎疾患がある場合は，それに対する治療をできる限り緊急かつ同時に施行することが重要である．初回手術後に壊死組織が残存していたり，全身状態の改善が得られなかったりした場合は，躊躇なく再手術を計画し，追加でデブリードマンを行う．

原則的には四肢切断は不要であるが，急速進行性で敗血症性ショックを呈している場合は，救命のために患肢を切断せざるをえないこともある．その判断を行うためにも，できるだけ初回手術から形成外科医が参加し，治療の主体を担っていくことは重要である．

抗菌薬としては，ペニシリンとクリンダマイシンを基本とし，グラム染色を含め起因菌の情報が得られ次第ターゲットを絞った抗菌薬に変更する[4]．

その後は，連日洗浄処置を継続し，感染の鎮静化を図る．治療が奏効し，全身状態の改善が得られた後は，陰圧閉鎖療法(negative pressure wound therapy：NPWT)，皮弁移植術や植皮術を用い，閉創を行う[1]．

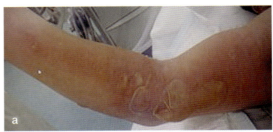
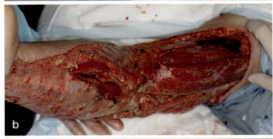
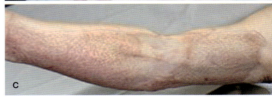

図5-31　右上肢劇症型A群β溶血性連鎖球菌感染症
a：入院時所見．腫脹，発赤および水疱形成を認めた．
b：切開排膿および広範囲なデブリードマンを行った．
c：術後1年時所見．植皮を行い治癒した．

●参考文献

1) 三浦千絵子，他：壊死性筋膜炎．形成外科 57：1373-1382, 2014
2) 波利井清紀，他：形成外科治療手技全書Ⅲ—創傷外科．pp249-252, 克誠堂出版，2015
3) 沢田泰之：救急対応が必要な細菌感染症．皮膚と微生物 35：1857-1862, 2015
4) 岩本幸英：外傷の初期治療の要点と盲点．pp366-368, 文光堂，2007

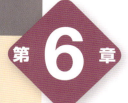

第6章 難治性潰瘍・変性疾患・膠原病

難治性潰瘍

A 皮膚潰瘍と難治性潰瘍

皮膚潰瘍とは皮膚の組織欠損である．ただし，その欠損が表皮内にとどまる場合にはびらんといい，欠損が真皮に達するものを**皮膚潰瘍**というのが通常である．皮膚潰瘍のなかで，創傷治癒がさまざまな機序によって，遷延したり阻害されたりして治療に抵抗する慢性潰瘍を**難治性潰瘍**といい，下腿，足にみられることが多い．

B 診断

1 基礎疾患と局所状態

外傷・掻爬・虫刺・温熱・寒冷・放射線照射など，その誘因に注意する．また，難治性潰瘍をきたしやすい基礎疾患などの**病歴の聴取**も重要である．創傷治癒を遷延させる原因は数多くあるが，全身的な要因の代表的なものとして糖尿病，動脈硬化症，膠原病，栄養障害，貧血の悪化などがあり，ステロイド薬，抗がん剤，免疫抑制薬などの使用も悪影響するとされる．局所治療を行う前に潰瘍の原因を把握し，全身的な治療・管理を行ったうえで創部の治療を行うことが重要である．

難治性潰瘍の創傷治癒過程において障害となる原因を改善するためには，局所状態の把握が重要となる．創部の状態を把握して原因を見つけるための観察項目をまとめたものに，TIMEコンセプトというものがある(表6-1)[7]．壊死組織の有無，感染・炎症の状態，浸出液の量，創縁での肉芽形成・上皮化の傾向およびポケット形成を確認し，それぞれにあった局所治療を行うことで創傷治癒が促進される．

皮膚潰瘍の発生部位としては下肢が多く，**静脈うっ滞性潰瘍**(下腿潰瘍)は特に下腿下1/3の外側よりも内側に生じやすいのが特徴である．静脈性潰瘍は一般に大きいが，浅くて不整形を呈することが多い．動脈性潰瘍に比べて肉芽は良好なことが多く，疼痛も弱く，下肢を挙上すると軽減する．視診で静脈瘤・皮膚炎・浮腫・色素沈着・脂肪皮膚硬化症などを確認し，重苦しさ・かゆみ・こむら返りなどの自覚症状がないか問診する．

これに対し**動脈性潰瘍**は疼痛が強く，下肢の挙上によって増強されるのが特徴である．足，特に趾に生じやすく，打ち抜き状を呈する．静脈性潰瘍と異なり，筋膜や筋肉に達することも少なくない．潰瘍底は貧血状でしばしば壊死組織が固着し，搔爬しても出血しにくい．糖尿病やハンセン病などの知覚麻痺に伴う潰瘍は足底に生じやすく，周辺に胼胝様の角化を伴うことが多い．

結節性動脈周囲炎や**皮膚アレルギー性血管炎**による潰瘍は下腿に好発するが，後者では下腿下部から踝部に難治性の小潰瘍として多発することが多い．また，強皮症やエリテマトーデスなどの**膠原病**では指趾末端に難治性の小潰瘍を多発し，特に冬に発生しやすい．

外陰部の潰瘍で重要なものは**Behçet**(ベーチェット)病による潰瘍である．打ち抜き状の深い潰瘍で疼痛が強く，陰嚢，大小陰唇に発生しやすい．**Paget病**をはじめとする腫瘍性潰瘍や梅

表 6-1 TIME-wound bed preparation の原則

臨床観察項目	臨床処置	臨床効果
Tissue non-viable or deficient 組織壊死	デブリードマン	良好な創床
Infection or Inflammation 感染と炎症	全身および局所感染源の除去	細菌叢の改善と炎症の消退
Moisture imbalance 湿潤環境の不均衡	被覆による湿潤環境の調節 浸出液の除去	湿潤調整
Edge of wound— non-advancing or undermining 創縁-治癒遷延あるいはポケット形成	創治癒遷延をきたす原因と治療法 の再評価	創縁の伸展

(Castronuovo JJ Jr, et al：Skin perfusion pressure measurement is valuable in the diagnosis of critical limb ischemia. J Vasc Surg 26：629-637, 1997 より)

毒，**軟性下疳**，**単純疱疹**による潰瘍も外陰部に好発する．

顔面の潰瘍で多いものは，**有棘細胞癌**や**基底細胞癌**などの腫瘍性潰瘍とスポロトリコーシスなどの**深部真菌症**による潰瘍，さらに**結核菌**や**非結核性抗酸菌**による潰瘍である．生検や培養によって診断を明確にすることが重要である．

熱傷瘢痕はしばしば虚血性の潰瘍を形成し，難治性となるが，二次的に有棘細胞癌を発生することが少なくないので注意が必要である．

慢性放射線皮膚炎後に生じる**放射線潰瘍**は深在性となりやすく，筋膜，筋肉を越え，骨まで達することも稀ではない．壊死組織が固着し，治癒傾向に乏しい．なお，**褥瘡**の好発部位については後述する（➡194頁）．

2 検査

A 分泌物の培養と生検

分泌物が膿性の場合には細菌感染を疑い，**培養**するとともに**感受性試験**によって適切な抗菌薬を見出すことが大切である．近年は MRSA 感染がしばしばみられる．また膿が緑色調を帯び悪臭を放つ場合には，緑膿菌感染を念頭に置く必要がある．

漿液性分泌物の場合には無菌性のことが多いが，結核性の場合もあることを念頭に置く必要がある．結核など，抗酸菌感染や真菌感染が疑われる場合には，潰瘍部の生検組織を培養することも有用である．

難治性の潰瘍や，形態上，通常の潰瘍と異なる

ようにみえる場合には**生検**が必要である．生検部位は潰瘍底とともに表皮の存在する潰瘍周辺部からも行う必要がある．血管炎の有無，悪性腫瘍の存在などが明らかとなる．

B ABI，超音波検査法，SPP，その他

下肢の虚血状態の評価として**下肢・上腕血圧比**（ankle brachial pressure index：ABI）がある．ABI は，足関節より中枢の動脈閉塞の存在とその代償程度を反映していることに基づいて考えられた指標であり，最も広く虚血肢の評価に利用されている．ABI は足関節収縮期血圧を上肢収縮期血圧で除した値で，基準値は 0.9〜1.3 である．0.9 以下は何らかの虚血があることが示唆される．注意点として糖尿病や透析患者は下肢動脈の石灰化を認めることが多いため，実際より高値となることが多い．これに対し，皮膚灌流圧（skin perfusion pressure：SPP）は ABI より信頼性が高く，糖尿病や透析患者における末梢動脈疾患（peripheral artery disease：PAD）の評価，スクリーニングや創傷の治癒予測に有用である（**図6-1**）．SPP は，皮膚レベルの微小循環の指標であり，どの程度の圧で微小循環が灌流しているかを示している．SPP が 40 mmHg 以上であれば虚血性潰瘍が治癒するが，30 mmHg 未満では潰瘍治癒は困難であると判断されている．また，虚血肢を大切断するか否かの評価法として，SPP，**経皮的酸素分圧**（transcutaneous oxygen pressure：$TcPO_2$）など組織微小循環測定法を用いることは有効である．

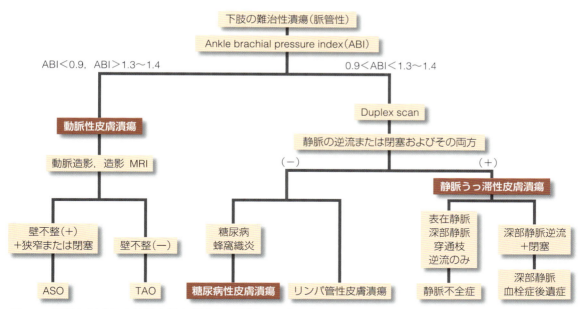

図 6-1 下肢に対する血管障害性皮膚潰瘍の診断アルゴリズム
ASO；閉塞性動脈硬化症，TAO；閉塞性血栓性血管炎

C 治療

1 基本

　難治性潰瘍の原因，誘因，治癒阻害因子を探り，それらを除去，コントロールする．難治性潰瘍の治癒を妨げている原因は，大部分が**組織の不足**と**血行の障害**である．そのため，プロスタグランジン E_1 製剤の連日点滴静注や副交感神経節ブロックなどにより末梢循環の改善を図り，合わせて硬膜外ブロックで疼痛コントロールも行う．

　PAD に対する治療としては，抗血小板療法ならびに血管拡張薬が有効であり，虚血性潰瘍の治療として疼痛緩和対策も有効である．手術治療としては外科的バイパス術や血管内治療などが行われる．静脈うっ滞性潰瘍の場合には虚血がなければ圧迫療法を行い，硬化剤を静脈内に注入する硬化療法や表在静脈の抜去術（stripping），あるいはレーザーや高周波を使用した血管内焼灼術を行う．

　外傷後の難治性潰瘍は組織の絶対量の不足であり，他の疾患もその進行がコントロールできた段階では組織の欠損，不足となる．したがって適切な保存療法で治癒しない場合は，状態に応じて植皮・有茎皮弁・血管柄付遊離皮弁などにより再建する．しかし原疾患が治癒していない場合には，再発に注意しなければならない．

　一方，局所的治療は，治療阻害因子に対応した臨床処置を行う．つまり，壊死組織に対してはデブリードマン，感染に対しては洗浄・消毒・抗菌薬など感染源の除去，湿潤環境の不均衡に対しては湿潤療法や浸出液の除去を行う．そのうえで，創部の状態によって肉芽形成や表皮形成に適した治療を行っていく．

　また最近の動向として，感染抑制や血管新生・上皮化促進をめざした軟膏，成長因子である bFGF を含んだ製剤，湿潤環境を保持する創傷被覆材，コラーゲンマトリックスを主成分とする**人工真皮**などが用いられている．特に，**bFGF 製剤**は肉芽形成促進と強力な血管新生作用を有するので，血流に問題がある糖尿病足部潰瘍などに効果がある．潰瘍・壊疽部位の切除を最小限にとどめたあとの創部の母床作りに適しており，有効な付加治療法と考えられる．

2 陰圧閉鎖療法と血管新生療法

　近年，感染を伴う褥瘡や外傷性の難治性潰瘍と

いった深達性皮膚潰瘍においても肉芽形成および表皮形成促進が同時に期待できる**陰圧閉鎖療法**（negative pressure wound therapy：NPWT）という新しい治療法が開発された．これは，創傷部に陰圧をかけて余分な浸出液や細菌を吸引排除しながら適切な湿潤環境を保って上皮化を促進する治療法である．

陰圧閉鎖療法の治療メカニズムについては，①過剰な**間質液の除去**，②組織の**機械的圧力**に対する反応，③創部と浸出液中の各種**サイトカイン**などの諸因子が相互に関連した結果であると考えられており，今後期待される治療法の1つである．

また，血管内皮前駆細胞が発見されて以来，骨髄細胞移植による**血管新生療法**はさまざまな分野で利用されている．難治性潰瘍治療にも応用されてきており，骨髄細胞移植や末梢血リンパ球由来の**幹細胞**を抽出して患部周囲組織に移植する治療が行われ有用性を示している．今後が期待される治療法である．

● 参考文献
1) 堀圭二朗，他：局所潰瘍治療薬の使用法と留意点．耳喉頭頸 86：1016-1021, 2014
2) Mathes SJ (ed)：Plastic Surgery (2nd ed). Saunders, Philadelphia, 2006
3) Thorne CH：Grabb and Smith's Plastic Surgery. Lippincott Williams & Wilkins, Philadelphia, 2007
4) 福代良一，他：皮膚科診断治療大系．講談社，1996
5) Isago T, et al：Negative-pressure dressings in the treatment of pressure ulcers. J Dermatol 30：299-305, 2003
6) 松原弘明：骨髄細胞移植を用いた虚血下肢患者への血管再生医療．日内会誌 92：877-883, 2003
7) Castronuovo JJ Jr, et al：Skin perfusion pressure measurement is valuable in the diagnosis of critical limb ischemia. J Vasc Surg 26：629-637, 1997

褥瘡

A 概念

褥瘡は長時間および反復する圧迫や，体のずれによって生じる阻血性壊死に起因する皮膚・軟部組織損傷であると定義される．長期臥床の患者にしばしば認められる．褥瘡は時として感染を伴い，敗血症の原因となることがある．創面の細菌が院内感染の原因となったり，高齢社会に伴って増加が懸念されたりするなど，**社会的問題**も少なくない．医療機関および施設での褥瘡の頻度は0.3～1.9％であり，在宅での頻度は2％である．

B 病態

局所の圧迫により骨と皮膚表層の間の軟部組織の血流が低下する．この状態が一定時間続くことにより組織は不可逆的な阻血性障害に陥り，褥瘡が発生する．従来は「圧迫×時間」が一定以上になると組織損傷が発生すると考えられてきたが，最近では「**応力×時間**」が適切であるといわれている．応力とは，生体に外力が加えられた場合に生体内で発生する力である．

健常人であれば持続的な圧迫が続くと痛みやしびれを自覚するため，寝返りや座り直しなどを無意識に行う．ところが知覚神経障害がある場合や痛みを感じても身体的障害があるために体位を変えられない場合には，褥瘡が発生する可能性が高くなる．原因疾患として，脳血管障害，脊髄疾患，骨・関節疾患が多い．

C 臨床症状

褥瘡の好発部位は普段とっている体位によってほとんど決まっている．仰臥位であれば仙骨部・後頭部・踵部，側臥位であれば大転子部，車椅子

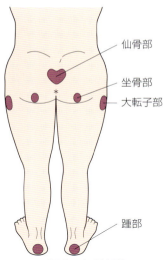

図6-2 褥瘡の好発部位

上の生活が多い場合には坐骨部である(図6-2).

　褥瘡は発生から1〜3週間の間は急激に変化する．この時期は**急性期褥瘡**と呼ばれ，初めから深い褥瘡ができたりポケット状の創が形成されることもあるので，特別の注意が必要である．褥瘡が発生して3週間程度がたつと，病変部の深さが判断できるようになる．この時期からが慢性期と呼ばれる．

　重症度は各種の分類が報告されているが，米国のNPUAP(national pressure ulcer advisory panel)のものがよく使用される．ステージⅠは皮膚の紅斑，ステージⅡは真皮に達する潰瘍，ステージⅢは皮下組織に達する潰瘍，ステージⅣは筋肉および骨にまで及ぶものである．この分類は治癒経過を加味していないため，日本褥瘡学会では2001年にDESIGN，2008年に**DESIGN-R**というツールを作成している(図6-3).

D 予防

　いったん深い褥瘡が発生すると，治療には長い時間がかかるので，予防が特に重要である．予防に関してまず重要な点は，いわゆる寝たきりを作らないことである．脳血管障害を予防するための生活習慣病対策，高齢者の転倒防止の取り組み，病後早期のリハビリテーションなどの取り組みがこれに相当する．

　一方なんらかの理由により床上の生活を余儀なくされる場合には，褥瘡発生のリスクを評価する必要がある．リスク評価のツールとしてBraden(ブレーデン)スケールが有名であり，①知覚，②湿潤，③活動性，④可動性，⑤栄養状態，⑥摩擦，⑦ずれ，の7項目から判断する．日本国内の調査から統計処理したOHスケールは，①自立体位変換の可否，②病的骨突出の有無，③関節拘縮の有無，④浮腫の有無，の4項目でスコア化する．病的骨突出とは，筋肉の廃用萎縮によって生理的骨突出部が相対的に極度に突出した状態をさす．

　高リスクであると判断された場合には原則的に3時間ごとの体位変換を行うと同時に，体圧分散寝具を使用する．体圧分散寝具とは圧力の大きさを小さくする，あるいは持続時間を短くする機能をもつ寝具のことである．車椅子上での姿勢保持にも注意が必要である．

E 治療

　全身管理と局所管理に分けて考える必要がある．全身管理は基礎疾患の治療に加えて，栄養管理，リハビリテーションなど，複数の専門家による横断的治療が必要になる．

　局所管理には**デブリードマン**(壊死組織の除去)，適切な湿潤環境の維持，感染対策，局所血流量の確保がある．デブリードマンは褥瘡治療の第

必修事項
- 褥瘡の好発部位は仙骨部，坐骨部，大転子部，踵部であり，普段とっている体位によりほぼ決まっている．
- 壊死組織があると局所の蜂窩織炎，敗血症の原因になるので，早期のデブリードマンが必須である．
- 皮下膿瘍が疑われる場合は，切開・排膿が原則である．

禁忌事項
- 「びらん・潰瘍を乾燥させること」「円坐を使用すること」はともに禁忌である．

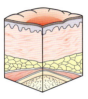 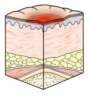 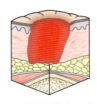 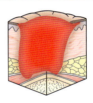 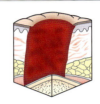

d1 持続する発赤　d2 真皮までの損傷　D3 皮下組織までの損傷　D4 皮下組織を越える損傷　D5 関節腔・体腔に至る損傷　U 深さ判定が不能な場合

図 6-3　DESIGN-R 深さ分類

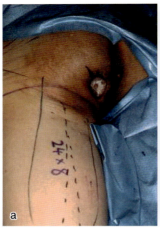 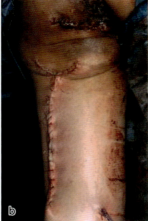 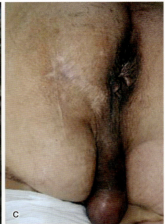

図 6-4　坐骨部褥瘡に対する後大腿皮弁の移植
坐骨部褥瘡に対して後大腿皮弁を移植し，再建した．
a：坐骨部褥瘡と皮弁デザイン，b：手術終了時の状態，c：術後 3 年目の状態．

1 歩であり，外科的デブリードマンと化学的デブリードマンがある．そのうえで，創面の状況に合わせた適切な感染対策や局所創管理を行う．具体的には創を洗浄し，適切な軟膏や創傷被覆材を選択する．

手術は**皮弁移植術**が行われる．皮弁移植術の適応はステージⅢ以上の深い潰瘍で，保存的治療に反応しないものが対象になる．褥瘡の壁を切除し，近傍の血流のよい皮弁あるいは筋皮弁で被覆する．かつては筋皮弁がよく用いられたが，筋肉は圧迫による虚血に弱い組織であるため，筋膜皮弁が選択されることが多くなっている．仙骨部の褥瘡には各種の局所皮弁の他，大殿筋穿通枝皮弁がよく用いられる．坐骨部の褥瘡に対しては後大腿皮弁や下殿動脈の穿通枝皮弁などが使用される（**図 6-4**）．大転子部の褥瘡に対しては大腿筋膜張筋皮弁が選択されることが多い．肉芽が良好に形成されている場合には，**植皮**が行われることもある．

術後は徹底した除圧が必要であり，仙骨部の手術の場合は 3～4 週間，坐骨部の手術では 5～6 週間は免荷する．

● **参考文献**
1) 日本褥瘡学会実態調査委員会：療養場所別褥瘡有病率，褥瘡の部位・重症度（深さ）．褥瘡会誌 17：58-68，2015
2) 日本褥瘡学会（編）：褥瘡予防・管理ガイドライン．pp 12-33，照林社，2009
3) 宮地良樹，他（編著）：よくわかって役に立つ　新・褥瘡のすべて．pp 22-47，永井書店，2006

糖尿病性足潰瘍

わが国では高齢化社会到来と食生活の欧米化によって，動脈硬化性疾患が増加傾向にあり，糖尿病患者の増加と相まって糖尿病性足潰瘍患者が飛躍的に増えている．加えて，人工透析患者の総数も増え続け，下肢大切断患者数も必然増加傾向である．

このような糖尿病性足潰瘍の診断と治療においては，担当科が決まっているわけではなく多科共同作業で進められていかなければならないため，創傷部門を形成外科が担う．血流と創傷をともに診ながら診断と治療を進めていき，最終目的は患者の歩行を守ることである．

A 病因と病態[1]

病因は，末梢神経障害，末梢血管障害（末梢動脈疾患 peripheral artery disease：PAD），感染で，潰瘍を形成している病態では，これらが混在している．

1 末梢神経障害
peripheral neuropathy（PN）

PN には，自律神経障害，運動神経障害，知覚神経障害がある．それぞれの神経障害が創傷治癒遅延因子となる（図 6-5）．

自律神経障害は，エクリン汗腺からの発汗を障害し，足部の乾燥や亀裂の原因となる．また血流の分布異常により皮下動静脈シャントの拡張から，骨・関節の温度上昇が骨格の破綻へと繋がる Charcot（シャルコー）関節症（図 6-6）を招く．その結果，足底の圧分布異常で潰瘍の発生原因となる．**運動神経障害**は，足趾のハンマートゥやクロウトゥ変形（図 6-7）の原因となり，同様に足底の圧分布異常が生じる．さらに**知覚神経障害**は，褥瘡や胼胝下潰瘍（図 6-8），低温熱傷の原因である．

このような PN は，糖尿病の合併症のなかでは最も多く，わが国では約半数の糖尿病患者が併発している．

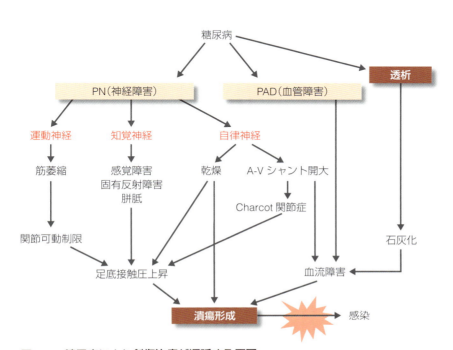

図 6-5　糖尿病により創傷治癒が遅延する原因

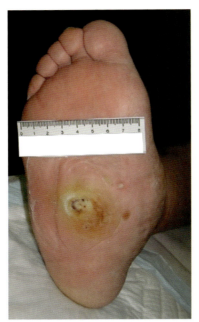

図 6-6 シャルコー関節症
骨格が崩れ足底土踏まずが隆起している.

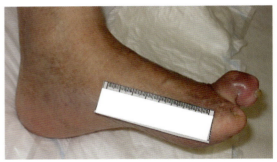

図 6-7 クロウトゥ変形

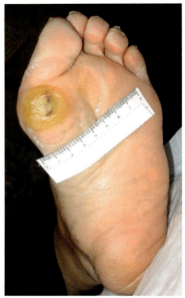

図 6-8 胼胝下潰瘍
足底前荷重部の踏み返し部に生じやすい.

2 末梢動脈疾患
peripheral artery disease (PAD)

　重症下肢虚血 (critical limb ischemia：CLI)は，PAD の徴候の1つであり，そのなかで安静時疼痛や潰瘍・壊疽を伴う病態を指す．Fontaine 分類でⅢ度以上，Rutherford 分類で4度以上のことである（表 5-7 参照，図 6-9）．Fontaine 分類は臨床的な分類なので，あくまでも臨床家の判断に任せられて客観的血行動態の基準がない．これに比較して Rutherford 分類は，臨床的分類に客観的な基準が取り入れられている．

　CLI の臨床的定義は，「客観的に証明された動脈閉塞性疾患に起因する慢性虚血性安静時疼痛，潰瘍あるいは壊疽」で，急性下肢虚血とは区別されなければならない．臨床的な判断基準として，鎮痛薬を要する2週間以上の虚血性疼痛もしくは潰瘍，壊死とする．客観的基準として，足関節上腕血圧比 ABI (ankle brachial pressure index)＜0.4，AP＜50 mmHg ないし TP＜30 mmHg のいずれかとする診断基準もある．いずれにしても Fontaine 分類や Rutherford 分類が日常診察に使用されることが望ましい．

　診断には，下肢挙上下垂テスト (Ratschow test：仰臥位で両足を挙げ，足関節を動かして虚血状態とし，坐位となって両足を下垂し足背の色の変化をみる)を行う．血流充満時間が長いと虚血が高度である．触診では，両側動脈触知(足背動脈，後脛骨動脈，膝窩動脈，大腿動脈)が重要である．血管の触知が不良の場合には，ドップラー聴診器にて拍動音を聴取する．その他，上述の ABI に加え SPP (skin perfusion pressure 皮膚灌流圧)と TcPO$_2$ (経皮的酸素分圧)が，創傷治癒機転が働くか否かの判断に有用である．治療となる末梢血行再建術のためには，血管造影検査や CTA，MRA が必須である．

3 感染

糖尿病を有し感染をきたす疾患に，足白癬，爪白癬，蜂窩織炎，化膿性リンパ管炎，壊死性軟部組織感染症〔図6-10．necrotizing soft-tissue infection(NSTI)．従来の壊死性筋膜炎やガス壊疽がこれにあたる〕，骨髄炎がある．

重要なのは，感染制御のための壊死組織除去（デブリードマン）の判断である．その他MRIもデブリードマンすべき部位の決定に重要である．最近では，骨髄炎の範囲の決定にもMRIが推奨されている[2]．

上記病因により糖尿病性足潰瘍が発生するが，その病態はこれらが混在している．それを分類したものが神戸分類である（表6-2）[1,3]．

B 治療

神戸分類に基づいて治療の骨格を述べる（表6-2）[1,3]．

Type Ⅰ：足底の圧の分布異常があり，かつ知覚障害があるために，除圧のためのフットウェアが必須となる（図6-11）．義肢装具士との共同で行う．

Type Ⅱ：**血流のない組織に対する局所手術は禁忌となる**ため，末梢血行再建術を優先する．血流回復後に創閉鎖術を施行する．

Type Ⅲ：感染巣のデブリードマンを優先する．いたずらに抗菌薬のみの保存的加療を続けてはならない．また，**感染巣の残存している間は，歩行を含めた運動と足浴は禁忌である**．感染の増悪を招く．感染が落ち着いたあとに，創を閉鎖する形成外科的手術を施行する．

Type Ⅳ：虚血の要素が強いときには末梢血行再建術を優先し，感染の要素が強いときにはデブリードマンを優先する．末梢血行再建術を担当する医師とのチームワークが必要となる．最も救肢

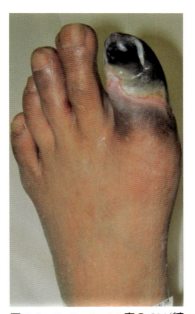

図6-9 Rutherford 5度のCLI（糖尿病患者）
足趾がミイラ化している．感染はない．末梢血行再建術を優先する．

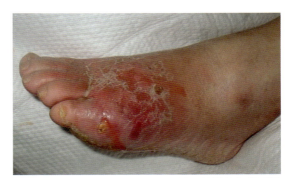

図6-10 溶血性連鎖球菌による壊死性軟部組織感染症
デブリードマンを優先する．

表6-2 神戸分類とそれに基づく治療の骨格

Type	神戸分類	治療
Ⅰ	末梢神経障害が潰瘍の主たる病態	足の形態や歩行癖に合わせたフットウェア
Ⅱ	末梢血管障害が潰瘍の主たる病態（すなわちCLI）	末梢血行再建術
Ⅲ	感染症が潰瘍の主たる病態	デブリードマン
Ⅳ	CLIに感染を併発している病態	末梢血行再建術とデブリードマン

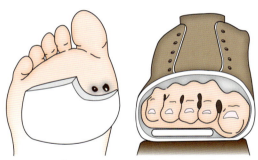

図 6-11　除圧のためのフットウェアの例

率が低い病態である．

足部・下肢切断術と創閉鎖術

1 足部・下肢切断術

足部切断術であれば，術後の歩行が維持される傾向にあるため[4]，できる限り下肢大切断術を避ける．足部切断術は，末梢から足趾切断術，趾列切断術，横断的中足骨切断術，Lisfranc 切断術，Chopart 切断術，Syme 切断術が主に行われる．下肢大切断術は，下腿切断術，大腿切断術，股関節離断術で，敗血症からの離脱と耐えがたい疼痛が手術適応となる．

2 創閉鎖術

末梢血行再建術後や感染が制御されたあとに，創傷を整えるための陰圧閉鎖療法（NPWT）や直接創閉鎖術を施行する．創閉鎖術には，第 2 章「形成手術手技」（→19 頁）で述べた各種形成手術手技がある．

●参考文献
1) 寺師浩人：糖尿病性足潰瘍の 100 例．克誠堂出版，2016
2) Fujii M, et al：Efficacy of magnetic resonance imaging in deciding the appropriate surgical margin in diabetic foot osteomyelitis. EWMA J 15：8-12, 2015
3) 寺師浩人，他：糖尿病性足潰瘍の病態別分類（神戸分類）の提唱）．医学のあゆみ 240：881-887，2012
4) 辻 依子，他：歩行機能温存のための足趾・足部切断の工夫．日下肢救済足病会誌 4：31-36，2012

膠原病・変性疾患

形成外科領域で扱う膠原病・変性疾患の代表的疾患は以下である．

A 膠原病

慢性円板状エリテマトーデス
discoid lupus erythematosus（DLE）

【概念】
DLE は膠原病の全身性エリテマトーデス（systemic lupus erythematosus：SLE）の一症状とする場合と皮膚にのみ発疹がみられる場合があり，後者は皮膚エリテマトーデス（cutaneous lupus erythematosus：CLE）と呼ぶ．狭義 DLE は CLE とほぼ同義である．

【症状】
顔面などの日光曝露部位を中心に，初期はやや硬い紅斑様局面がしばしば円板状に生じる．次第に皮膚が瘢痕化し，中央が陥凹し，整容的な問題を生じる．

【診断】
特有な円板状結節と，病理組織では基底層の液状変性や真皮におけるリンパ球浸潤，蛍光抗体直接法によって表皮基底膜への γ グロブリンの沈着がみられる．

【治療】
生活指導としては遮光を行う．皮疹が変化している間はステロイドの外用や局注を行う．進行が止まり瘢痕化したら，その程度に応じて切除縫合～遊離脂肪移植など形成外科的手技で再建する．

【予後】
良好であるが整容的な問題が残る．

② 限局性強皮症
circumscribed scleroderma

【概念・症状】
小児期から思春期に好発し，女性に多い．真皮の膠原線維の変性が強く，皮膚が硬化するためにこの名がある．

躯幹に好発する**斑状強皮症**(morphea)，四肢・顔面頭部に好発する**線状強皮症**(linear scleroderma)，両者が全身に多発する**多発性斑状強皮症**(generalized morphea)に分類される．

【診断】
抗核抗体陽性，高γグロブリン血症など多彩な免疫異常を伴う場合が多い．病理学的診断では真皮膠原線維の浮腫状変化，リンパ球の浸潤などがみられる．

【治療】
進行が止まった時点で，DLE治療と同様な手技で整容的な改善をめざす．

③ その他の膠原病

膠原病には関節リウマチ，全身性エリテマトーデス，全身性硬化症（強皮症）などがある．形成外科で対象疾患となるのは，これら膠原病に伴う難治性皮膚潰瘍である．潰瘍の成因は基本的に血管炎による血流障害であり，血管が収縮しやすい冬期に悪化することが多い．治療は外用剤，外科的治療を含めて創傷治療の原則に則って行うが，原疾患の状態によって治療が難しい場合も多い．

B 変性疾患

① 限局性脂肪萎縮症
partial lipoatrophy

【概念・症状】
小児期に発生し，女性に多い．顔面から躯幹，上肢に拡大することもある．部分的に皮下脂肪組織が欠如するので，皮膚の陥凹や皮下の血管や筋肉が目立つことになる．時に腎障害などを生じることがある．

【治療】
進行性の場合もあるので，進行が止まってから小範囲であれば脂肪移植，広範囲であれば血管柄付遊離真皮脂肪移植などを行い皮下組織の増大を図る．

② 進行性顔面片側萎縮症（**Parry-Romberg症候群**）
progressive facial hemiatrophy

【概念・症状】
思春期ごろから成長に従って顔面の半側（左が多いとされる）に生じる進行性の萎縮症である．萎縮は皮膚だけにとどまらず，皮下脂肪，筋，骨組織まで及ぶため左右非対称の顔貌となる．原因は不明であるが，限局性強皮症の一型とする考えもある．

【治療】
成長に伴う顔貌の萎縮が止まるまでは経過をみる．萎縮した部分に脂肪移植，遊離血管柄付真皮脂肪移植などで整容的な再建を行う．

③ **Werner**（ウェルナー）**症候群**

【概念】
早老症候群の一型．常染色体劣性遺伝．第8染色体上のReQ3型ヘリカーゼ遺伝子の異常で生じる．予後は動脈硬化や，糖尿病，悪性腫瘍などの合併症で若くして亡くなりやすい．平均寿命は46歳とされている．

【症状】
一般に低身長で実年齢より早期に白髪，白内障，強皮症様皮膚変化が生じてくる．また顔貌は脂肪組織が萎縮し，鼻がとがり鳥様顔貌となり，甲高い声や嗄声を認める．進行すると皮膚全体が硬化し，四肢末端や肘，膝などの圧迫がかかる部位に難治性皮膚潰瘍や悪性腫瘍を生じることもある．その他，動脈硬化，耐糖能異常などを合併しやすい．

【治療】
形成外科では主に皮膚潰瘍の治療で，壊死切除と植皮，皮弁などで創閉鎖するが，潰瘍が多発・再発しやすいので治療困難な例が多い．

後天性眼瞼下垂・その他の眼瞼疾患

　眼瞼下垂とは，開瞼時においても十分な瞼裂幅が得られず，上眼瞼縁が瞳孔に覆い被さっている状態である．通常開瞼時における上眼瞼縁と角膜反射（瞳孔中心）間の距離 MRD-1（margin-reflex distance 1）[1]が，その程度の目安となる（図 6-12）．明確な定義は存在していないが一般的には MRD-1 が 2 mm 未満の状態を眼瞼下垂とすることが多い．

　開瞼は主に上眼瞼挙筋，ミュラー筋，前頭筋の作用によってなされる（図 6-13）．

1 ● 上眼瞼挙筋

　動眼神経支配の随意筋である．開瞼に関与する筋肉のうち，最も強力なものである．上眼瞼挙筋は眼窩先端の総腱輪より起こり，上直筋の頭側を前方に伸びて上眼瞼に入り，上眼瞼挙筋腱膜に移行する．腱膜は瞼板前面まで達しており，腱膜からの線維が瞼板前部の皮膚に連続しており，その力の最も作用する場所で重瞼線が形成されると考えられている．

2 ● ミュラー筋

　交感神経支配の不随意筋である．瞼板上縁より頭側においては，上眼瞼挙筋腱膜と結膜との間に存在している．ミュラー筋は上眼瞼挙筋の筋体部下面より起こり，瞼板上端に停止する．

3 ● 前頭筋

　顔面神経支配の随意筋であり，大脳皮質レベルでは両側性支配であるが，顔面神経核より末梢では片側性支配となる．前頭筋の収縮により，眉毛の挙上ならびに額のしわよせが起こる．眉毛の挙上は上眼瞼皮膚を上方に引き上げ，間接的に瞼裂の拡大をもたらす．

　上眼瞼挙筋による上眼瞼挙上が不十分な場合には，代償的に前頭筋の緊張が高まり眉毛挙上が起こる．眼瞼下垂患者特有の「眠たそうな表情」は，瞼裂の狭小化に加えて挙上された眉毛ならびに額

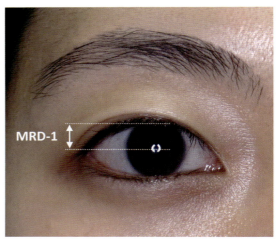

図 6-12　上眼瞼縁と角膜反射（瞳孔中心）との距離

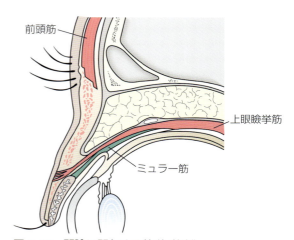

図 6-13　開瞼に関与する筋（矢状断）

のしわによってもたらされる（図 6-14a）．挙筋前転術などで眼瞼下垂が改善された場合には，通常前頭筋の緊張は低下し，眉毛高は下降する（図 6-14b）．

A　腱膜性眼瞼下垂

　後天性の眼瞼下垂のなかで，最も頻度の高いものである．上眼瞼（瞼板）の挙上は主に上眼瞼挙筋の，さらに瞼板上縁に停止する交感神経支配平滑筋であるミュラー筋の作用により行われる．上眼瞼挙筋腱膜と瞼板との結合が緩むと瞼板を挙上する力が弱くなり，十分な開瞼が得られなくなる．

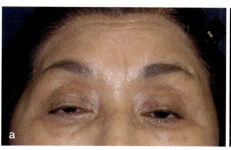
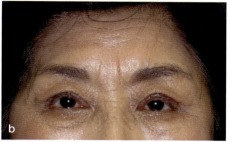

図 6-14　腱膜性眼瞼下垂
a：術前．瞼裂狭小化，眉毛挙上，額のしわを認める．
b：術後．瞼裂は開大し，眉毛は降下，額のしわも目立たなくなった．

腱膜性眼瞼下垂はさまざまな原因で起こりうるが，加齢による上眼瞼挙筋腱膜と瞼板の結合の緩みを原因とするものを加齢性（老人性）眼瞼下垂という．それ以外ではハードコンタクトレンズの長期装用や，アトピー性皮膚炎やアレルギー性結膜炎などで頻繁に眼瞼をこする動作や，白内障などの内眼手術で用いる開瞼器による強い眼瞼の牽引操作も原因となりうる．上眼瞼挙筋機能自体は正常であることが多いため，腱膜と瞼板との再固定を行うことで眼瞼下垂を矯正することができる（図 6-14）．

B　筋原性・神経筋接合部性・神経原性眼瞼下垂

上眼瞼挙筋またはミュラー筋の機能不全が原因となり，眼瞼下垂をきたすものである．

1　重症筋無力症
myasthenia gravis（MG）

抗アセチルコリンレセプター抗体による神経筋接合部の機能不全をきたす，自己免疫疾患である．全身の筋力低下，易疲労性などの多彩な症状が出現するが，眼瞼下垂や複視などの眼症状を認めることが多い（眼周囲に症状が限局するものを眼筋型，全身症状を認めるものを全身型という）．重症筋無力症に伴う眼瞼下垂症状は，その程度に日内変動（夕方以降に症状が悪化）や日差変動（日によって症状の程度が異なる）がみられることが多い．

コリンエステラーゼ阻害薬，ステロイド，免疫抑制薬などが薬物治療に用いられる．胸腺腫を高率に合併することが知られており，胸腺腫合併例では胸腺摘除術の適応となる．

2　筋ジストロフィー
muscular dystrophy

筋緊張性筋ジストロフィー，顔面肩甲上腕型筋ジストロフィー，眼咽頭筋ジストロフィー，ミトコンドリア病，慢性進行性外眼筋麻痺などの筋疾患において，眼瞼下垂が合併することが知られている．

3　動眼神経麻痺
oculomotor palsy

脳梗塞・脳動脈瘤・外傷，糖尿病など，種々の原因により動眼神経麻痺を生じると支配筋である上眼瞼挙筋の麻痺が起こり，眼瞼下垂をきたす（図 6-15）．動眼神経麻痺に伴う眼瞼下垂症では，外眼筋麻痺に伴う症状〔開瞼時の複視の顕在化や閉瞼時の眼球上転（Bell 現象）の欠損〕が存在しており，挙筋前転術などの眼瞼下垂の手術を行うにあたっては複視の悪化や乾燥性角結膜炎を生じやすいため，細心の注意を要する．

4　ホルネル症候群
Horner syndrome

交感神経遠心路の障害により，ミュラー筋の機能不全・麻痺を生じるために眼瞼下垂を生じる．

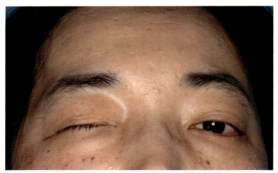

図 6-15　右動眼神経麻痺による眼瞼下垂
右の開瞼がほぼ不可能となっている．

縮瞳や発汗低下を伴う．視床下部から眼球に至る交感神経遠心路の，いずれの部位の障害によっても本症を生じうる．

C 機械性眼瞼下垂

　上眼瞼の外傷や炎症（眼部帯状疱疹，霰粒腫，結膜炎など）による腫脹，眼瞼の腫瘍など種々の物理的要因により，十分な瞼縁の挙上が得られなくなる場合がある．断裂した腱膜の修復・癒着の剝離，抗ウイルス薬・抗菌薬の投与，切開排膿や腫瘍の切除など，原因となっている病態の治療が必要となる．

D 眼瞼下垂と混同されやすいもの

　瞼裂が狭小化し，視界が妨げられる症状が生じるものの，真の眼瞼下垂症とは区別すべき代表的なものを以下に挙げる．

1 眼瞼皮膚弛緩症
blepharochalasis

　上眼瞼の皮膚が弛緩し，瞼縁よりも下方にまで覆いかぶさることで瞼裂が狭くなる状態をさし，俗に「皮膚性眼瞼下垂」と呼ばれることもある．実際に瞼縁の挙上が不十分（真の眼瞼下垂が合併する）であることも少なくないが，皮膚の弛緩のみ

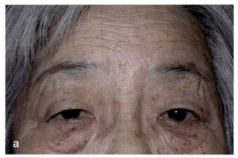
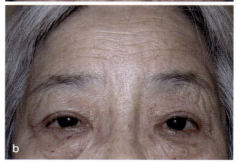

図 6-16　上眼瞼皮膚弛緩症
a：術前．瞼裂狭小化，眉毛挙上，額のしわを認める．
b：術後．上眼瞼余剰皮膚切除，重瞼形成により症状が改善した．

が問題で，瞼縁が正常に挙上されている場合は「偽眼瞼下垂」として真の眼瞼下垂とは区別する．
　治療は，余剰の皮膚を切除，重瞼を作成する，前頭筋の吊り上げを行うなどの外科的なものが主となる（図 6-16）．

2 顔面神経麻痺
facial palsy

　顔面神経側頭枝の麻痺により前頭筋の麻痺が生じ，眉毛挙上困難・眉毛下垂となると，眉毛の下の上眼瞼のたるみによって瞼裂に上眼瞼皮膚が被さりがちとなり，瞼裂が狭小化する偽眼瞼下垂の状態となる．これが代償的な前頭筋緊張を惹起する（狭くなった瞼裂を広げようと眉毛を挙げようとする）が，眉毛は健側でのみ挙上されるため，眉毛高の左右差はより顕著となる（図 6-17）．
　治療は，眉毛の吊り上げ術などの外科的治療が主となる．

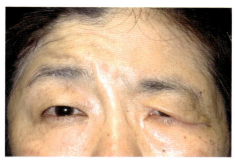

図 6-17　左顔面神経麻痺による偽眼瞼下垂
眉毛下垂，上眼瞼皮膚の高度の弛緩，顕著な眉毛高の左右差を認める．

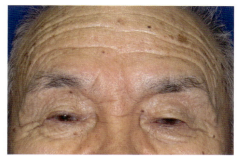

図 6-18　眼瞼痙攣
不随意的な閉瞼による開瞼困難に加え瞬目過多，眼瞼の攣縮，羞明感，眼の不快感を訴える．

3 眼瞼痙攣
blepharospasm

　眼瞼周囲の筋，主に眼輪筋の間欠性あるいは持続性の過度の収縮により不随意的な閉瞼が生ずる疾患で，かつ他の神経学的，眼科学的異常が原因となっていないものと定義されている．不随意的な閉瞼が起こることで開瞼が困難もしくは不可能となる（図6-18）．視床，大脳基底核，中脳または脳幹の病変により正常な瞬目の制御が障害されることが主な原因と考えられており，瞬目過多，眼瞼の攣縮，羞明感，眼の不快感・異物感・乾燥感・痛み，頭痛・耳鳴り・抑うつなど，多くの症状を訴える．

　治療は，抗痙攣薬，抗コリン薬，抗不安薬，抗うつ薬などの内服療法，ボツリヌス A 型毒素の局所投与，眼輪筋・皺眉筋の減量・切除術，前頭筋の吊り上げ術など多くの治療法が報告されており有効であるものの，いずれも対症療法であり難治性である．攣縮が他の顔面・頚部の筋や舌，咽頭にまで及ぶものを Meige 症候群と呼ぶ．

● 参考文献
1) 松田 健, 他：【きれいな重瞼術―私のコツ―】開瞼・閉瞼のメカニズムと重瞼線．形成外科 55：123-131, 2012
2) 日本形成外科学会, 他（編）：形成外科診療ガイドライン 6 頭頸部・顔面疾患．pp101-120, 金原出版, 2015
3) 眼瞼痙攣診療ガイドライン委員会（編）：眼瞼けいれん診療ガイドライン（解説）．日眼会誌 115：617-628, 2011

第7章 再建外科

頭頸部

頭頸部には，**嚥下**や**構音**など人間にとって極めて重要な機能がある．このため再建においては，嚥下や構音の際に口腔や咽頭の組織が，どのように動いてどのような働きをするのかを常に念頭に置く必要がある．

A 頭頸部の機能

嚥下とは，口腔から食道に食塊を送り込む運動である．咀嚼された食塊が食道に到達するまでには，① 舌が口蓋に接することによる口峡の閉鎖，② 軟口蓋の挙上と咽頭収縮筋の収縮による鼻咽腔の閉鎖，③ 喉頭の挙上と舌根の後方への張り出しによる声門の閉鎖（誤嚥防止），④ 食道入口部の開大，という ①〜④ に至る一連の動きが一瞬のうちに起こる（**図7-1a**）．

構音とは，呼気による声帯の振動で生じた声が，舌，口蓋，口唇などの動きで形成された口腔内の共鳴腔の形の違いによって音となることである（**図7-1b**）．このため，本来の共鳴腔の形を再現できなければ，声は出せても構音機能が低下し会話が困難となる．

頭頸部再建では，嚥下と構音機能の回復が不可欠である．単に欠損部に組織を補充するだけの再建や安静時の形態を元どおりに再現するだけの再建では，機能的に良好な結果は得られない．その理由は，再建に用いた組織が元の組織のように複

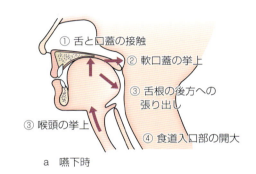

a 嚥下時

① 舌と口蓋の接触
② 軟口蓋の挙上
③ 舌根の後方への張り出し
③ 喉頭の挙上
④ 食道入口部の開大

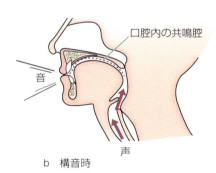

b 構音時

口腔内の共鳴腔
音
声

図7-1 口腔内組織の動き
a：嚥下時には ①〜④ に至る動きが生じる．
b：声が口腔内の共鳴腔の形状の違いによって音になる．

雑に動かないためである．したがって，再建の基本的な考え方は，① 残存した組織の機能（動き）を最大限に生かすこと，② 切除部位の組織を安静時ではなく動いたときの形態に近くなるように再建することである．

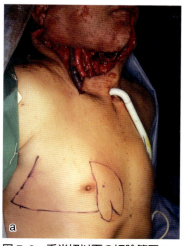
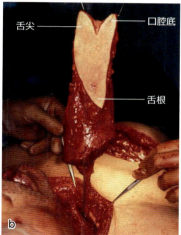
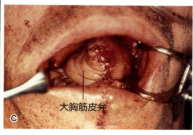

図 7-2　舌半切以下の切除範囲
a：大胸筋皮弁による舌半切のデザイン．皮島は二葉弁として舌と口腔底は別々に再建する．
b：大胸筋皮弁を挙上した状態．大胸筋皮弁は鎖骨下の経路を通し口腔内に移植する．
c：口腔内に大胸筋皮弁を移植した状態．左右対称形の舌を再建して，正常な共鳴腔を再現する．

B　舌，口腔領域

1　舌半側切除（舌半切）以下の切除範囲

　舌半切以下の切除範囲では，残った舌に十分な機能が残っている．このため，再建においては，残存舌の動きを阻害しないことが最も重要である．また，再建舌の形状については，できるだけ左右対称の元どおりの形状に再現することが重要である．これにより，構音時に正常な共鳴腔が形成しやすくなる（図7-2）．
　再建に用いる皮弁や筋皮弁としては，柔らかく可動性に富んだ皮島を有するものが適している．この点から，欠損が小さく組織量（厚み）を必要としない場合は遊離前腕皮弁や遊離前外側大腿皮弁が，欠損が比較的大きく組織量（厚み）を必要とする場合は大胸筋皮弁や遊離腹直筋皮弁などが適応となる．

2　舌亜全摘・全摘（喉頭温存）

　喉頭が温存された状態での舌の亜全摘・全摘では，舌の動きと機能のほとんどが失われる．このため，再建の基本的な考え方としては，舌が構音や嚥下を行ったときの形状にできるだけ近いものに再現することが重要である．具体的には，舌背が硬口蓋に接するように高く盛り上がった形状（嚥下と構音機能の再現）に，舌根が咽頭後壁に接するように後方に張り出した形状（嚥下機能の再現と誤嚥防止）に再建する（図7-3a）．
　実際の再建に用いる筋皮弁としては，大胸筋皮弁では組織量（厚み）が不足するため，皮下脂肪が厚く十分な組織量を有する遊離腹直筋皮弁が第1選択となる（図7-3b，c）．

3　舌亜全摘・全摘（喉頭合併切除）

　喉頭を一緒に摘出する舌亜全摘・全摘の場合は，気管と食道が分離されて喉頭の機能自体がなくなるため，誤嚥や構音機能の障害は問題とならない．したがって，喉頭を温存した場合と異なり，舌背の盛り上がりや舌根の後方への張り出しは必要とせず，逆にそれらが食物の下咽頭頸部食道への流入の障害となる．
　このような場合は，前方が高く咽頭に向かって低くなるような漏斗状の形態の舌口腔底を再建することで，食塊が下咽頭頸部食道のほうへ自然に落下しやすいようにする．再建には，組織欠損の量によって遊離腹直筋皮弁，広背筋皮弁，大胸筋皮弁などが用いられる．

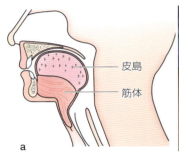 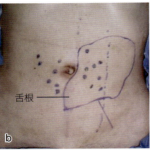 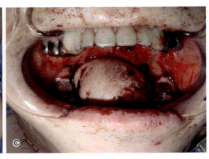

図7-3　舌亜全摘・全摘（喉頭温存）
a：筋皮弁移植時の矢状断．高く盛り上がった舌背と，後方に張り出した舌根を再建する．
b：舌亜全摘時の腹直筋皮弁のデザイン．皮島は実際の欠損より約20%程度大きくデザインする．
c：腹直筋皮弁を口腔内に移植した状態．舌背が口蓋に接するように，十分な盛り上がりのある舌を再建する．

C 中咽頭

　中咽頭側壁の欠損では，拘縮による開口障害の防止および嚥下時の中咽頭側壁の張り出しができるように再建する必要がある．軟口蓋を含む拡大切除が行われた場合は，切除側の鼻咽腔を狭く再建し，鼻咽腔閉鎖機能の回復を図る必要がある．
　再建に用いる筋皮弁には，十分な組織量を有し皮島が柔らかく可動性に富む大胸筋皮弁や遊離腹直筋皮弁が用いられる．

D 下咽頭頸部食道

　下咽頭頸部食道の再建では，嚥下した食塊が通過障害なく胃へ送り込まれることが最も重要である．下咽頭頸部食道の前壁もしくは側壁の部分欠損の場合では，術後に狭窄による通過障害を生じる危険性がほとんどない．このため，再建材料は血流のよい組織であれば基本的には何を使用してもよい．実際の臨床では，大胸筋皮弁，遊離前腕皮弁，**広背筋皮弁**，**遊離空腸**などの血流の安定した皮弁を欠損の形状に合わせてパッチ状に移植する（→44頁）．
　全周性の欠損では，遊離空腸が第1選択となる．この方法は消化管を用いた再建法であるため，消化液の曝露に強い，消化管の有する伸展性によって吻合部狭窄を生じにくいという大きな利点がある．これに対して皮弁による再建では，消化液に脆弱な上部消化管に比べ伸展性が悪く，特に食道との吻合部に狭窄を生じやすいという問題点がある．
　空腸の採取については，上腸間膜動静脈の第2分枝以降の空腸動静脈の支配領域の部分を欠損の長さに合わせて採取する．採取した空腸を咽頭および食道の切除断端にそれぞれ端々または端側吻合する．そのあとに血管吻合を行うが，移植床の血管として動脈では頸横動脈や上甲状腺動脈が，静脈では外頸静脈や内頸静脈がよく用いられる．

● 参考文献
1) 清川兼輔，他：口腔再建における大胸筋皮弁の合理的な用い方．頭頸部腫瘍 23：535-541，1997
2) Kiyokawa K, et al：Functional reconstruction of swallowing and articulation after total glossectomy without laryngectomy：money pouch-like reconstruction method using rectus abdominis myocutaneous flap. Plast Reconstr Surg 104：2015-2020, 1999
3) 清川兼輔，他：舌根，軟口蓋を含む中咽頭癌広範囲切除後の再建　嚥下・構音機能の回復．医学のあゆみ 186：866-867，1998
4) 井上要二郎，他：遊離腸管移植による食道再建後の嚥下機構と嚥下障害―下咽頭・頸部食道癌再建例．日本マイクロ会誌 3：171-177，1990

顔面神経麻痺

　顔面神経麻痺は，単に顔面神経支配の筋肉の機能障害があるだけではなく，顔貌の異常や外分泌

腺の機能不全など，さまざまな障害を引き起こす疾患である．本症はウイルス性(Bell 麻痺，Rumsey Hunt 症候群など)のほか，頭蓋内病変，内耳・中耳疾患，顔面・頸部腫瘍，顔面・頭部外傷などさまざまな原因で生じる．

A 顔面神経の解剖

顔面神経は，顔面神経核から出る運動線維と，上唾液核と孤束核から出る分泌・味覚線維からなる．その枝の分布は複雑で多くの機能を有しているが，詳細は解剖学の成書に譲り，ここでは概略を述べるにとどめる．

顔面神経は内耳道から側頭骨内に入り(顔面神経管)，大錐体神経(涙腺・鼻腺の分泌，軟口蓋の知覚など)，アブミ骨筋神経，鼓索神経(顎下腺・舌下腺の分泌，舌前 2/3 の味覚)の分枝を出す．茎乳突孔で側頭骨を出たあと，数枝(上・後耳介神経，後頭枝，一部知覚枝)を出したあと，頸枝，下顎縁枝，頬筋枝，頬骨枝，側頭枝に分枝して筋肉(広頸筋，茎突舌骨筋，顎二腹筋，各表情筋)に分布する．この分枝形態には個人差が大きく，頬筋枝と頬骨枝の間には密なネットワークがあるが，下顎縁枝と側頭枝は他枝との交通に乏しい(図 7-4，5)．

B 診断

1 症状

顔面神経は多様な神経を含む混合神経であるため，その麻痺により多彩な症状を示す．また，顔面神経が障害される部位と程度によっても症状は異なる．形成外科での治療の対象になるのは，茎乳突孔から出たあとに分枝する運動神経の麻痺による表情筋麻痺がほとんどであるが，頭蓋内から茎乳突孔を出るまでの部位で神経障害が生じると，舌前 2/3 の知覚障害，唾液分泌障害による口渇感，涙分泌減少，アブミ骨筋神経麻痺による聴覚過敏などもみられる．

表情筋麻痺による症状は以下のとおりである．前頭筋麻痺により眉毛が下垂し，続発的に上眼瞼皮膚も下垂するので視野狭窄をきたす．また，眼輪筋麻痺によって閉瞼困難になり，麻痺により眼輪筋が萎縮すると下眼瞼が外反・下垂をきたすため，閉瞼不全が顕著になる．そのため眼痛を訴え，

図 7-4 顔面神経の走行概略

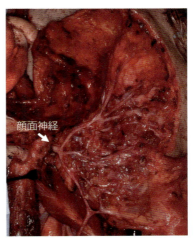

図 7-5 実際の顔面神経
顔面神経を温存した腫瘍切除時の所見．

結膜炎を伴うと結膜が充血して赤くなり（兎眼），これを放置すると角結膜炎から角膜潰瘍に至る場合がある．流涙も生じるが，これは角・結膜への刺激，下眼瞼外反に伴う涙点の偏位，眼輪筋麻痺による涙小管のポンプ機能不全など種々の要因によって生じる．前頭筋麻痺により眉毛下垂・上眼瞼下垂状態になるにもかかわらず，眼輪筋麻痺と下眼瞼下垂により閉瞼不全をきたすという特異的な症状となる．

頬部・口唇・口角部では，口輪筋の麻痺により風船を膨らます，ストローで吸うことが困難になり，笑筋・大小頬骨筋などの麻痺により鼻唇溝が消失して口角が下垂する．笑うと口唇が健側に移動して著しい顔貌障害をきたすので，笑うことを避けるようになる．その他，構音障害，咀嚼障害，摂食障害（口から食べ物がこぼれるなど）が生じる．

2 障害部位の診断と障害程度の評価

顔面神経が障害された部位は，顔面神経の解剖と臨床症状を対比することにより推測可能である．表情筋の麻痺による顔面変形・機能障害の肉眼的な障害程度の評価法としては，顔面を区分して変形や運動障害を点数化する40点法とSunnybrook法がある．全体的な印象で程度分けするものとしてはHouse-Brackmann法があるが，複雑な麻痺の程度を表すにはどれも一長一短がある．

電気生理学的検査法としては，通常の筋電図のほか，神経興奮性検査（nerve excitability test：NET），神経電図（electroneurography：ENoG）などがある．

C 治療

Bell麻痺，Rumsey Hunt症候群の急性期など，保存的治療が第一選択になるものは耳鼻咽喉科の成書に譲り，形成外科で行われる外科的治療について述べる．

治療の時期によって新鮮症例と陳旧症例に対するものに分けられ，手技的には顔面神経自体の再建と顔面神経麻痺の症状に対する再建，効果としては静的再建術（動くようにはならない，つじつま合わせ）と動的再建術（実際に動くようになる）

に分けられる．

1 新鮮症例に対する治療

外傷による顔面神経の切断，腫瘍切除時の神経合併切除などの症例に対する治療で，顔面表情筋機能を回復させることが目的となり，障害された神経自体の再建が主となる．神経が切断されてから長期間が経つと，表情筋が非可逆的に萎縮してしまうので神経を再建しても筋力は回復しないため，可及的早期に行う必要がある．

A 神経縫合術

顕微鏡下に，10-0ナイロン糸を用いて切断された神経の断端同士を直接縫合し接着する．これによりすぐに軸索がつながるわけではなく，元の神経の鞘の中を軸索が伸長できるようにするのが神経縫合の目的である．

B 神経移植術

顔面神経の損傷部が広範で，断端同士の縫合ができない場合は，神経を移植し神経断端間を間置する．縫合部が2か所になるため神経縫合術より成績は劣るが，ある程度の回復が期待できる．移植に用いる神経としては，頸神経叢，大耳介神経，腓腹神経などの知覚神経が採取される．採取した知覚神経の支配領域には感覚障害が生じるが，その不利益よりも顔面神経を再建する利益のほうが大きいという観点で行われている．

人工神経も商品化されており，2〜3cm以内の神経欠損に対する間置に用いることにより，知覚神経では有効性が確認されているが，運動神経に関しては現在のところ効果が不定である．

C 神経移行術

頭蓋内病変や顔面神経管周囲の病変で広範に顔面神経が障害されて，顔面神経の中枢側断端を求められない場合は，神経移植も困難である．このような場合は，同側の別の脳神経（舌下神経，三叉神経運動枝，副神経など）の一部を移行して，顔面神経末梢側断端に縫合して力源とする方法がある．

舌下神経を用いる場合，全体を切断して力源として用いると重篤な舌運動障害が生じるため，現在は一部を裂いて縫合したり舌下神経と顔面神経

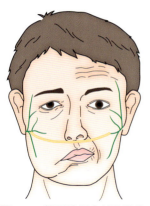

図 7-6　顔面神経交差移植術

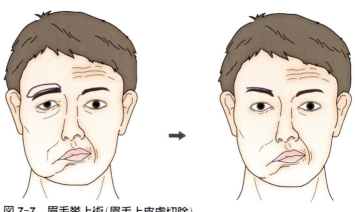

図 7-7　眉毛挙上術（眉毛上皮膚切除）

の間に神経移植したりする方法や，咬筋神経（三叉神経の枝）の一部を吻合する方法が行われるようになった．この場合は，健側の表情とは無関係に表情筋が収縮するようになるので，閉瞼や笑いの表情を作るのに訓練が必要となる．

D 顔面神経交差移植術

健側の顔面神経の枝と患側の顔面神経末梢側断端の間に，神経を移植して間置する方法である（図7-6）．健側表情筋の動きに同期して患側表情筋の収縮を得ることを目的として行われるが，長い移植神経を必要とする．神経線維が患側表情筋に到達するまでに時間がかかり（半年以上），筋肉の萎縮が生じるため，機能回復は必ずしも十分ではない．

2 陳旧症例に対する治療

陳旧症例とは，神経の障害から時間が経ち，本来の顔面表情筋の機能回復が望めない症例を指し，顔面神経そのもの再建ではなく，顔面神経麻痺の症状に対しての再建が中心となる．

A 眉毛下垂・上眼瞼下垂に対する再建

1 眉毛挙上術

下がった眉毛を挙上する最も一般的で効果的なのは，眉毛上縁に沿って前額の皮膚を切除し縫合する方法である（図7-7）．これにより下垂して瞼裂に覆いかぶさった上眼瞼皮膚も挙上され，視野が広がる．

2 上眼瞼形成

眉毛挙上術のみで効果が不十分な場合は，上眼瞼皮膚の部分切除や重瞼作成により，上眼瞼皮膚が瞼裂に覆いかぶさった状態を解除する．

B 閉瞼不全に対する再建

1 lid loading

上眼瞼皮下の瞼板前に金属片を植え込み，その重さにより閉瞼機能を助ける方法である．金属としては比重が大きく（小さくて済むため）化学的に安定した金が用いられ，以前は頻繁に行われていたが，現在はあまり行われなくなった．

2 下眼瞼形成

眼輪筋萎縮による下眼瞼外反・下垂に対する矯正法である．下眼瞼をホームベース状に切除して，緩んだ下眼瞼の緊張を回復させる Kuhnt-Szymanowski 法などが行われる．

3 側頭筋移行術（閉瞼機能の再建）

三叉神経支配の側頭筋の一部を，その先端に深側頭筋膜をつけて上下眼瞼に通して，噛む動作により意図的閉瞼ができるようにする動的再建法である（図7-8）．不随意の瞬目には効果が少ないが，洗髪時などで意図的に閉瞼したいときに効果を発揮する．

C 口角下垂に対する再建・笑顔の再建

1 筋膜移植術（口角吊り上げ）

筋膜を頬部皮下に移植し，口角や鼻唇溝部真皮を筋膜で頬骨体部や弓部に引き上げて固定する方

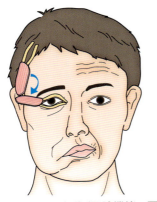

図 7-8　側頭筋移行術（閉瞼機能の再建）

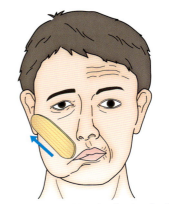

図 7-9　筋膜移植術（口角吊り上げ）

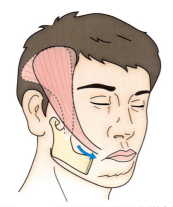

図 7-10　側頭筋移行術（口角挙上）
側頭筋停止部を前下方に移動させ，口角を吊り上げる術式．

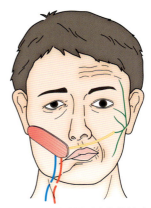

図 7-11　神経血管柄付遊離筋肉移植術（笑いの再建）
神経は対側顔面神経に縫合している．

法である（図 7-9）．筋膜の代わりに人工材料を用いる場合もある．動くようになるわけではないので静的再建術に属する．

2 ● 側頭筋移行術（口角挙上）

側頭筋の停止部を前下方に移動させ口角を吊り上げる術式（図 7-10）や，側頭筋を下方茎として翻転し，その先に側頭筋膜を付着させて口角部の吊り上げを行う術式がある．噛む動作により口角が挙がるので動的再建に属するが，無意識に笑うのは難しいとされる．

3 ● 神経血管柄付遊離筋肉移植術（笑いの再建）

左右対称な鼻唇溝の動きを獲得し，笑えるようになることを目的として行う動的再建法である（図 7-11）．鼻唇溝・口角部と頬骨弓部の間に，微小血管吻合によって血行を温存したまま体幹や四肢の筋肉を移植し，筋肉に入る神経を対側顔面神経や患側咬筋神経，舌下神経の枝に縫合する．

移植する筋肉としては広背筋や薄筋を用いることが一般的であり，神経を対側顔面神経に縫合すれば，対側の笑いと同期して無意識に口角を上げることが可能になる．神経縫合を行ってから3～10か月ほどで筋肉が動くようになり（動き始める時期は，神経縫合部から筋肉に入るまでの距離による），1～2年で動きが安定する．

D その他

特殊な治療法として，健側の筋肉にあえて障害を与えて顔の動きの対称性を得る方法もある．主として下口唇の対称的な動きを獲得させる目的で，健側の口角下制筋やその支配神経を部分切除

したり，ボツリヌス菌毒素注射により健側下制筋を麻痺させたりする方法が用いられている．

> **NOTE** 顔面神経不全麻痺と病的共同運動
>
> 　顔面神経麻痺というと，顔面神経が障害されて表情筋が完全に麻痺した状態を思い浮かべがちであるが，近年の脳神経外科・耳鼻咽喉科領域の治療の進歩や顔面神経切断時の即時再建の進歩により，実際には完全麻痺症例は少なく，麻痺後に神経がある程度回復したが健側と同等にはならなかった不全麻痺症例が9割以上を占めている．
>
> 　また不全麻痺というと，「各表情筋の動きが弱い」状態を思い浮かべるかもしれないが，実際には，単に動きが弱い不全麻痺の症例は少なく，顔面拘縮（頬骨筋の拘縮により，平常時にむしろ患側の鼻唇溝が深くなっているなど），病的共同運動（閉瞼しようとすると眉毛が挙がる，口角が引っ張られる，口唇を動かそうとすると閉瞼してしまうなど，意思とは異なる動きをする症状），顔面痙攣，ワニの涙（食事中に涙が流れる症状）などを伴う特殊な病態を示すものが多い．
>
> 　これらはBell麻痺やRumsey Hunt症候群で障害された顔面神経が，自然回復する過程や切断された顔面神経の縫合後の過程で，神経刺激の求心性線維によるフィードバックが効かないこと（表情筋には筋紡錘がないため），神経再生の過誤が生じやすいこと（顔面神経管内では神経束構造がはっきりしないため）が原因とされている．このような複雑な後遺症を伴う不全麻痺症例に対しても，形成外科的治療法やボツリヌス菌毒素注射などによる治療の適応となる．

軀幹

　軀幹部は，横隔膜を境とする胸腔・腹腔という2つの体腔を有し，それぞれ生命維持にかかわる重要臓器を内蔵している．したがって，軀幹の再建で最も重要な項目は，体腔を保持するための胸壁・腹壁再建である．胸壁・腹壁は，それぞれ適した支持性が必要であり，また完全な閉鎖腔を確保しなければならないため，全層性の胸壁・腹壁欠損に対しては，**支持性再建**と**皮膚再建**両面を考慮する必要がある．また，感染を伴う死腔を生じた場合は，血流のよい組織での充填術が必要な場合がある．さらに，乳癌患者においては，癌切除後の生活の質（quality of life：QOL）を高めるために，乳房再建を希望する症例が近年増加傾向にある．

　いずれにおいても，その術式は人工物を再建材料とするものと自家組織移植に大別される．人工物による再建は，他部位に患者自身の犠牲を伴わないことが大きな利点であるが，感染を伴った場合は使用できないのが大きな欠点である．一方，自家組織移植による再建は，皮膚再建が可能であ

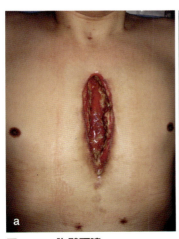 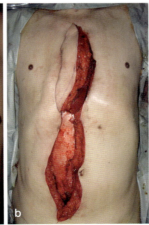 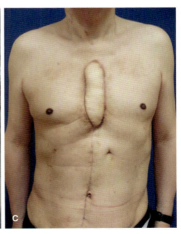

図 7-12　胸壁再建
a：開心術後縦隔洞炎により生じた死腔．
b：有茎腹直筋皮弁を挙上．上腹壁動静脈を血管茎として，腹直筋を死腔に充填した．同時に皮弁で創部を閉鎖した．
c：術後1年．感染の再燃を認めない．

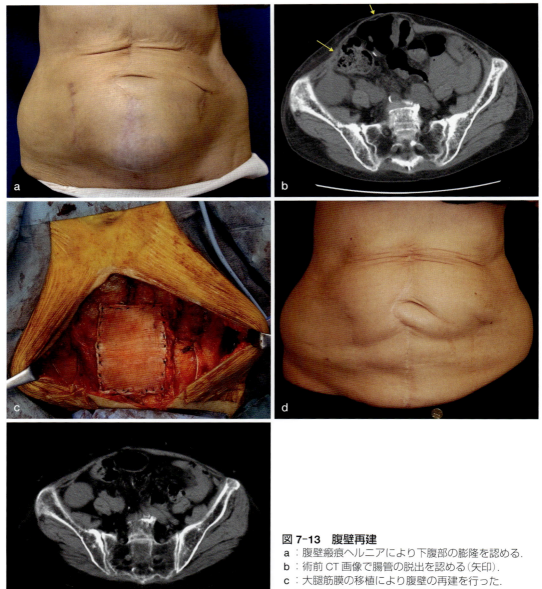

図 7-13　腹壁再建
a：腹壁瘢痕ヘルニアにより下腹部の膨隆を認める．
b：術前 CT 画像で腸管の脱出を認める（矢印）．
c：大腿筋膜の移植により腹壁の再建を行った．
d：術後 5 年を経過し下腹壁は補強されている．
e：CT 上も腹壁瘢痕ヘルニアの再発を認めない．

り，また感染に対する抵抗力を有する．しかし，組織採取部位での犠牲を伴うことが大きな欠点であり，再建目的に応じて適した再建術式を選択することが重要である．

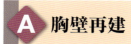

胸壁再建

　胸腔は胸壁により保護された閉鎖腔で，縦隔により左右に分離されている．胸壁の内面は壁側胸膜に覆われており，胸郭（胸椎，肋骨，胸骨）とそれに付着する筋肉・筋膜，および皮膚により構成されている．胸腔内圧は陰圧に保たれており，外界との交通により気胸を生じるため，全層性の胸壁再建においては空気も漏れない厳密な皮膚再建が必要になる．
　広範囲の胸壁全層欠損の場合，皮膚・軟部組織再建のみでは，陰圧が強まる吸気時に胸壁が陥凹

乳房─B. 乳房再建方法 ● 215

する奇異呼吸を生じ，呼吸効率が低下する．これに対しては，ポリテトラフルオロエチレンやポリプロピレン繊維，金属ストラットなどの人工物，もしくは広背筋弁や前鋸筋弁に付着させた肋骨弁などにより支持性再建を行う場合もある．

一方，開心術後や肺葉切除後の感染を伴った死腔に対しては，組織の充填術が必要である．前述のように，筋肉は血流に富んだ組織であるため，筋弁を死腔に充填するのが一般的である（**図7-12**）．

B 腹壁再建

腹腔内は臓器で満たされており，陽圧である．胸郭のような骨性組織で囲まれていないため，腹壁の支持性が失われると，内圧により腸管や大網などの腹腔内組織が突出して膨隆する．この状態をヘルニアと呼び，特に瘢痕による腹壁の脆弱化により生じたヘルニアが**腹壁瘢痕ヘルニア**である（**図7-13**）．

腹壁再建においても，人工物を用いる場合と，自家組織移植を行う場合とがある．自家組織の中で張力に優れ，ある程度の支持性を期待できる組織は筋膜であり，特に大腿外側の筋膜は肥厚しており腹壁再建に適している．筋膜は，単に切開，採取してそのまま移植する筋膜移植と，血流を保ち筋膜弁として移植する場合がある．腹壁の全層欠損で，皮膚再建を同時に行わなければならない場合は，**筋膜皮弁**として腹壁の支持性再建と皮膚再建を同時に行うことも可能である．

●参考文献
1) 櫻井裕之，他：皮弁分類とその根拠　日本形成外科学会としての標準化に向けて．日本形成外科学会「2004皮弁分類」について．形成外科 48：717-728，2005

乳房

A 乳房再建の目的

わが国における乳癌発症率は年々高くなり，また効果の高い治療薬の登場で乳癌がコントロールされ，いわゆる「がんのサバイバー」が増えている．さらに，乳房再建に関する保険診療の適応拡大や社会的な啓蒙により乳房再建を行う症例が増加している．

乳房再建の目標は，健側の乳房の形態を患側に再現することであり，左右のアンバランスを改善することで肩こり，腰痛などの改善が期待できる．乳癌患者が治療後も社会活動をするうえで，対称的な乳房を得ることを目的とする乳房再建は患者のQOLを高め，極めて意味のある治療である．

B 乳房再建方法

乳房再建は，**乳房マウンド**の再建と乳輪乳頭の再建を含むが，まず前者を行い乳房の形を作ることで体のバランスが得られ，下着を着けた状態では外見上の胸の左右差がなく，大きなQOLの改善が得られる．左右対称な乳房マウンドが良好に再建され，再建乳房形態が落ち着く半年以降に乳輪乳頭再建を行う．乳輪乳頭が再建されると温泉などでの入浴で乳房が他人の目に触れる場合でも安心であり，さらにQOLが高まる．

1 乳房マウンドの再建

A 乳房再建を行うタイミングと方法

再建を行うタイミングと方法により一次一期，一次二期，二次一期，二次二期に分けることができる．また乳房再建の材料として，乳房インプラント，自家組織があり，双方を使用するハイブ

7

再建外科

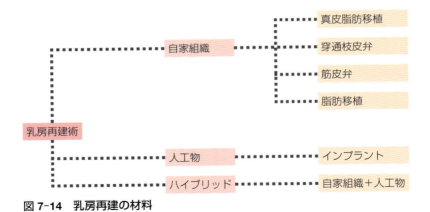

図 7-14　乳房再建の材料

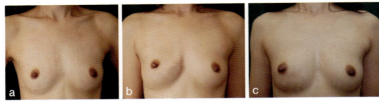

図 7-15　乳房インプラントによる一次二期乳房再建
　a：右乳癌手術（皮下乳腺全摘）前.
　b：組織拡張器による前胸部皮膚拡張終了時.
　c：乳房インプラントを挿入し，その後の脂肪注入術後.

リッドがある（図 7-14）．一次再建とは乳癌手術と同時に乳房マウンド再建手術を行うことであり，二次再建とは乳癌手術の後，時間をおいて行う再建手術を意味する．また，一期再建とは 1 回で乳房マウンドの再建を終える方法で，二期再建とは通常，組織拡張器を用いて時間をかけて前胸部皮膚を拡張し，その後に 2 回目の再建術を行う方法である．

1 ● 一次一期再建

　乳癌手術と同時に乳房再建を行うが，皮下乳腺全摘術など乳房の皮膚が十分に残る症例では乳房インプラントを乳腺切除後すぐに挿入し，1 回で乳房マウンドを再建する．また，乳輪乳頭を含む皮膚欠損が大きな症例では，乳癌手術と同時に**自家組織移植**を挙上し，乳房再建を行う．乳癌手術と再建手術を行うため手術時間が長くなる欠点がある．

2 ● 一次二期再建

　乳癌手術の際にエキスパンダーを皮下あるいは大胸筋下に挿入する．その後，時間をかけて患側胸部の皮膚を拡張し，2 回目の再建術として拡張された皮膚，あるいは大胸筋下に**乳房インプラント**を挿入する．また，乳房インプラントではなく自家組織を移植する場合もある．組織拡張器を入れる利点は前胸部の皮膚を利用できることであり，外見的に優れた結果を得ることができる．欠点としては再建術が 2 回になることである（図 7-15）．

3 ● 二次一期再建

　乳癌手術を行い，しばらくしてから再建術を行うが，1 回で基本的な乳房マウンドを再建する．多くは自家組織移植による再建術であり，有茎広背筋皮弁や，これにインプラントを加えた方法，深下腹壁動脈穿通枝皮弁などが利用される．

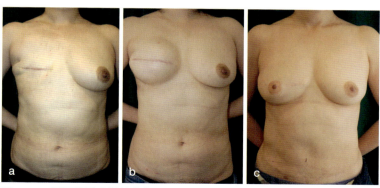

図 7-16　深下腹壁穿通枝皮弁による二次二期乳房再建術
a：右乳癌術後.
b：組織拡張器による前胸部皮膚拡張終了時.
c：乳房マウンドと乳輪乳頭再建術後.

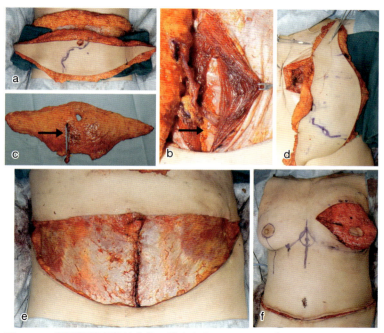

図 7-17　深下腹壁穿通枝皮弁の挙上からセッティング
a：挙上された穿通枝皮弁，b：穿通枝皮弁の穿通枝（矢印），c：穿通枝（矢印）側から見た皮弁，d：穿通枝皮弁の穿通枝を内胸動脈へ吻合，e：腹壁の閉鎖，f：脱上皮した穿通枝皮弁のセッティング.

4● 二次二期再建

　乳癌手術後，時間をおいて再建を行う．通常，はじめは組織拡張器を患側皮下あるいは大胸筋下に挿入する手術を行う．組織拡張器により時間をかけて前胸部皮膚を拡張した後，2回目の再建術として組織拡張器を抜去した部位に乳房インプラントを入れるか，自家組織移植を行って乳房マウンドを再建する方法である（図 7-16）.

B 再建材料（図 7-14）

　再建材料として自家組織とインプラントがある．双方を使用するハイブリッドは，自家組織で十分なボリュームが得られない場合に用いられる．

1● 真皮脂肪移植

　大きな組織を移植することができず，移植後の

組織吸収が大きく現在ではほとんど行われていない．

2 ● 穿通枝皮弁

　マイクロサージャリーを用いて下腹部の皮膚，皮下組織を栄養する深下腹壁動脈による穿通枝皮弁は，下腹部の脂肪を含む十分な組織を移植でき，腹直筋の犠牲を最小限に抑えドナー部のヘルニアなどの合併症を減らすことができる．欠点は，穿通枝を剝離する際に血管を損傷する可能性があること，また血管吻合の際に血管がねじれ，血栓形成の可能性が高まることが懸念される（図7-17）．

3 ● 筋皮弁

　下腹部の皮膚皮下組織を使用する有茎腹直筋皮弁，有茎広背筋皮弁などが挙げられる．前者は上下腹壁動脈，後者は胸背動脈を栄養血管としている．有茎腹直筋皮弁は下腹部皮膚皮下組織を利用するので厚みがあるため，大きな乳房を再建する場合に有利である．

4 ● 脂肪移植

　脂肪移植は最近，米国を中心に行われている．下腹部，大腿，腰部などから脂肪吸引し，遠心機などを用いて脂肪を洗浄，これを乳房皮下あるいは大胸筋内に注入して乳房マウンドを再建する．1回の脂肪注入量が限られるため数回に分けて行うことが多い．本法の利点は1回の手術時間が皮弁法などに比較して短く，また小さな傷ですむことから手術侵襲が少ない方法である．また，インプラントや筋皮弁，穿通枝皮弁などでマウンドを再建した症例で十分な対称性が得られず，部分的に組織移植が必要な例に用いることができる．

5 ● インプラント

　人工物として最近は，シリコンの漏出がほとんどないコヒーシブ，乳房形態に近似したアナトミカル，皮膜拘縮を予防するために表面に細かな凹凸を有するテクスチャードであるシリコンインプラントが用いられている（図7-18）．欠点は，人工物なので自家組織と比較して感染の可能性が高いこと，脂肪に比較してやや硬いこと，インプラント周囲の被膜拘縮が生じ乳房の変形をきたす場合があること，下垂した乳房形態を再建することが難しいこと，などがある．

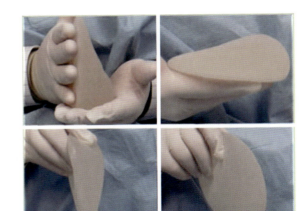

図7-18　乳房インプラント

2 乳輪乳頭再建

　乳輪乳頭再建は，乳房マウンドの再建を行った後に施行する．種々の方法があるが再建の基本は，左右対称な位置に乳輪乳頭を作ることである．適切な乳輪乳頭の位置が定まれば，乳輪のサイズを健側に合わせて色素沈着をもった乳輪を再建し，その中央に突起し色素沈着した組織を作ることにある．したがって，乳輪再建としては色素沈着を生じる大腿基部内側皮膚の全層移植が適しているが，刺青を行い色を付ける場合もある．

　乳頭再建としては，局所皮弁の組み合わせで突出した組織を作る方法と健側乳頭の一部を採取して移植する方法があり，前者では局所皮弁に大腿基部内側皮膚の移植をして色素沈着を作る．

殿部・陰部

　殿部は皮下脂肪や筋肉が豊富で，中央に溝（殿裂）がある．殿部の機能として，殿筋は股関節の伸展，外転など下肢の運動に関係している．一方，殿裂を腹側に辿っていくと肛門を経て陰部に続く．陰部は陰茎や陰囊，陰唇や腟などを含む．肛門や陰部は排泄器官として，また陰部は生殖器官としても大切な役割を果たす．

殿部から陰部にかけて再建対象となる疾患は，熱傷などの外傷，悪性腫瘍，褥瘡，種々の原因で生じる直腸腟瘻などである．部位の特殊性から外科，産婦人科，泌尿器科などとの合同手術になることが多い．そのため，術前に手術体位や切除範囲の確認をして，さらに人工肛門造設や尿路変更の必要性などについても検討する．

A 殿部の再建

熱傷など皮膚を主体とした再建では植皮術の適応となるが，皮下脂肪組織を越える欠損の再建には血流が良好な皮弁や筋皮弁を用いる．代表的皮弁として，大殿筋皮弁，大殿筋穿通枝皮弁，後大腿皮弁がある（図7-19）．それら皮弁の栄養血管の存在部位と組織欠損部位から，再建に最も適切な皮弁を選択しデザインを決定する．

1 大殿筋皮弁

主に上殿動静脈と下殿動静脈により栄養される皮弁で，組織容量が多いため骨切除などを伴う深い組織欠損に適応されることが多い．術後の歩行障害を予防するために，上半分もしくは下半分に限って使用される．

2 大殿筋穿通枝皮弁

大殿筋を貫き皮膚や脂肪に分布する穿通血管を利用した皮弁で，大殿筋を損傷することなく大きな皮膚が移動できる有用な皮弁である．穿通血管を含めてさまざまなデザインが可能である（図7-20）．

3 後大腿皮弁

下殿動静脈の下行枝を利用した皮弁で，膝窩部より約5cm頭側までの長い皮弁が採取可能である．後大腿皮神経を含めることで知覚皮弁としても利用できる．

B 陰部の再建

比較的浅い小範囲の組織欠損であれば植皮術で

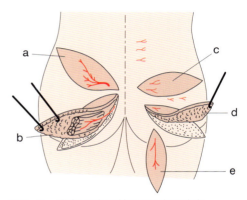

図7-19　殿部再建に利用する主な皮弁
a：上殿動脈を栄養血管とする大殿筋皮弁
b：下殿動脈を栄養血管とする大殿筋皮弁
c：上殿動脈からの皮膚穿通枝を栄養血管とする大殿筋穿通枝皮弁
d：下殿動脈からの皮膚穿通枝を栄養血管とする大殿筋穿通枝皮弁
e：下殿動脈の下行枝を栄養血管とする後大腿皮弁

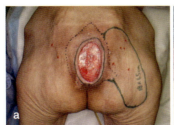 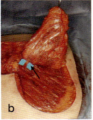 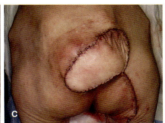

図7-20　大殿筋穿通枝皮弁による仙骨部の再建
a：仙骨部褥瘡と右殿部に皮弁をデザイン．
b：皮弁挙上時の状態．矢印は穿通血管を示す．
c：術直後の状態．

対応できる．しかし，肛門や尿道を含めた悪性腫瘍切除など欠損が大きく深い場合には，術後の排泄機能や創治癒を考慮すると血流のよい皮弁による再建が望ましい．欠損の部位，大きさ，深さに応じて術後機能を最優先にしつつ，形態も考慮した再建材料を選択する．代表的皮弁として，**薄筋皮弁，鼠径皮弁，腹直筋皮弁，前外側大腿皮弁，殿溝皮弁**などが挙げられる（図7-21）．

1 薄筋皮弁

内側大腿回旋動静脈からの分枝により栄養され，薄筋全体と中枢側2/3の筋体上の皮膚の採取が可能である．

2 鼠径皮弁

浅腸骨回旋動静脈により栄養される皮弁で，伏在裂孔から上前腸骨棘に向かう軸を中心に，非常に大きな皮弁の採取が可能である．

3 腹直筋皮弁

腹直筋全体と皮膚・皮下脂肪を含めて，容量のある大きな皮弁を採取できる．皮弁は腹部で採取されるが，栄養血管である深下腹壁動静脈は長いため，肛門周囲など離れた部位の組織欠損まで容易に到達する．**最もよく用いられる皮弁**である．

4 前外側大腿皮弁

大腿外側中央部にデザインされる皮弁で，外側大腿回旋動静脈の下行枝の穿通血管により栄養される皮弁である．血管柄が非常に長いために到達範囲は広いが，皮弁作成時における血管の剝離操作はやや煩雑である．

5 殿溝皮弁

会陰動脈の穿通血管で栄養され，殿溝部に皮弁をデザインする．小範囲の肛門欠損や会陰部の再建に使用でき，採取部が目立たないことが大きな特徴である（図7-22）．

● 参考文献
1) 佐々木健司，他：筋皮弁・筋膜皮弁による会陰・殿部の再建．波利井清紀（編）：皮弁・筋皮弁実践マニュア

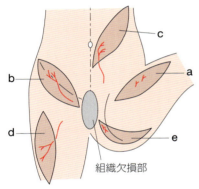

図7-21 陰部再建に利用する主な皮弁
 a：薄筋皮弁（大腿内側部）
 b：鼠径皮弁
 c：腹直筋皮弁
 d：前外側大腿皮弁（大腿外側部）
 e：殿溝皮弁

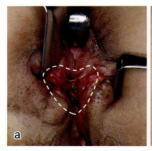 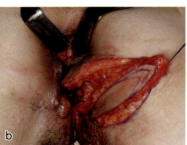 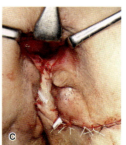

図7-22 殿溝皮弁による肛門再建
 a：難治性の直腸腟瘻（点線）．
 b：殿溝皮弁をデザインし挙上．
 c：皮弁を瘻孔部に充填，皮弁採取部は縫縮．

ル．p132，全日本病院出版会，2002
2) 井上啓太，他：会陰部再建．PEPARS 59：19-27，2011

性同一性障害

　性同一性障害（gender identity disorder：GID）の精神的身体的性別の判定は，精神科，婦人科，泌尿器科によって実施される．そして female-to-male transsexual（FTMTS），male-to-female transsexual（MTFTS）と判定後にホルモン療法が行われる．さらに患者が性別適合手術（sex reassignment surgery：SRS）を希望する場合に，形成再建外科の治療を受けることになる．手術は FTMTS と MTFTS とで異なってくる．

A FTMTS に対する手術治療

　FTMTS に対する SRS 治療は，① 乳房切除術，② 子宮卵巣摘出術，③ 尿道延長術，④ 陰茎形成術の 4 つに分けられる．

1 乳房切除術

　ただ単に余剰皮膚切除を伴わない皮下乳腺摘出術と，余剰皮膚切除を伴う乳房切除術がある．乳房の大きさや下垂の程度で，術式を選択する．

2 子宮卵巣摘出術

　同手術は婦人科により施行される．

3 尿道延長術

　のちの陰茎形成を前提として行われ，通常は子宮卵巣摘出術と同時に行われる．

4 陰茎形成術

　尿道と陰茎周囲の皮膚・軟部組織の再建が必要であり，ともに皮弁で作成される．難易度の高い手術である．皮下脂肪の薄い前腕皮弁で再建されることが多いが（図 7-23），皮弁採取後の前腕部の術後瘢痕が目立つ問題がある．そのため他の皮弁を用いた陰茎形成術も行われている．

B MTFTS に対する手術治療

　MTFTS に対する SRS 治療は，陰茎切断術，精巣摘出術，造腟術，陰唇形成術が含まれるが，原則 1 回の手術で終了する．通常，泌尿器科と合同で手術を行う．亀頭海綿体と陰茎背神経動静脈で陰核形成をする．また，膀胱と直腸の間隙に腔を作成し，その部分に会陰周囲からの皮弁で作成した嚢を埋入するか，S 状結腸を血管付き管腔臓器として移植し腟腔を形成する．患者が希望する場合には，喉仏縮小術や人工乳房を利用した豊胸術が行われる．

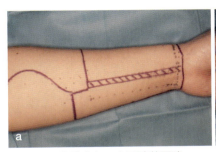
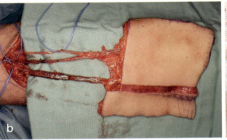
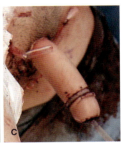

図 7-23　前腕皮弁による陰茎再建
a：左前腕に皮弁をデザイン．
b：上の皮膚で陰茎周囲を，下の皮膚で尿道を作成．
c：術直後の状態．

●参考文献
1) 難波祐三郎, 他：性同一性障害に対する包括的治療. 形成外科 53：201-205, 2010

四肢

A 四肢再建の基本

四肢の組織欠損は, 機能的にも整容的にも大きな障害を残すことになる. そのため治療も患者個々の状況に応じて適切な選択を行うことが必要である.

1 上肢

上肢の組織欠損に対する再建法としては, 原因, 患者の年齢・性別, 欠損の部位・広さ, 深部組織の再建の有無などに応じて異なるが, **特に肘から遠位である露出部においては, 機能の回復に加えて皮膚の色調や質感が類似した部位からの組織移植を行うことで整容面にも配慮し, 同時に皮下組織量の調節を行うことで整容性の維持をめざす**. 手指は, 日常生活において人目につく部位であるため配慮が必要である. 深部組織の再建においては一次的あるいは二次的に行うのかといった問題も重要である. さらに手指においては, 知覚の再建も考慮しなければならない.

2 下肢

基本的には上肢と同じ考えに沿ったものとなるが, 下肢の機能として, 姿勢の維持, 立位・歩行などにおける運動とその支持性や荷重に対する安定性, 靴下や靴などの装着, はだしになった際の露出部としての整容面, などにおいて大きな問題となる. 不十分な再建は必ずしも良好な結果とならずに繰り返す潰瘍や蜂窩織炎の発生など, 多くは患者の不満足につながることもあるため注意が必要である.

上肢に比べて義肢や装具が大きく進歩していることを考えると, 症例によっては切断も考慮に入れて無理のない治療法を選択する. また, **下肢は上肢に比べて血管障害, 糖尿病, 浮腫などの原疾患とは別の病態が治療に影響を及ぼしやすいこと**を念頭に置いておく.

B 原疾患との対応

原疾患の種類や状態に応じて再建の時期や再建法を考える. 疾患としては腫瘍や外傷および外傷後の瘢痕拘縮などが多い.

腫瘍, 特に悪性腫瘍の場合には, 腫瘍切除により広範な皮膚軟部組織欠損とともに筋・骨・関節・腱・神経・血管などの深部組織も合併切除されることが多いため, 同時再建が必要で, その成績も比較的良好である. 切除された組織とその程度が明確であるため, 皮弁や筋皮弁による移植とともに, 深部組織の欠損の治療が行われるのが理想である.

外傷では損傷の程度によって一次再建が可能な場合もあるが, やむをえず二次再建となることも多く, 治療時期に関する適切な状況判断が求められる. 一次再建では, 腫瘍の場合と同様に深部組織の再建を行い, 同時に皮弁や筋皮弁による被覆を行うが, 損傷された組織をどこまで切除するかといった判断に迷うことも少なくない. また, 汚染されていることも多く, 感染に対する注意も常に必要とされる.

一方, 二次再建では瘢痕や瘢痕拘縮のために再建すべき深部組織の同定が困難な場合も多く, 術前診察における機能評価や画像診断などで治療法を選択する.

C 上肢の再建 (図7-24)

1 肩・上腕

深部組織の多くが筋肉で覆われているため, 皮膚軟部組織欠損が幅数 cm 程度であれば, 縫縮が機能的にも整容的にも良好な結果となる. それ以上の欠損では, 無理な縫縮は橈骨神経麻痺を引き

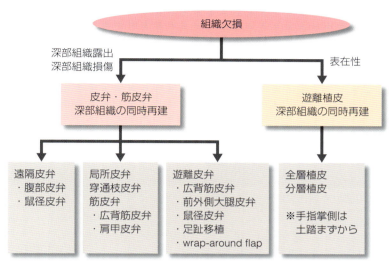

図 7-24　肩・上腕・肘・前腕・手への組織移植

起こす．そのため筋肉で深部組織を被覆可能な場合には，遊離植皮も適応となる．

しかし，筋肉の欠損を伴っている場合や骨などの再建が必要な場合には，有茎広背筋皮弁や有茎肩甲皮弁が有用となる．これらの皮弁は肩甲下動脈系からの血管茎で安定した血行を有し，血管茎を切り離すことなく肘関節付近まで十分に到達が可能である．また，上腕骨の再建には肩甲骨を同時に移植することや，上腕二頭筋の再建に広背筋を使用することも可能である．

2 肘

皮膚軟部組織は屈側では厚いものの，その直下には屈筋腱・正中神経・上腕動脈があり，また伸側では直下に骨・関節・尺骨神経が存在する．そのため屈側，伸側ともに再建において深部組織への配慮が必要となる．比較的小さい欠損であっても縫縮は難しく，肘関節の運動障害につながりやすいため基本的には上腕あるいは前腕からの局所皮弁，あるいは筋肉からの穿通血管を利用した穿通枝皮弁が適用される．大きい欠損には有茎広背筋皮弁や各種遊離皮弁を使用することが多い．特に肘関節を含めた深部組織の再建を行う場合には，術後のリハビリテーションを念頭に置いた再建を考える．

3 前腕

前腕近位は比較的余裕のある皮膚軟部組織と，その下層には筋肉組織があるため，縫縮が難しい場合には遊離植皮術を選択する．縫縮は余裕があるように見えても術後の腫脹に伴い，コンパートメント症候群などの合併症を生じる危険性があり，注意を要する．

一方，遠位では橈・尺骨や腱・神経・血管が皮膚軟部組織の直下にあり，同時に切除や損傷の機会があるため再建には工夫が必要となる．皮膚軟部組織の被覆には，前腕の皮膚を利用した橈側前腕皮弁などがよい適応となる．しかし，前腕皮弁は露出部に皮弁を作成し，橈骨動脈の犠牲があるため，広背筋皮弁や前外側大腿皮弁などの遊離皮弁が適用されることもある．

4 手

再建の部位が背側であるのか掌側であるのか，また，固有指なのか手部なのかといった点も大きく再建法に関係する．

基本的には背側の被覆には背側の皮膚を用いて，掌側の被覆には掌側の皮膚で再建する．そのため手背では欠損の大きさや深達度に応じて，縫縮，局所皮弁，前腕からの有茎橈側前腕皮弁，鼠径皮弁や前外側大腿皮弁などの遊離皮弁が適用さ

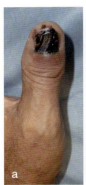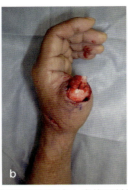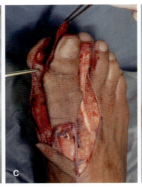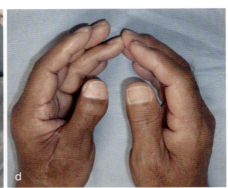

図7-25　左母指悪性黒色腫（50歳代男性）
a：術前．
b：母指を基節部で切断．
c：右第1，2趾から extended wrap-around flap を挙上．左側は爪白癬のため右側から採取．
d：手術後3年．再発もなく再建母指の機能・整容ともに良好．

れる．一方，掌側では縫縮は困難であるため局所皮弁での再建が適応となるが，難しい場合には前腕からの有茎橈側前腕皮弁や遊離皮弁が使用される．

固有指では，①母指か母指以外か，②指掌側か指背側か，③骨・関節・腱などの深部組織再建が必要か，④爪を含めた指自体の再建が必要か，といった点を踏まえて再建法を決定する．皮膚の選択は前述したように，色調や質感が類似した皮膚を使用するが，植皮や皮弁においても足・足趾からの移植もよい適応と考えられる．特に掌側の再建に際しては，遊離植皮の皮膚採取部として手の母指球部や小指球部，足の土踏まずや内果下部などが使用される．指の掌側，背側には多くの皮弁が開発されており，特に指尖部の再建に対しては，知覚が重要となるため皮膚の性質が類似した神経血管柄付掌側前進皮弁や逆行性指動脈島状皮弁などの皮弁が使用される．知覚とともに物をつまむ際の安定性も必要である．

爪を含めた指欠損例では，足趾移植や第1趾からの包み込み皮弁（wrap-around flap）が適応になることが多く，機能的にも整容的にも優れた成績が得られる（図7-25）．

外傷による軟部組織の挫滅が高度で広範囲に及ぶ例では，腹部や鼠径部からの遠隔皮弁が使用される場合もある．体位や安静度に制限があるものの，再建部周囲に適切な組織がない場合や遊離皮弁などの組織移植が行えない場合などでは，適応となることもある．

D　下肢の再建（図7-26）

　1 大腿

上腕と同様に深部組織が筋肉で覆われているため，皮膚軟部組織欠損が幅数cm程度であれば縫縮が行われる．それ以上の欠損では，欠損の状態に応じて遊離植皮や周囲からの皮弁や筋皮弁も適応となる．前面から外側にかけては前外側大腿皮弁，大腿筋膜張筋皮弁，内側からは前内側大腿皮弁，薄筋皮弁，後面からは後大腿皮弁などが作成可能で，欠損の部位・大きさや創の下床などにより選択する．

大腿骨の欠損に対しては，血管柄付腓骨皮弁が適用される．欠損が大きく，大腿からの作成が難しい場合には遊離広背筋皮弁や有茎腹直筋皮弁などが適用される．

2 膝

膝周囲の皮膚皮下組織は，薄くゆとりのある伸側と厚く柔軟性のある屈側で大きな可動域が維持されている．腫瘍や外傷などにより病変が骨まで及ぶことも多く，深部組織との同時再建を行う．人工膝関節，骨固定用の金属プレート，人工腱な

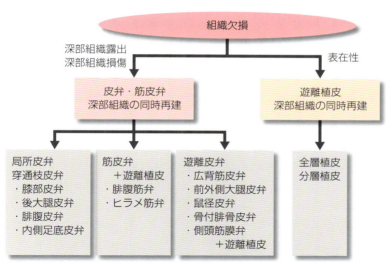

図 7-26 大腿・膝・下腿・足への組織移植

どの人工物が使用される場合には，膝部皮弁などの皮弁や筋皮弁が必要となる．大腿や下腿からの筋膜皮弁が使用されるが，使用できない場合には腓腹筋弁やヒラメ筋弁を移植し，その筋肉上に遊離植皮を行う．

下腿

前面の皮膚軟部組織が薄いため，骨や腱などの露出することが多く，また，骨固定用の金属プレートが使用されることも多いため，下肢の再建で最も注意しなければならない部位である．下腿の近位 1/3 では腓腹筋やヒラメ筋で骨などを被覆し，筋肉上に遊離植皮を行う．下腿の中央 1/3 から遠位 1/3 では，周囲に骨・関節・腱が皮膚直下にあるため露出することが多い．また，血行が不安定で遷延性の浮腫も生じやすいため，しばしば難治性となり，潰瘍や骨髄炎を生じることもある．

下腿中央後面に作成する遠位茎腓腹皮弁は血流の安定した皮弁で，足関節付近まで到達可能である．欠損の大きい場合には遊離皮弁の適応となる．脛骨の欠損，偽関節，骨髄炎に対しては，遊離あるいは有茎の骨付腓骨皮弁を移植する．

4 足

足関節周囲も下腿と同様に再建が難しい部位であり，遊離植皮は適用となりにくく，皮弁による再建が必要となる．遠位茎腓腹皮弁，外果上皮弁，外側踵皮弁などが適用される．広範囲の場合にはアキレス腱の再建を伴うこともあり，大腿筋膜を含めた遊離前外側大腿皮弁や遊離大腿筋膜張筋皮弁が使用される．

足背は皮膚皮下組織が薄いため，下床の血行が良好な場合には遊離植皮が適用となるが，伸筋腱や骨が露出するような場合には遊離皮弁が適用される．薄い組織が必要となるため遊離鼠径皮弁や遊離側頭筋膜弁に遊離植皮を移植する方法がよい適応である．

一方，足底側では荷重に耐えられるような組織が必要である．第 1 中足趾節関節部周囲，第 5 中足趾節関節部周囲および踵部では，角質の厚い皮膚とクッションの役割を担う皮下組織である．土踏まずからの内側足底皮弁は知覚のある皮弁であるため，特に足底の再建には有用である．荷重部が一部でも残っている場合には，内側足底皮弁にこだわらず，欠損の状態に応じて前外側大腿皮弁などの遊離皮弁も適用される．

●参考文献
1) 波利井清紀，他(監修)：形成外科治療手技全書Ⅱ，形成外科の基本手技 2．克誠堂出版，2017
2) 百束比古，他：形成外科診療プラクティス―皮弁外科・マイクロサージャリーの実際．文光堂，2010

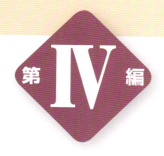

美容外科

第8章 美容外科

皮膚の美容外科

多岐にわたる美容治療のなかで，皮膚に関する治療ニーズが最も大きく，施術数の8割を超える．1990年以降，医療機器や材料の進歩とともに，低侵襲で回復期間が短い美容皮膚治療法が数多く開発され，広く普及するに至った．

A 治療手技

皮膚の美容治療には，その目的に応じてさまざまな治療手技が単独もしくは併用して用いられる．代表的なものは，レーザー，ケミカルピーリング，レチノイド，漂白剤（美白剤），イオントフォレーシス（エレクトロポレーション），フィラー（充填用注入剤），ボツリヌス菌毒素，アブレージョン（削皮術），美容手術などである．目的によっては，内服剤（脱毛症，にきびなど）や増殖因子の注射（bFGF，プラセンタエキス，多血小板血漿，幹細胞培養上清など）が用いられることもある．さらに化粧品の範疇になる抗酸化外用剤，保湿剤，サンスクリーンなどの知識も必要である．

1990年以降，レーザー技術は飛躍的に進歩し，しみ，しわ，赤ら顔はじめ，数多くの目的で利用されるようになった．また，ヒアルロン酸注入剤やボツリヌス菌毒素の製剤は高い効能とともに，その簡便さ，安全性が高く評価され，わが国においても承認された（自費）．手術では，施術者の熟練とともに，吸収性の糸を使ったスレッドリフト

による顔のたるみ治療も普及してきた．

B 治療の目的（美容的愁訴）

美容治療の目的は，患者のニーズに基づく．しわ（大じわ，小じわ，表情じわ），しみ（さまざまな色素沈着），あざ，血管拡張（赤ら顔），皮膚の小腫瘍（ほくろ，いぼ），にきび（皮脂過多），にきび痕（凹凸，色素沈着，紅斑），脱毛症（はげ），多毛症，醜状瘢痕，毛穴の開き（毛孔開大），皮膚線条（妊娠線），刺青除去，さらにはくまやたるみと，患者の美容的愁訴は多岐にわたる．

大きく分けると，① 皮膚の加齢による症状，② 遺伝的要因による症状（あざ，小腫瘍など），③ ホルモンによる症状（にきび，禿髪など），④ けがや炎症に起因する症状（瘢痕，刺青や炎症後色素沈着など）に分けられる．メラニンが少ない白人では，紫外線に起因する皮膚がん，小じわ，血管拡張症が多いが，メラニンが多いアジア人では白人に比べて皮膚がんや小じわが少なく，紫外線や炎症後色素沈着（しみ）の愁訴が多い．

C 治療法

1 レーザーなど光学治療機器

美容目的で使われる代表的レーザーは，ルビー（波長694 nm），アレキサンドライト（755 nm），ダイオード（810 nm），Nd：YAG（1,064 nm）レーザーなどのメラニンを標的とするレーザー，ヘモグロビンを標的とする色素（ダイ）レーザー（590 nm前後），および水を標的とする炭酸ガスレー

ザー(10,600 nm)などである(図8-1).

脱毛や血管腫などではその標的の周囲の組織に傷害を加えることが必要であるため,パルス幅(照射時間)を長くする(ロングパルス)が,シミなどでは標的周囲へのダメージを最小限に抑えるためにナノ秒レベルまで短くする(Qスイッチ).最近は連続波長光(インテンスパルスライト),赤外線や高周波,ラジオ波などを用いた治療器も出てきている.

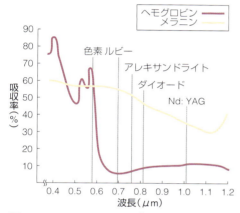

図8-1 メラニン,ヘモグロビンの吸収率とレーザー波長の関係
メラニンを標的とするルビー,アレキサンドライト,ダイオードおよびNd:YAGなどのレーザーの波長は,ヘモグロビンに吸収されにくくメラニンに吸収されやすい波長である.これらの波長は主に可視光領域(400～700 nm)であるが,水分を標的とする炭酸ガスレーザーはさらに波長の長い赤外線領域である.

2 フィラー(注入充填剤)(図8-2a)

架橋したコラーゲンやヒアルロン酸など細胞外基質成分を利用したものが多い.従来はしわ治療(しわの凹みを埋める)に使われたが,最近では隆鼻,おとがいや目の下のくまなどの軟部組織増大の目的でも広く使用されるようになった.

3 ボツリヌス菌毒素(図8-2b)

神経毒で,運動神経末端の神経筋接合部でアセチルコリン放出を抑える.伝達遮断により骨格筋を麻痺させることができるとともに,交感神経を麻痺させること(発汗抑制など)にも有効である.麻痺は一時的で2～6か月で自然回復する.各種表情じわ(眉間,眼瞼周囲,口周囲,鼻唇溝ほか)の治療,咬筋の廃用性萎縮によるエラの治療や多汗症,ガミースマイルの治療などに使われる.

4 リサーフェシング(ピーリング)

皮膚表面を剝離し,その後の皮膚新生を促すことにより,皮膚の機能的・美容的改善をめざす.レーザー(炭酸ガスレーザーなど)によるもの,機械的なもの(電動グラインダーによる削皮など),化学薬品によるもの(ケミカルピーリング)などがある.ケミカルピーリングにはAHA(αヒドロキシ酸),サリチル酸やTCA(トリクロル酢酸)などが使用される.

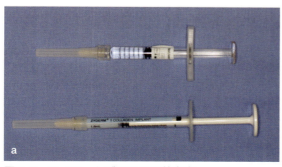
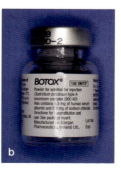

図8-2 フィラーとボツリヌス菌毒素
a:フィラーの代表的なものは,ヒアルロン酸(上)とコラーゲン(下)である.
b:ボツリヌス菌毒素は,溶解後に表情筋に注射して麻痺を起こさせる.

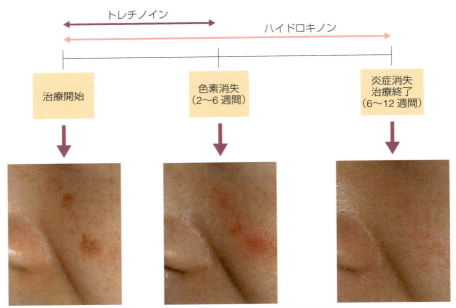

図 8-3 トレチノイン・ハイドロキノン外用療法による色素沈着の治療プロトコール
表皮内の色素沈着は外用療法も可能である．前半はトレチノインとハイドロキノンを併用して漂白を行う．茶色い色素沈着が消失したら（最長 8 週間まで）トレチノインを中止し，後半はハイドロキノン単独で炎症をゆっくりさましていく．

5 レチノイド

ビタミン A の誘導体の総称で，代表的な成分はトレチノイン（オールトランスレチノイン酸）である．外用剤として，角質剥離作用，表皮角化細胞増殖作用があり，表皮のターンオーバー（新陳代謝）を早めて表皮内メラニンの排出を促進するとともに，光老化に伴う真皮の諸症状（菲薄化，血流悪化など）を改善する効果がある（図 8-3）[1]．

6 漂白剤（美白剤）

ハイドロキノンに代表される．メラニン産生を抑え，皮膚の色を改善する．

7 化粧品

医療においては，① 遮光（サンスクリーン），② 保湿（セラミドやヒアルロン酸など），③ カモフラージュ（カバーリングファンデーションなど），④ 抗酸化（ビタミン C など）が主な使用目的である．

8 ホルモン剤

性ホルモンに起因する美容的愁訴には，にきび，脂漏過多，多毛症，男性型脱毛症（若はげ），性機能不全（男性更年期），女性化乳房，性同一性障害などがある．これらの治療に，ホルモン動態を是正，操作する目的で，ホルモン剤（阻害薬，外用剤，サプリメントなど）を使用することがある．

D 治療対象

1 しみ（色素沈着），あざ

しみの治療は正確な臨床診断が治療の鍵であり，治療結果を左右する[1]．メラニンの局在，メラノサイトの有無など症状に応じて，レーザー，トレチノイン，ハイドロキノンなどを組み合わせて，適切な治療法を選択する．

2 しわ

大きなしわはヒアルロン酸注射剤で，しわに

沿って皮内に注射し，平坦化させる．安全性は高いが，6か月程度で吸収されるため，効果の持続には反復治療が必要になる．小じわ，ちりめんじわには，リサーフェシングが行われる．表情じわ（動きじわ）は，ボツリヌス菌毒素製剤を表情筋に注射して麻痺させる．

3 たるみ

フェイス・リフト手術で吊り上げるのが一般的であったが，最近では吸収性の糸を埋め込んで吊り上げる施術（スレッドリフト）が一般化してきている．自家脂肪（吸引脂肪組織）やフィラーなどの注入で陥凹部位を膨らませて，皮膚の張りを出す治療も多く行われている．

4 にきび，にきび痕

治療には，ケミカルピーリング，レチノイド外用・内服，レーザーなどで角栓を剝がす治療が有効である．抗アンドロゲン療法（男性ホルモン受容体拮抗阻害薬など）は，皮脂の分泌を強力に抑える．にきび痕の凹凸は，フラクショナルレーザーやアブレージョンが試みられるが，劇的な改善は難しい．

5 血管拡張（血管腫）

顔面では光老化（紫外線の影響でできる加齢現象）でできるほか，原因不明の赤ら顔や血管腫も多い．最近は下肢静脈瘤の治療も盛んで，硬化療法（硬化剤の血管内注射）やレーザー治療が行われる．

6 脱毛症（はげ）

男性型脱毛症であれば抗アンドロゲン療法（finasteride，製品名プロペシア，5αリダクターゼ阻害薬）やミノキシジルの外用・内服（内服は国内未承認），増殖因子（多血小板血漿や培養上清など）の注射，自家植毛手術（後頭部より）などが行われる．

7 多毛症（脱毛治療）

メラニンを標的とする波長（アレキサンドライト，ダイオード，Nd：YAGなど）でパルス幅の長い脱毛レーザーが使われる．毛幹を焼灼するとともに周囲の毛包組織の破壊を目的とする．1～2か月ごとに数回の反復治療が必要である．

8 皮膚の小腫瘍

治療対象は，母斑細胞性母斑（主に黒いホクロ），脂漏性角化症（老人性疣贅），尋常性疣贅，青年性扁平疣贅，黄色腫，汗管腫，稗粒腫など．

すべてスキャナー付きの炭酸ガスレーザーで治療することが可能である．大きいものは切除縫合術を行う．

美容皮膚治療の対象の多くは，老化に伴う症状（すなわち進行性）であり，反復治療が必要になることが多い．患者の美容的愁訴は千差万別であり，的確な臨床診断とともに，多岐にわたる治療薬・治療機器の知識，皮膚科学や内分泌学の知識，化粧品・スキンケアや生活指導など広範な知識が必要になる．この医療分野は日進月歩しており，最新の医療技術に関する知識や経験も求められる分野である．

●参考文献
1) Kurita M, et al：A therapeutic strategy based on histological assessment of hyperpigmented skin lesions in Asians. J Plast Reconstr Aesthet Surg 62：955-963, 2009

顔面の美容外科

A 顔面輪郭の美容形成

1 美容外科における輪郭形成

美容で行う輪郭形成には，顔貌を審美的に変えたい場合と加齢性変化を修正したい場合とがある．

加齢性の輪郭変化は，骨格性には，眼窩の拡大，頬骨前面の減量，上顎骨と下顎骨の減量と後退による顔面高径の縮小などがある．軟組織においては，皮膚と脂肪の下垂により下眼瞼と上頬部のボリュームが減少し，下頬部やおとがい下のたるみが増加する．問題の原因が骨格か軟組織かにより，それに応じた修正が行われるべきではあるが，美容においては骨格性の問題点も軟組織の修正ですませるケースがある．

2 軟組織による輪郭形成

A 軟組織減量による顔面の痩せ

口腔内切開から頬脂肪にアプローチし，これを切除減量する．頬部の皮下脂肪を，耳前ないし耳後部から脂肪吸引により減量する術式もある．

顎角部の減量には骨格の手術も有効だが，精製ボツリヌス菌毒素注射が多く行われている．経皮的に咬筋内へ注射し，咬筋の運動麻痺から廃用性萎縮を得る．徐々にボツリヌス菌毒素の効果が減弱するので，繰り返しの注射が必要である．

B フェイス・リフト

目立たないように前額から耳前部にかけての生え際，耳前から耳垂下部に皮膚切開を置き，顔面の皮膚のたるみを切除する．さらにSMAS（superficial musculoaponeurotic system）と呼ばれる，耳下腺浅筋膜を引き上げて縫縮する操作を行う．近年，解剖学的研究が進み大きく進歩した領域で，それだけに専門的知識と高度な技術を必要とする．

C フィラーなどの人工材料注入

フィラーと呼ばれる人工材料を経皮的に注射し，加齢により失われた顔面の隆起や張りを回復する．上下の眼瞼部や頬骨部などが多い．形態的に若返るだけでなく，皮膚の緊張が増すことで細かいしわが減る．また鼻眼瞼溝や鼻唇溝などのしわ自体に対しても，しわの局所皮下にフィラーを注入することで改善できる．一方，眉間のしわや外眼角にできる「カラスの足あと」などの表情筋の運動に伴ってできるしわは，ボツリヌス菌毒素注射により表情筋の運動を制限する方法を用いると改善する．

現在，フィラーとして用いられるのは，主にヒアルロン酸製剤，コラーゲン製剤が主流である．合併症にはアレルギー反応や感染，また血管内への誤注入により失明や脳梗塞などが生じることも稀にある．徐々に吸収減量するので，結果が不満足な場合は吸収を待てばよく簡便である．

3 硬組織による輪郭形成

A 人工材料による骨格の増量

埋入される材料にはハイドロキシアパタイト，シリコンなどがある．あらかじめ部位や体格に応じた適切な形態で用意されている材料もある．欠点は感染に弱いことである．感染は術後の経過の良好な症例でも，突如発生することがある．埋入部位はおとがい部，前額部，頬骨部などが多い．最近の女性患者は小顔願望が非常に強く，下顎も小さいことを希望するが，おとがいがバランスよく突出していることは大変重要である．

前額部の増量は，彫りの深い立体的な顔貌を作り出すが，男性的要素が強まるうえ顔面が大きい印象になるので，男性化を希望する患者に行われることが多い．頬骨部を前方へ増大することは，中顔面の発育の不足している凹面な顔貌の患者には審美的改善が得られる．また若さを印象づけるので，抗加齢目的にも行われる．鼻への人工材料の埋入は，最も多く行われる美容外科的手術で，鼻根部から鼻尖まで一体のシリコンを用いるのがほとんどである．

それぞれ患者の希望と医師による客観的な審美性の評価により，埋入する人工材料のサイズを決める．

B 骨切りによる輪郭修正

骨切り術は顔面各部の減量にも増量にも用いることができる．

頭蓋骨および眼窩により構成される上顔面，鼻骨と頬骨，上顎骨から構成される中顔面，下顎骨により決定づけられる下顔面，この三者のバランスと相対的位置関係が顔面の印象やタイプを決める（図8-4）．その骨格の修正は，真に美しい顔貌の獲得において大切なものである．

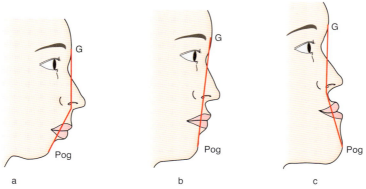

図 8-4　顔面輪郭の代表的 3 分類
a：Convex 型（突出型），b：Normal 型（正常型），c：Concave 型（陥凹型），
G：前額部外形線上の最突出点，Pog：下顎骨おとがい隆起部の最突出点．

手術の侵襲は比較的大きく，多くは全身麻酔下の手術で行われる．また術後血腫や輸血を必要とするような大量出血，知覚神経や顔面神経の障害などの合併症が生じる可能性がある．

1 ● 下顎角部骨切り術

骨切りされる骨片デザインの小さいものとしては下顎角切除術，いわゆる「エラ削り」がある．下顎角部の外側に張り出した部分を骨切りにより切除する方法が一般的である．術式には経皮的に行うものと，口腔内から行うものとがあるが，傷跡を顔面には残さない経口腔的手術が多く行われる[1]．

2 ● おとがい形成術（図 8-5）

基本的にはおとがいの尖端をほぼ水平に骨切りし，この骨片を前方へ突出，後方へ後退，あるいは非対称の修正のために左右に移動させるなどしたうえで，骨固定用のプレートとスクリューにより固定する．また垂直方向への短縮を必要とする場合は，スライス状の骨片を中抜きして行う．おとがい尖端の骨片は自然なおとがいの形態を維持するために必要で，これを削ったり切除したりしてしまうと審美的によい結果は得られない．

3 ● 頬骨骨切り術

頬骨は顔貌の横幅を決定づける重要な部分である．これが横方向に張り出している場合は，骨切りにより顔面横径の縮小を図る．

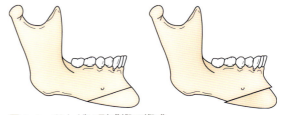

図 8-5　おとがい形成術の術式
おとがい尖端の形態を温存したおとがい縮小術．

4 ● 前額部骨形成術

前額特に眉毛部の骨を減量する．この部分の前方への突出は男性顔の特徴であり，これを好まない女性の患者や女性化を希望する男性患者が対象となる．前額の部分は骨削除の方法を用いるが，眉毛部の骨突出は上顎洞前壁なので，前壁の骨を温存しつつ，これを後退させるような骨切りが必要である．切開は，傷跡が有毛部内に隠れる頭蓋環状切開を用いる．

5 ● 顎変形症手術

顎変形症とは下顎と上顎を中心とした骨格性の変形をいう．歯の咬合関係にも影響するため，多くの症例では咬合不正を伴う．しかしこの手術は顔面輪郭の大きな改善をもたらすので，美容外科でも広く行われている．

術式には，上顎骨骨切り術と下顎骨骨切り術，および両方を同時に行う上下顎骨切り術がある．上顎全移動術は Le Fort 型骨切り術（図 4-16 参照➡139 頁）と呼ばれ，上顎骨折の分類に準じて

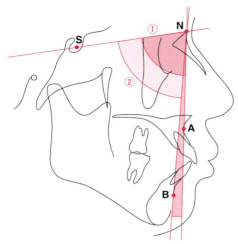

図 8-6　頭部 X 線規格写真の代表的分析法（Steiner 分析）
S：Sella（トルコ鞍中央点）
N：Nasion（鼻骨前頭縫合）
A：上顎歯槽基底点，B：下顎歯槽基底点
SNA 角：頭蓋底に対する上顎の相対的位置を表す角度計測（①）
SNB 角：頭蓋底に対する下顎の相対的位置を表す角度計測（②）

Ⅰ～Ⅲ型まである．部分骨切り術としては上顎前歯部歯槽骨切り術がある．下顎全移動術には，下顎枝矢状分割法と下顎枝垂直骨切り法がある．これに加え下顎歯槽部骨切り術がある．ほとんどの手術は口内法で行われ，顔面には瘢痕を残さない．

顔面骨格の評価は，頭部 X 線規格写真で行われる（図 8-6）．正常群の平均値が理想的骨格であると考えられている[2,3]．美容外科では患者の希望や医師のセンスが重視されるなかで，こうした分析法は貴重な客観的指標である．

●参考文献
1) Deguchi M, et al：Angle-splitting osteotomy for reducing the width of the lower face. Plast Reconstr Surg 99：1831-1839, 1997
2) 宍倉浩介：頭部 X 線規格写真による硬組織と軟組織とについての計測学的研究．日本人青年の正常咬合および Angle Class Ⅰ のものについて．日矯歯誌 28：263-273, 1969
3) Tweed CH：The Frankfort Mandibular incisor angle（FMIA）in orthodontic diagnosis, treatment planning and prognosis. Angle Orthod 24：121-169, 1954

B　眼瞼の美容外科

1　日本人の形態的特徴と美容外科手術

東洋人では眼裂幅と内眼角距離は，ほぼ等しいのがよいとされている．西洋人（Caucasian）では内眼角間距離が狭く，眼裂幅が大きい．見かけの内眼角間距離は，東洋人においては蒙古襞（mongolian fold）のためにより広くなって見える．そのため眼裂幅を広く見せるための内眼角形成術が行われる．また，眼裂の傾斜は東洋人では外眼角が内眼角より高く，西洋人ではその傾斜は水平に近い．上眼瞼瞼縁には重瞼（double eyelid fold，いわゆるふたえまぶた）といわれる皮膚の皺襞がある場合と，皺襞のない一重瞼とがある．一重瞼にも，完全な一重瞼と重瞼でありながら重瞼線が瞼縁を越えて下垂しているために，一重瞼に見える場合とがある．

白人（Caucasian）の多くは完全な重瞼である．東洋人では上眼瞼部の眼窩脂肪織が瞼板の前面に下がっていることが多く，また瞼板前脂肪織も多いことから眼瞼が分厚い印象を作っているのが特徴である．これらに対して，重瞼術や上眼瞼脂肪の切除術が行われる．

一方，下眼瞼には涙袋と呼ばれる眼輪筋の肥厚による隆起があり，これを若さと可愛さの象徴として好むことがあり，涙袋形成が行われる．

2　加齢による変形

加齢により皮膚が弛緩し，上眼瞼では重瞼線の本数が増えて乱れる．緩んだ眼瞼皮膚が上眼瞼瞼縁を越えて垂れ下がってくることで視野を遮るようになる．それにつれ重瞼幅は狭くなって，外見上一重瞼となる．この状態を皮膚性の眼瞼下垂症と呼ぶ．通常，この皮膚のたるみは外側から顕著になってくる．

また，加齢により眼瞼下垂が生じる．眼瞼下垂症では，眼瞼が視野を遮り見にくくなるので，眉毛を引き上げるようになる．眉毛を挙上すると前額に横皺が増えてますます加齢して見えるうえに，疲労感や頭痛などの愁訴が生じてくる．この

ような状態を老人性の眼瞼下垂と総称する．また上眼瞼では，眼窩脂肪組織の萎縮により眼瞼が陥凹する(sunken eye)．

下眼瞼では，加齢性の変化により下眼瞼が半円形に膨隆し，その下縁に深い溝を形成する袋状眼瞼症(baggy eyelid)が生じる．これは眼窩隔膜の弛緩と眼球を支えている支帯の弛緩とにより，眼窩脂肪の逸出が生じることによる．同じように皮膚の弛緩により外眼角部に「カラスの足あと(crow's feet)」と呼ぶ大きなしわや細かなちりめんじわが目立つようになる．さらに加齢が進むと下眼瞼は外反を呈するようになる．

3 美容外科的眼瞼の手術

A 重瞼術

重瞼線は，挙筋腱膜の一部が眼窩隔膜・眼輪筋を貫いて皮膚に付着していることでできる(図8-7)．一重瞼の人ではこの付着がないので，これと同様の線維性の癒着を手術で形成することで二重瞼にすることができる．重瞼の型は大別して平行型と末広型に分けられる．東洋人では末広型が多い．

手術により作る重瞼線の形と幅は患者の希望を聞きながら，的確なアドバイスを交えて決める必要がある．幅の広い平行型の重瞼は，目が大きく派手な印象になるが不自然さを伴う．広く作った重瞼線を後から細く変えることは可能だが難しい．東洋人では重瞼幅は6～8mm程度がよいとされている．

手術は局所麻酔下に行われ，切開法と非切開法(いわゆる埋没法)とがある．切開法では重瞼予定線に沿って上眼瞼皮膚を切開し，皮膚と瞼板の間に線維性の癒着を形成させる．切開法は，瘢痕が残るが重瞼線の消失が少なく確実である．十分な止血を行うことと脂肪を取り過ぎないことが重要である．取り過ぎると上眼瞼陥凹症となり，老けた印象が強くなる．

非切開法(埋没法)は重瞼予定線に沿って3～4か所の浅い小切開を置き，皮膚と瞼板を縫着する．瞼板の結膜側から糸を通し，全く皮膚切開を要さない方法もある．非切開法は手技が簡単で瘢痕も残らないが，重瞼線の消失が起こりやすい．

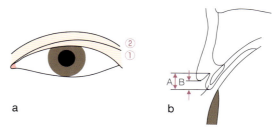

図8-7 重瞼線(上眼瞼溝)の型
a：末広型(①)と平行型(②)
b：二重瞼における実際の重瞼幅(A)と見かけ上の重瞼幅(B)

〔谷野隆三郎：美容外科各論顔の各部．鬼塚卓彌(監修)：標準形成外科学(第4版)．pp288-297，医学書院，2000より改変〕

一般的には非切開法を優先し，眼瞼の厚ぼったい症例で眼窩脂肪減量を要する症例や，弛緩した余剰皮膚の切除を要する症例，埋没法で行った重瞼線が外れた症例などには切開法を用いる．

B 内眼角形成術

東洋人に多い蒙古襞は，その程度が重いと内眼角部の眼裂が隠され小さく見え，眼窩離開症のように見える．また蒙古襞によって重瞼線も末広型となって，平行型になりにくい．これを切除したりZ形成術，ダブルZ形成術などで形成することにより，眼裂が大きくなり明るい印象の目になる．いわゆる目頭切開と呼ばれている手術であるが，内眼角自体を切開するものではない．

C 外眼角形成術

内眼角形成術と異なり，外眼角形成術は実際に外眼角を切開して眼裂を大きくする．しかし外眼角は骨性の眼窩外側縁との距離が非常に近く，切開による延長量は1～2mmである．

D 上眼瞼除皺術(図8-8)

上眼瞼のたるんだ皮膚を重瞼線上で切開し，眼輪筋の一部を含めて切除する．同時に切開式重瞼術を行い，重瞼幅を調整する．眉毛下で皮膚切除を行う眉毛下除皺術もあり，こちらのほうが術後の腫脹も少なく，最近は多く行われている．

E 下眼瞼除皺術

睫毛下1～2mmのラインで下眼瞼を切開し，外眼角より外方はしわに沿って外下方へ切開線を

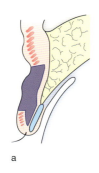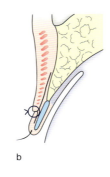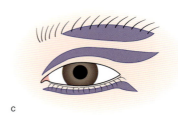

図 8-8 眼瞼除皺術
a：上眼瞼除皺術における切除範囲
b：上眼瞼除皺術後の眼瞼
c：眼瞼除皺術における上下眼瞼の皮膚切除部位
〔谷野隆三郎：美容外科各論顔の各部．鬼塚卓彌（監修）：標準形成外科学（第4版），pp288-297，医学書院，2000 より改変〕

延長する．弛緩した皮膚を切除することで，細かいしわが消える．皮膚を取り過ぎると眼瞼外反が生じるので注意を要する．

F 眼瞼下垂症手術

近年よく知られるようになって，多くの施設では手術件数が激増している．患者の視機能を改善するための機能的な手術であるが，眼瞼・眼裂の加齢による形態変化が改善され，前額のしわもなくなるため，結果として大いに若返る．患者にとっては美容的な効果も大きい手術である．

腱膜性眼瞼下垂に対しては，眼瞼挙筋の前転法と呼ばれる挙筋の短縮再縫着術を行う．これにより挙筋機能が回復し，開瞼が改善する．この手術は開瞼が楽になり普段から瞼裂が大きくなるが，その分閉瞼しにくくなるため兎眼を作らないよう注意が必要である．

C 鼻の美容外科

鼻は顔の中心に位置しているため，その形態（外鼻）は顔貌に大きな影響を与える．「形の良い外鼻」という標準形は存在せず，外鼻は形の良し悪しより，顔面全体でどういうバランスで存在するのかが重要である．また，整鼻術を希望する患者，特に男性は，精神的な問題を有していることが非常に多く，外鼻の治療には注意を要する．

1 外鼻の解剖

鼻の立体的構造は，骨・軟骨が基礎構造として土台をなしており，支持組織（靱帯，結合組織）が，骨-軟骨，軟骨-骨を連結している．この土台が皮膚，軟部組織で被覆されており，外鼻という3次元構造を形成している（図 8-9, 10）．

2 外鼻の治療

A 隆鼻術

鼻根部を中心に，鼻背の高さ/幅の比を変えて顔全体との調和を得る施術が隆鼻術である．移植材料としては，自家組織である頭蓋骨や腸骨，肋軟骨，大腿筋膜などが挙げられ，人工材料としては，シリコン，ゴアテックスなどがある．

近年では，培養技術を用いた軟骨細胞や脂肪細胞が用いられているが，簡便性や侵襲性などの理由から，大多数が鼻背部にヒアルロン酸による注入（フィラー）を行っている（図 8-11）．

B 整鼻術

鼻尖の形状や鼻翼幅を変える，すなわち鼻尖部を中心とした施術が整鼻術である．整鼻において，通常フィラーは行わない．鼻尖部にフィラーを行うと血流障害により皮膚壊死を引き起こす．

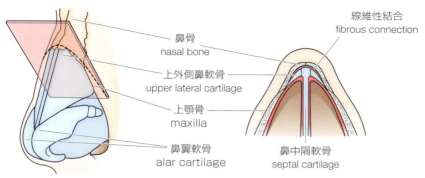

図 8-9　外鼻の 3 次元構造
（広比利次：美容外科手術手技—鼻形成術．克誠堂出版．p8，2012 より）

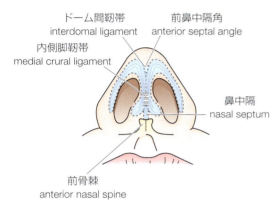

図 8-10　鼻翼軟骨の構造
（広比利次：美容外科手術手技—鼻形成術．克誠堂出版．p9，2012 より）

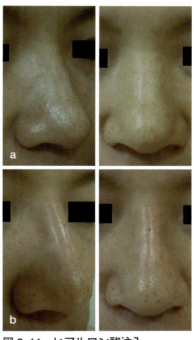

図 8-11　ヒアルロン酸注入
a：施術前（斜面，正面）
b：施術直後（斜面，正面）

1 ● 鼻尖形成術

鼻尖幅の縮小を目的とし，いわゆる団子鼻に対して，鼻翼軟骨形成や耳介軟骨移植が一般に行われる（図 8-12，13）．

2 ● 鼻翼縮小術

鼻翼幅が広く鼻翼の形態が丸く張り出している，いわゆる獅子鼻に対して，鼻翼基部を皮膚・鼻翼軟骨を一塊として切除し縫縮することにより，外鼻孔の幅が小さくなる手術である．手術は極めて単純であるが，わずかな皮膚・鼻翼軟骨の切除により，外鼻孔の形状も変わるだけでなく，呼吸の妨げにもなる．よって，鼻腔抵抗の約 80％は外鼻の形態に依存するため，不用意な鼻翼縮小術は避けるべきである．

3 ● 鼻背形成（骨切り）術

斜鼻，広鼻，わし鼻（ハンプ修正）に対して，骨切り術が適応となる（図 8-14）．

D 口唇の美容外科

口唇は人種間だけでなく，個体間でも形態に差がある．治療は形態的に口唇を厚くするか，薄くするかの 2 つに大別されるが，近年，俗にいう「ア

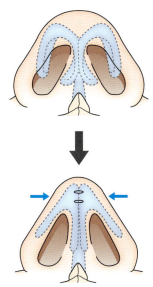

図 8-12　鼻尖形成術
左右の鼻翼軟骨を引き寄せる．
(広比利次：美容外科手術手技―鼻形成術．克誠堂出版，p98，2012より)

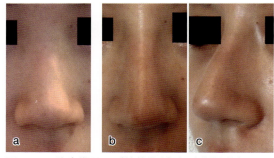

図 8-13　隆鼻術および整美術（鼻尖形成術）施行
a：施術前
b，c：施術後（正面，斜面）

ヒル唇」を希望する若者も多い．口唇は加齢とともに変化し，可動性があるため静止時と運動時では，形態が異なることを理解しておかなければならない．

口唇の形態は，意志の強さや品性まで表すため，人相に大きく影響する．よって，治療を受ける側にも周知させることが肝要である．例えば，外傷により腫れ上がった口唇をイメージすると容易に理解できるだろう．

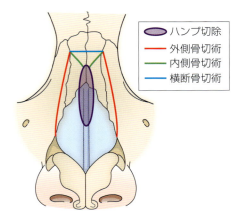

図 8-14　さまざまな骨切術ライン
(広比利次：美容外科手術手技―鼻形成術．克誠堂出版，p158，2012より)

1 口唇の解剖

口唇は白唇部と赤唇部に分けられ，外表から皮膚，皮下組織，筋肉（口輪筋），粘膜下組織，粘膜から構成される．また，腺組織をもつ赤唇粘膜を wet mucosa，それをもたない赤唇粘膜を dry vermilion という．皮膚と粘膜の間に存在する口輪筋は，それらと強固に付着しているため，しわを生じにくい（詳細は先天異常の項目を参照➡93頁）

2 口唇の治療

A 口唇を薄くする場合

wet mucosa 側で粘膜および口輪筋の一部を切除し縫縮する．薄い口唇は理知的であるが，性格が冷たく，老けた印象を与える．

B 口唇を厚くする場合

脂肪移植による手術などもあるが，ヒアルロン酸を用いたフィラーが大多数である．「アヒル唇」を希望される場合は，ヒアルロン酸を赤唇部の両外側部に多く注入することになる．肉感的，若々しい印象を与えるが，上品さに欠けた印象を与える（図 8-15）．

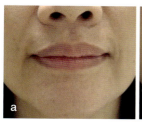 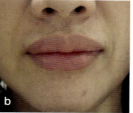

図 8-15 口唇に対するフィラー(ヒアルロン酸注入)
a：施術前，b：施術後

C いわゆるガミースマイルの治療

上顎骨の短縮術や上唇挙筋群の切除が行われる（図 8-16）．

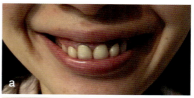
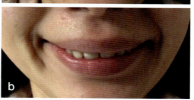

図 8-16 ガミースマイル
a：笑うと上顎歯肉が露出する．
b：施術後は上顎歯肉がみられない．

E 耳介の美容外科

耳介の変形は，耳輪の変形が最も目立ちやすく，形状やサイズによって40種類以上に分類される．わが国では，小耳症や埋没耳などを除く耳介の変形は少なく，美容外科で取り扱う耳介の変形の多くは，たち耳である．日本では，たち耳はほとんど気にされないが，欧米ではコミカルな醜形として，いじめの対象となり，耳介を寝かせる手術が極めて盛んに行われる．女優やモデルのたち耳は，テレビや雑誌で散見される．日本でも医療のグローバル化に伴い，耳の手術も増加するかもしれない（詳細は先天異常の項目を参照→89頁）．

●参考文献
1) 広比利次：美容外科手術手技—鼻形成術．克誠堂出版，2012
2) Jin HR：Aesthetic Plastic Surgery of the East Asian Face. Thieme, Stuttgart, 2016

軀幹，四肢の美容外科

A 乳房の美容外科

乳房は女性の象徴であるとともに「女性美」に欠かせない造形である．女性にとって乳房形態の美醜は，自己の美意識や女性性など心理面に大きな影響を及ぼす．美容外科で扱う乳房の治療には，**豊胸術，乳房吊り上げ術，乳房縮小術，陥没乳頭手術，女性化乳房の手術**，および性同一性障害（GID）に対する手術などがある．

1 発生・成長と解剖

A 乳腺の発生と成長

乳腺は外胚葉性起源であり，発生学的には胎生4週目に**乳腺堤**（mammary line, milk line）として出現する．乳腺堤の肥厚した表皮は下層に侵入して乳腺の原基となる乳腺芽（mammary bud）となり，胎生末までに乳管（lactiferous duct）が発生する．乳腺堤は腋窩から鼠径部にかけて存在するが，ヒトでは前胸部の一対のみが発達し，それ以外は消滅する．乳腺堤が残存した場合は**副乳**

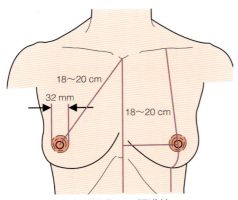

図 8-17　成人女性乳房の標準値

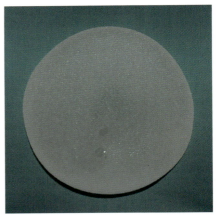

図 8-18　乳房用シリコンインプラント
テクスチャード・ラウンドタイプ

(accessory mamma)となる．副乳は乳腺堤に沿うどの場所にも発生しうるが，最もしばしば腋窩に認められる(腋窩乳房)．

女性では，思春期において卵巣から分泌されるエストロゲン作用により，乳房が発達して盛り上がり，円錐または半球の形で大きくなる．乳腺は性ホルモンの影響を受けて増殖と退縮をきたす．

B 乳房の解剖

下垂のない成人女性の乳房は前胸壁上，第 2～6 肋骨の間，そして胸骨傍から前腋窩線の範囲に存在する．乳頭は直径 1 cm 程度の突起で，15～20 本の乳管が開口している．わが国の若い成人女性では，乳頭は第 4 肋骨の高さに位置している．乳輪は直径 32 mm 前後の色素沈着の強い円形で，アポクリン汗腺である**モントゴメリー腺**(areolar gland of Montgomery)が 10 個程度，開口する．乳頭には多くの平滑筋束が存在し，乳頭や乳輪への機械的刺激により平滑筋の収縮をきたし，乳頭の勃起を起こす(図 8-17)．

乳腺は浅筋膜の浅葉と深葉の間に囲まれ，**クーパー靭帯**(Cooper's suspensory ligament)と呼ばれる靭帯で，周囲の皮膚や筋膜と緩やかに固定されている．

2 美容外科手術

A 豊胸術
augmentation mammaplasty

豊胸術は人工物や自家組織を用いて乳房を大きくする手術である．

1 歴史

古くから豊胸術を目的に人工物の挿入や注入が行われてきた．わが国では1950，60 年代にパラフィン系物質(オルガノーゲン，ワセリン)の注入，70 年代にはシリコン液の注入が行われてきた．しかし，これらは術後に異物反応をきたし，**肉芽腫**形成や変形，注入物の移動など，悲惨な後遺症を生じる結果となった．注入剤の血管内注入による致死性肺水腫の報告もある．

1960 年代にシリコン液をシリコン製バッグに包んだシリコンゲルインプラントが開発された．以降，これを用いた豊胸術が世界的にも広く行われてきたが，内容液の漏出やバッグの破損，自己免疫疾患誘発などの問題が生じ，1990 年代に英国を除き世界的に使用禁止となった．その後，米国では生食バッグが使用されていたが，2006 年 11 月に一部の乳房再建用および豊胸術用シリコンゲルインプラントが認可された．わが国では2012年に薬事承認され，関連学会がガイドラインを作成して使用要件を守ることを条件に，承認材料の使用が可能となった．

2 乳房インプラント

乳房用シリコンインプラントには，内容物の種類により生食バッグとシリコンゲルインプラントの 2 種類がある．また，表面が平滑なスムースタイプとざらざらしたテクスチャードタイプがあ

る．形状は円形のラウンドタイプのほかに乳房下方部分を肉厚にした涙滴状（アナトミカルタイプ）のものがある．

内容のシリコンゲルは従来，液状であったが，近年バッグが破損しても内容物が漏出しにくい固形に近いもの（コヒーシブタイプ）が市販されている（図8-18）．

3 ● 注入剤による豊胸術

注入剤による豊胸術後の合併症は現在でも発生している．近年では，非吸収性物質のポリアクリルアミドハイドロジェル注入による合併症が代表で，患者は硬結，疼痛，発熱を訴える．非吸収性注入剤の軟部組織への注入は，行うべきでない．吸収性注入剤であるヒアルロン酸注入による豊胸術も行われている．これは非吸収異物に比べ安全性は高いといえるが，治療効果は一時的に過ぎない．また，硬結，感染，移動，変形といった合併症も報告されている．

4 ● 脂肪注入による豊胸術

自家脂肪組織注入による豊胸術も行われている．しかし，注入量が増えると移植脂肪の大半が壊死に陥り吸収されてしまうだけでなく，石灰化や線維化をきたして後遺症が生じる可能性がある．これに対して近年，再生医療技術を応用した脂肪移植が行われるようになった．**間葉系幹細胞**を含む**脂肪前駆細胞**群を吸引脂肪とともに注入すると生着率が高くなると報告されている．

5 ● シリコンインプラントによる豊胸術の実際

インプラントを埋入する部位は乳腺と大胸筋の間の乳腺下層，あるいは大胸筋の下層に入れる2種類がある（図8-19）．インプラントを挿入するための皮膚切開には，腋窩，乳輪周囲，乳房下溝の3種類がある．乳房下溝からのアプローチでは，手術創が直視下に観察でき手術が容易であるが，左右の乳房下に3～5 cm程度の瘢痕を残す．腋窩切開では瘢痕が目立たない．しかし，手術部位までの距離が遠く，挿入時に抵抗のあるテクスチャードタイプや硬いアナトミカルタイプのインプラント挿入には適さない．

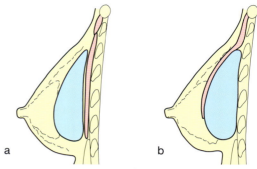

図8-19　シリコンインプラントを挿入する部位
a：乳腺下，b：大胸筋下
〔Maxwell GP, et al：Breast Augmentation. In Mathes SJ（ed）：Plastic Surgery Vol.6（2nd ed），pp1-46, Saunders, Philadelphia, 2006 より〕

6 ● 術後合併症

豊胸術に伴う外科合併症としては血腫，漿液腫，創感染，乳房の知覚異常がある．インプラントに由来する合併症にはインプラントの位置異常，リップリング（波打ち変形），バッグの収縮（生食バッグ），破損（シリコンゲル），**被膜拘縮（capsular contracture）**がある．

被膜拘縮は頻度が高く長期的にも問題となる合併症である．挿入したインプラントの周囲には異物反応としての線維性の被膜が形成される．その被膜形成が高度になると被膜は厚くなり，異物を囲んで球形を呈するようになる．発生頻度の報告は5～25％と幅がある．インプラントは乳腺下よりも大胸筋下に挿入したほうが拘縮をきたしにくい．また，スムーズタイプに比べ，テクスチャードタイプのインプラントは被膜拘縮の発生率を減少する．

B 乳房吊り上げ術
mastopexy

乳房固定術ともいう．乳輪乳頭または乳房の下垂に対して，ボリュームを減少させることなく挙上させる手術である．ボリュームの減少を伴う場合は乳房縮小術と呼び，次項で述べる．

1 ● 乳房下垂の分類

下垂の程度は**乳房下溝（inframammary crease）**を基準として決められている．乳頭が乳房下溝よりも上方にあれば下垂とはいわない．乳頭が乳房下溝よりも上方にあるが，乳腺は乳房下溝より下

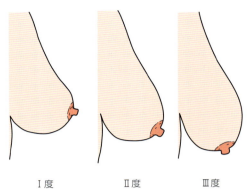

図 8-20 Regnault の分類
〔Maxwell GP, et al：Breast Augmentation. *In* Mathes SJ (ed)：Plastic Surgery Vol.6(2nd ed), pp1-46, Saunders, Philadelphia, 2006 より〕

方にあるものは，偽下垂（pseudoptosis）と呼ぶ．Regnault は下垂の程度を 3 つに分類した．

Ⅰ度は軽度の下垂．乳頭位置が乳房下溝から乳房下溝より 1 cm 下方までの状態を示す．Ⅱ度は中等度の下垂．乳頭が乳房下溝よりも 1～3 cm 下方にあるが，乳頭は乳房下縁よりも上に位置する．Ⅲ度は高度な下垂．乳頭が乳房下溝より 3 cm より下方にある．あるいは乳頭が乳房下縁より下にある（図 8-20）．

2 ● 手術法

乳房吊り上げ術は皮膚切開の部位により，乳輪周囲法（periareolar technique），垂直法（vertical or short scar），逆 T 字法（inverted T）の 3 種類に分けられる．

乳輪周囲切開法は最も手術瘢痕が目立たない手術法である．軽度から中等度の下垂症例に適応となる．

3 ● 合併症

乳頭壊死，目立つ瘢痕，皮弁壊死，乳頭の位置異常および知覚異常がある．

C 乳房縮小術
reduction mammaplasty

乳房肥大に対して乳房のボリュームを減少させることにより，乳房の形態を整えるとともに，乳房肥大に伴う症状を改善させることを目的とした手術である．乳房肥大の症状には間擦疹，肩こり，背中や頚部の痛みがある．肥大の程度は軽度，中等度，重度，巨大に分けられる．乳房肥大の多くは乳房下垂を合併するため，手術では減量とともに乳房吊り上げ操作も一緒に行う．

1 ● 手術法

手術方法には従来から行われているワイズパターン法（Wise-pattern technique）と手術瘢痕をより短くした short scar technique の 2 種類がある（図 8-21）．

前者では鍵穴型の皮膚切開を行い，乳腺脂肪組織を切除する．通常，乳輪乳頭複合体は有茎皮弁として移動する．術後，乳輪の下に逆 T 字の手術瘢痕が生じる．この方法では乳頭位置と皮膚（skin brassiere 形成）の調節が容易で，安定した結果が得られるため，標準的な手術として広く行われてきた．皮弁茎部の位置によりさまざまな術式が報告されている．水平両茎弁（Strombeck），上外側茎（Skoog），垂直両茎弁（McKissock），上茎弁（Pitanguy），下茎弁法（Courtiss, Goldwyn）が代表である．乳輪乳頭を遊離で移植する場合もある．short scar technique には垂直法（vertical mammaplasty），L 字瘢痕法（L-shaped scar

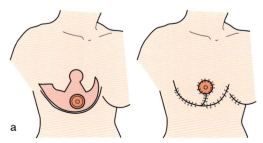
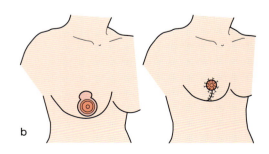

図 8-21 乳房縮小術
a：Wise-pattern 乳房縮小術，**b**：short scar 乳房縮小術

reduction），水平瘢痕法（horizontal scar reduction），乳輪周囲法（periareolar reduction）がある．

2 ● 合併症

乳房吊り上げ術の場合と同じであるが，組織切除量が多い分，乳頭壊死など血流障害に由来する合併症の出現頻度が高くなる．

D 陥没乳頭
inverted nipple

陥没乳頭は乳頭先端が周囲の乳輪と同じ高さ，あるいは陥凹している状態である．乳管および乳管周囲組織の索状の短縮が原因であり，**授乳困難や乳腺炎**を引き起こす．程度は用手的に整復可能な軽度のものから，搾乳吸引器で整復可能な中等度，吸引器での整復が困難または強い疼痛を伴う高度のものまである．治療には保存的治療と手術がある．前者には，マッサージと吸引療法，乳頭支持ピアスがある．

手術では，乳頭の縦切開により直視下に，または乳頭基部からのアプローチで短縮した乳管束の延長を行う．再陥没を予防する目的で，乳頭基部の周径を Z 形術術により狭くする，あるいは真皮弁で吊り上げる方法が併用されている．若年者の場合，授乳機能を温存する必要があるため索状拘縮の解除が不十分となり，重症例では再発をきたしやすい．術後合併症には乳頭壊死がある．

● 参考文献
1）佐藤達夫：乳腺の解剖．坂元吾偉，他（監修）：乳腺疾患の臨床．pp7-16，金原出版，2006
2）吉村浩太郎：脂肪移植の新展開．現代医療 36：112-117，2004
3）大慈弥裕之，他：乳房再建における逆 T 字型法での乳房縮小術．PEPARS 99：177-182，2015
4）Maxwell GP, et al：Breast augmentation. *In* Mathes SJ（ed）：Plastic Surgery Vol.6（2nd ed）. pp1-46, Saunders, Philadelphia, 2006
5）Grotting JC, et al：Mastopexy. *In* Mathes SJ（ed）：Plastic Surgery Vol.6（2nd ed）. pp47-86, Saunders, Philadelphia, 2006
6）Jones G：Breast reduction. *In* Mathes SJ（ed）：Plastic Surgery Vol.6（2nd ed）. pp539-584, Saunders, Philadelphia, 2006

B 臍の美容外科

臍ヘルニアは生後 2 歳ごろまでに，ほとんどが自然治癒するが，余剰な皮膚が出っ張り臍突出（でべそ）として残ることがある．多くは突出した皮膚の下に腹膜や腹膜前脂肪の脱出がみられる．機能的には問題ないが時に美容的な問題となる．小児や痩せている人では腹部の脂肪が少なく，臍部の突出がよけいに目立つが，周囲に脂肪がついてくると臍は埋まり込むような状態になり，軽度の突出であれば目立たなくなる．

手術は，脱出している腹膜や脂肪組織を腹腔内に戻し，余剰な皮膚や瘢痕組織を切除する．臍窩の形成では自然な陥凹を作るため，皮弁のデザインが工夫される．

C 軀幹などの脂肪過多

肥満とは病的な状態でなく，脂肪が過剰に蓄積した状態を表している．一方，肥満症とは病的な状態，すなわち肥満に起因ないし関連する健康障害を合併するか，その合併が予測される場合で医学的に減量を必要とする病態である．

肥満の程度は，BMI（body mass index）＝体重（kg）÷身長（m）÷身長（m）で判定される．BMI が 18.5＜を低体重，18.5≦～＜25 を普通体重，25≧を肥満（1～4 度）としている．

1 手術の適応

脂肪組織の沈着する程度と部位，皮膚のたるみと体幹の筋肉が体形を規定している．下腹部と側腹部に脂肪組織が沈着しやすい．たいこ腹（round type）とたるみ腹（flaccid type）とたれ腹（pendulous type）によく分類される．たいこ腹は丸く突出した腹であり，肥満症を第 1 に考えるべきである．たるみ腹は主に皮下脂肪が蓄積されたものである．たれ腹はさらにカーテン状にたれ下がったもので高齢者に多い．

殿部，大腿，上腕も皮下脂肪の沈着しやすい部位である．減量手術後や相当量の体重減少によるたれ腹や四肢のたるみの症例も多くなり，これら

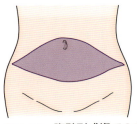
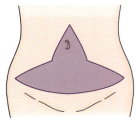
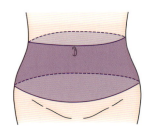

図 8-22　腹壁形成術での皮膚切除のデザイン
余剰皮膚の状態にあわせて腹部の切開線をデザインする．背部まで全周性に切除を行う場合もある．

は手術のよい適応となる．

2 手術法

　手術はいずれも部分的な痩身であり，体重減少を目的とするものではない．余剰な皮膚と皮下脂肪を切除する方法を皮膚脂肪切除術（dermolipectomy）という．腹部では皮下脂肪量の程度や皮膚弛緩が水平方向のみか水平，垂直の両方向かなどによって皮膚切除のデザインを考慮する（図 8-22）．

　これに対し，小さな皮膚切開口から皮下脂肪を吸引する方法を脂肪吸引術（liposuction）という．これらは body contouring surgery と呼ばれている．他にはレーザーなどの機器を用いてボディラインを改善させるものや，炭酸ガス注入療法，薬剤を脂肪組織内に直接注入するメソセラピー（mesotherapy）などがある．

● 参考文献
1) Aston SJ, et al：Aesthetic plastic Surgery. pp729-846, Saunders Elseivier, Philadelphia, 2009
2) Rohrich RJ, et al：Is liposuction safe? Plast Reconstr Surg 104：819-822, 1999

D　腋臭症・多汗症

1 腋臭症

　汗腺にはエクリン汗腺とアポクリン汗腺の2種類がある．前者は全身皮膚に分布し，皮表に直接開口しているが，後者は腋窩，乳輪，陰部などの特定部位にのみ分布し，毛包内に開口している．

　腋臭は，アポクリン汗腺が発達する思春期以降にみられる．アポクリン汗腺から分泌されたものはほとんど無臭といわれているが，皮膚に存在する常在菌により低級脂肪酸，揮発性硫黄化合物，揮発性ステロイド類などに分解され体臭となる．腋臭が著しい場合，腋臭症と診断する．湿潤性の軟らかい耳垢の人に腋臭症の合併が多いといわれており，16番染色体にある ABCC11 遺伝子の変異が湿性耳垢と関連する．

　治療としては，非手術療法と手術療法がある．非手術療法では制汗剤・防臭剤の使用，抗コリン薬・精神安定薬の内服，イオントフォレーシス，脱毛，ボツリヌス菌毒素の注射などがある．手術では皮膚切除法，掻爬法，吸引法，超音波法，剪除法などがある．

2 多汗症

　汗は外分泌液であり体温調節，湿度保持機能をはじめ人体にとって重要な働きをしている．エクリン汗腺の機能亢進により体温調節に必要な量を超えて発汗があり，日常生活や仕事に障害がある状態を多汗症という．頭部・顔面，手掌，足底，腋窩に温熱や精神的負荷の有無に関わらず大量の発汗を生じる状態を原発性局所多汗症という．

　治療は，塩化アルミニウムの単純あるいは密封療法（occlusive dressing technique：ODT）外用，イオントフォレーシス，ボツリヌス菌毒素の注射がある．胸腔鏡下胸部交感神経遮断術は，可逆的な治療を行っても治療に難渋し，かつ十分な説明のもと患者本人の強い希望がある手掌多汗症に限って行われる．

● 参考文献
1) 細川 亙，他：腋臭症・多汗症治療実践マニュアル．全日本病院出版会，2012
2) 日本形成外科学会，他（編）：形成外科診療ガイドライン7　体幹・四肢疾患．金原出版，2015

3) 藤本智子, 他：原発性局所多汗症診療ガイドライン 2015年改訂版. 日皮会誌 125, 1379-1400, 2015

E 多毛症・無毛症

1 多毛症

女性の顔面や軀幹にアンドロゲン依存性の体毛が過剰に発生したものをいう．生殖年齢女性の約5〜10％にみられる．診断にはFerriman-Gallwey hirsutism scoring systemの多毛スコアが用いられる．口唇周囲・顎・胸・背・腹・殿部・陰毛・上腕・大腿の9か所の発生部位ごとにスコアをつけ，合計8点以上を多毛症と診断する．15点以上の場合には特に器質的な多毛症を疑い，テストステロン測定などを行う．多くの女性の悩みの対象となる前腕と下腿部の硬毛に関しては，アンドロゲン依存性が弱いため，多毛スコアでは評価の対象外となっている．

多毛症の70％以上は多嚢胞性卵巣症候群である．その他副腎過形成，アンドロゲン産生腫瘍，Cushing（クッシング）症候群，高プロラクチン血症，薬剤性，原因不明多毛などがみられる．器質的疾患では原疾患の治療を優先する．

治療では，経口避妊薬や抗アンドロゲン薬，インスリン抵抗性改善薬，発毛抑制軟膏などが試みられている．美容的な治療として剃毛やクリームよる除毛がある．医学的脱毛治療には，電気融解によるものやレーザー機器を使用した方法がある．

2 無毛症

先天性脱毛症として無毛症，乏毛症と他の先天異常を伴うものがある．先天性無毛症の1つである先天性汎発性脱毛症は，頭髪の脱落後，毛の再生をみない．先天性乏毛症では頭髪は細く縮れており，壊れやすく長い毛とならない．有効な治療法はまだない．

●参考文献
1) Ferriman D, et al：Clinical assessment of body hair growth in women. J Clin Endocrinol Metab 21：1440-1447, 1961
2) 沖 利通：【ホルモン療法実践マニュアル】生殖内分泌分野 多毛症. 産科と婦人科 80(Suppl)：253-260, 2013
3) 玉置邦彦（総編）：最新皮膚科学大系 第17巻. 付属器・口腔粘膜の疾患, 中山書店, 2002

F 禿髪

毛髪は成長期，退行期，休止期からなる毛周期を繰り返している．ヒトの頭髪が発育成長する成長期が2〜6年，成長が停止する退行期が2〜3週間，毛が脱落する休止期が3〜4か月といわれている．1日に50〜100本程度の頭髪が抜けるのは生理的範囲内と考えられるが，これ以上の毛が抜け，毛が少なくなった状態を脱毛症という．原因は多岐にわたるが，代表的なものに円形脱毛症と男性型脱毛症がある．

1 円形脱毛症

毛髪組織に対する自己免疫疾患で，病理学的には毛包周囲に密なリンパ球浸潤がみられる．約半数の症例でアトピー素因を伴う．軽症例では塩化カルプロニウム液，ステロイドの外用や局所注射，抗アレルギー薬の内服などを組み合わせて行う．重症例ではステロイドパルス療法，感作物質を用いた局所免疫療法を行う．ステロイド全身投与やPUVA療法も行われるが，小児（15歳以下）には適応しない．

2 男性型脱毛症

男性型脱毛症とは，思春期以降に始まり徐々に進行する脱毛症である．前頭部から頭頂部を主体に軟毛化現象を起こし，パターン化した脱毛がみられる．テストステロンはII型5α-還元酵素の働きにより，さらに活性が強いジヒドロテストステロン（DHT）に変換され受容体に結合する．髭では成長期が延長するが，前頭部や頭頂部では成長期が短縮する．このため男性型脱毛症となる．

治療は，フィナステリドおよびデュタステリドの内服，ミノキシジルの外用などが有効である．近年，LEDおよび低出力レーザーなども推奨されている．

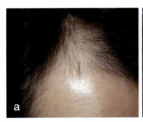
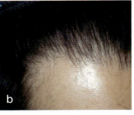

図 8-23　FUT による生え際の植毛
a：術前，b：術後 1 年

手術では，主に自毛植毛術が行われる．禿髪部の切除では単純切除法と，数回に分けて切除縫合を繰り返す分割切除法が行われる．また，ティッシュエキスパンダー法もある．皮弁法には有茎皮弁法や血管柄付遊離頭皮皮弁法がある．前者は比較的簡単に行えるが，移動により毛流が逆になる問題がある．

自毛植毛術の方法には FUT（follicular unit transplantation，図 8-23）などがある．これは毛包を単位として移植するのが特徴であり，毛流の再現性がよい．また，生え際などには 1 本毛さらに上方には 2 本毛や 3 本毛を植えるなどの工夫をして自然な状態を形成することができるため，現在では外科的治療の主流となっている．近年，毛包を採取するロボットが開発されている．

● 参考文献
1) Bernstein RM, et al：Standardizing the classification and description of follicular unit transplantation and mini-micrografting techniques. Dermatol Surg 24：957-963, 1998
2) 眞鍋 求, 他：男性型および女性型脱毛症診療ガイドライン 2017 年版. 日皮会誌 127：2763-2777, 2017
3) 坪井良治, 他：日本皮膚科学会円形脱毛症診療ガイドライン 2017 年版. 日皮会誌 127：2741-2762, 2017
4) 乾 重樹：皮膚の異常　脱毛・多毛. 綜合臨牀 60（増刊）：911-914, 2011

和文索引

① 電話帳順配列とし，各項のなかは片仮名，平仮名，漢字の順とした．
② ——でつないだ言葉はそのすぐ上の見出し語につなぐものである．また——のあとに，（カンマ）をつけてつないだ言葉は逆引きである．
③ 頭がアルファベットではじまるものは欧文索引に配列し，ギリシャ文字・数字ではじまるものは欧文索引の冒頭に並べた．
④ 主要な説明および重要な語のある頁については太字で示した．

あ

アーチバー　136
アクロコルドン　168
アグリカン　46
アヒル唇　238
アペール症候群　84
アポクリン汗腺　244
アポクリン腺癌　172
あざ　70, 230
悪性黒子　171
悪性黒色腫　166, 168, **173**
悪性腫瘍　170
悪性神経鞘腫　173
悪性線維性組織球腫　173
悪性リンパ腫　170
足の再建　225
圧挫熱傷　144
圧迫固定　35
厚目分層植皮　33
網目状静脈瘤　182
鞍鼻変形　137

い

イオントフォレーシス　244
イタリア法造鼻術　3
インフォームドコンセント　8
インプラント　53, 106, **218**
医療倫理　10
異形成　66
異種移植　32
異種組織移植　48
異所性甲状腺　113
異所性蒙古斑　72
異物除去　131
移植の原則　31
移植部　33
遺伝カウンセリング　70
遺伝性女性化乳房症　116
一次一期再建　216
一次感染　187
一次口蓋　100
一次治癒　15, 128
一次的顎裂閉鎖　102
一次的創閉鎖　128, 142
一次二期再建　216
一次縫合　142
苺状血管腫　26, 77
一期手術，口蓋裂　98, 101
咽頭弓　67
咽頭嚢　112
咽頭弁形成術　103
陰圧閉鎖療法　142, 182, 190, **193**

陰茎形成術　221
陰茎再建　221
陰部の再建　219

う

ウェルナー症候群　201
齲蝕管理　105
薄目分層植皮　33
運動神経障害　197

え

エキスパンダー（組織拡張器）　53
エクリン汗腺　244
エクリン腺癌　172
エスマルヒ駆血帯　141
壊死性筋膜炎　188
壊死性軟部組織感染症　199
壊死組織除去　154
永久歯列期　106
腋臭症　244
円形脱毛症　245
炎症性疾患　186
遠隔皮弁　38
嚥下　100, 206

お

オルソパントモグラフィ　56, 135, 140
おとがい　68, 93
おとがい形成術　233
おとがい骨切り術　58
折れ耳　91
横顔面裂　85
横転皮弁　38, 39
太田母斑　72, 163
音声言語治療　110
音声言語評価　109

か

カーリング潰瘍　146
カサバッハメリット現象　75
カバーマーク　73
カフェオレ斑　74
カムアウト（表出）　12
カラーマッチ　35, 176
カリフラワー耳変形　133
ガス壊疽　189, 199
ガミースマイル　239
下咽頭癌　44
下咽頭頚部食道の再建　208
下顎角部骨切り術　58, 233
下顎後退症　58
下顎骨骨折　140
下顎骨の再建　43

下顎枝矢状分割骨切り術　58, 106
下顎前突症　58
下眼瞼外反　87
下眼瞼形成　211
下茎弁法　242
下口唇交叉皮弁法　99
下肢・上腕血圧比　192
下肢挙上下垂テスト　198
下肢静脈瘤　182
下肢切断術　200
下肢の再建　224
下腿の再建　225
化学熱傷　159
化学療法　165
化膿性汗腺炎　187
化膿性肉芽腫　168
化膿性リンパ管炎　199
加齢による変形　234
仮性包茎　117
仮性リンパ腫　169
介達骨折　140
介達皮弁　39
回転前進皮弁法　96
回転皮弁　39
海綿骨移植　46
海綿状血管腫　78
開口障害　138
開咬症　58
開放性損傷　142
　　——の治療　143
開放療法　188
外眼角形成術　233
外傷性刺青　131
外鼻
　　——の3次元構造　237
　　——の治療　236
外毛根鞘嚢腫　166
角化症　170
角質　166
顎間固定　136, 139, 140
顎顔面外科　55
顎骨切り術　57
顎骨弓　89
顎変形症　102
　　—— 手術　231
顎裂　99
顎裂部二次骨移植術　103
顎裂閉鎖　102
肩の再建　222
蟹足腫　177
汗管腫　167
汗腺癌　172
冠状縫合早期癒合　57

陥入爪　145
陥没乳頭　117, 239, 243
患者
　―― 心理　5
　―― とのコミュニケーション　10
　―― の義務　9
　―― の権利　8
間接熱量計　151
間葉系悪性腫瘍　173
間葉系幹細胞　241
間葉系腫瘍　164
嵌頓包茎　117
幹細胞　49, 194
感染症　186
感染予防　129
鉗子　20
関節突起部　140
関節リウマチ　201
環境・催奇形因子　67
環状切除術　117
含皮下血管網全層植皮　34
眼咽頭筋ジストロフィー　203
眼窩位置異常　57
眼窩隔離症　85
眼窩骨切り(移動)術　57
眼窩上壁骨折　137
眼窩内骨折　137
眼球運動障害　138
眼球陥凹　138
眼瞼
　―― の解剖　86
　―― の先天性疾患　87
　―― の発生　86
　―― の美容外科　234
眼瞼下垂　87, 202
　―― 手術　236
眼瞼外反症　89
眼瞼痙攣　205
眼瞼欠損　88
眼瞼腫瘍　170
眼瞼除皺術　236
眼瞼内反　88
眼瞼部の外傷　132
眼瞼縫合　86
眼部帯状疱疹　204
癌前駆症　170
顔面　81
　―― の知覚　133
　―― の熱傷瘢痕拘縮　156
　―― の発生　68
　―― の美容外科　231
顔面外傷　129
顔面肩甲上腕型筋ジストロフィー　203
顔面骨骨折　133, 136
顔面神経交差移植術　211
顔面神経の解剖　209
顔面神経不全麻痺　213
顔面神経麻痺　204, 208
顔面裂　55, 84

き

キューピット弓　93
きれいな傷跡　19

木村氏病　164, 170
気道確保　129
気道損傷　152
気道熱傷　152
奇形　66
基底細胞癌　166, **172**, 192
基底細胞上皮腫　172
基本縫合術　19
機械性眼瞼下垂　204
偽下垂　242
偽眼瞼下垂　204
切手状植皮　35
逆 T 字法　242
逆タイオーバー固定法　35
逆内眼角贅皮　88
急性期褥瘡　195
急性心不全　146
急性腎不全　146, 159
急性創傷　16, 126
急性膿皮症　187
巨指(趾)症　122
巨大色素性母斑　72
巨大びまん性神経線維症　74
共鳴腔　207
胸骨挙上法　114
胸壁再建　214
胸壁の先天異常　114
強皮症　201
頬骨骨切り術　233
頬骨骨折　138
頬部の外傷　132
矯正歯科的治療管理　104
凝固壊死　159
局所性血管内凝固障害　76
局所皮弁　24, 38
局所保護　153
筋移植　49
筋緊張性筋ジストロフィー　203
筋ジストロフィー　203
筋性斜頚　113
筋皮弁　37, 218
筋膜移行　51
筋膜移植　51, 211
筋膜上切除　154
筋膜ストリッパー　51
筋膜皮弁　37, 215
禁煙指導　181

く

クーパー靱帯　240
クモの巣状静脈瘤　182
クラニオフェイシャル・サージャリー　3, 55
クラニオマキシロフェイシャル・サージャリー　55
クリッペル・トレノネー症候群　80
クルーゾン症候群　84
クローバーリーフ頭蓋　81
クロウトゥ変形　198
グロームス腫瘍　169
区域皮弁　38
区画(コンパートメント)症候群　145
軀幹　114

　―― の美容外科　239
空気止血帯　141
空腸移植　45
屈筋腱の損傷部位分類(国際分類)　143

け

ケミカルピーリング　27
ケラチノサイト　171
ケラトアカントーマ　167
ケロイド　16, 168, 174, **177**
ケロイド性毛包炎　188
化粧品　230
外科的顎矯正　104
形成外科
　―― 治療の適応　6
　―― と形態学　3
　―― の概念　2
　―― の歴史　2
形成手術手技　19
形態異常　66
茎部　37
経皮的酸素分圧　**181**, 192, 198
頚洞　112
頚部　112
頚部食道癌　44
鶏眼　170
劇症型 A 群 β 溶血性連鎖球菌感染症　190
欠損部の処置　131
血圧(BP)　151
血液凝固異常　75
血管拡張　231
血管奇形　75
血管クリップ　29
血管脂肪腫　168
血管腫　75, 231
血管新生療法　193
血管性腫瘍　77
血管造影　164
血管透過性亢進　146
血管内焼灼術　183
血管内治療　181
血管内皮前駆細胞移植　63
血管肉腫　173
血管の修復　142
血管柄付遊離筋(肉)移植　43
　―― による動的機能再建　50
血管柄付遊離骨移植　43, 46
血管柄付遊離脂肪弁　48, 49
血管柄付遊離神経移植　51
血管柄付遊離組織　44
血管柄付遊離組織移植　41
血管柄付遊離薄筋皮弁移植術　27, 145
血管柄付遊離皮弁移植　41, 143, 193
血小板由来増殖因子　18
結核菌　192
結節性硬化症　74
結節性動脈周囲炎　191
結膜炎　204
腱の修復　142
腱膜性眼瞼下垂　202
瞼板　87
瞼裂狭小症候群　88
言語治療　107, 110

和文索引(け，こ，さ，し) ● 249

言語発達　109
限局性強皮症　201
限局性脂肪萎縮症　201
減張切開　153, 159

こ

コップ耳　91
コラーゲン　13, 46, 229
コラーゲンシート　61
個人情報保護　9
誤嚥　207
口蓋咽頭筋　100
口蓋化構音の訓練　111
口蓋形成術　101
口蓋床　101
口蓋の発生　69
口蓋帆挙筋　100
口蓋弁再後退法　103
口蓋裂　94, 99, 100, 104
口蓋裂言語検査(言語臨床用)　109
口蓋裂二次手術　103
口角下垂に対する再建　211
口角挙上　212
口角吊り上げ　211
口腔衛生指導　105
口腔内組織の動き　206
口腔内の外傷　132
口腔領域の再建　207
口唇
　── の解剖　93
　── の治療　238
　── の美容外科　237
口唇外鼻の発生　94
口唇部の外傷　132
口唇裂　93
口唇裂・口蓋裂患者の矯正歯科的治療管理
　　　　　　　　　　　　105
広背筋皮弁　37, 208
広鼻　235
甲状舌管囊胞　112
甲状腺の発生　112
交叉顔面神経移植　51
好酸球性肉芽腫　170
抗菌薬含有軟膏　154
抗菌薬の予防投与　131
肛門再建　220
拘縮の防止　143
後大腿皮弁　196, 219
後天性眼瞼下垂　202
後鼻孔狭窄症　85
神戸分類　199
咬合　104
咬創　127, 128
高圧注入損傷　144
高カロリー輸液　152
硬化療法　165, 183
硬軟口蓋裂　100
硬毛移植　52
絞扼輪症候群　122
鉤　20
構音　109, 206
構音訓練　111
構音検査　110

膠原線維束　177
膠原病　191, 200
合指(趾)症　121
合短指症　120
黒子　71
骨・軟骨移植術　45
骨移植術　45
骨移植の種類　46
骨延長術　58, 107
骨関節の正常化　142
骨切り術　57, 232
骨形成蛋白　45
骨髄炎　43
骨性合指(趾)症　121
骨折　133, 142
骨伝導　45
骨皮弁　37
骨弁　37
骨誘導　45
今野の分類　122
混合移植　32
混合歯列期　105

さ

サージカルテープ　175
サイトカイン　194
坐骨部褥瘡　196
挫滅症候群　143, 145
挫滅創　143
再建外科　206
再建材料　217
再生　13
再生医療　3, 59
再接着中毒症　143
採皮部　33, 35
　── の変化　37
細胞外マトリックス　13
催奇形因子　67
臍帯ヘルニア　115
臍ヘルニア　115, 241
鰓弓　67, 112
鰓溝　112
鰓性器官　112
削皮術　165
擦過傷　126, 128
皿様顔貌　139
三角頭蓋　81
三角弁法　96
霰粒腫　170, 204

し

シート状植皮片　34
シグナル情報センター　119
シモナールバンド　95
シャルコー関節症　198
シリコンインプラント　241
シルバーサルファダイアジンクリーム
　　　　　　　　　　　　154
シンチグラフィ　165
ジュール熱　159
しみ　230
しわ　230
子宮卵巣摘出術　221

支持性再建　213, 215
舌の再建　207
支柱　133
止血　23, 128, 131
四肢
　── 再建　222
　── の外傷　141
　── の発生学　118
　── の美容外科　237
刺創　127, 143
肢芽の形成　118
知る権利　9
指圧痕　83
指尖部合指症　124
脂腺癌　172
脂腺増殖症　167
脂腺母斑　71
脂肪移植　48, 218
脂肪過多　243
脂肪吸引(術)　48, 244
脂肪腫　168
脂肪前駆細胞　241
脂肪組織由来幹細胞　49
脂肪注入　48
脂肪肉腫　173
脂肪の鹸化作用　160
脂漏性角化症　166
歯肉骨膜形成術　102
歯列弓　104
歯列パノラマ X 線写真　56
歯列不正　101
耳介
　── の発生　68
　── の美容外科　239
　── の裂傷　133
耳介軟骨　47
耳介発生　89
耳垂裂・欠損　90
耳瘻孔　92
自家移植　32
自家海綿骨移植　103
自家脂肪組織注入　241
自家歯牙移植　106
自家組織移植　48, 216
自家培養表皮移植(シート)　62, 155
自家皮膚　90
自家皮膚細胞スプレー　63
自家肋軟骨　90
自己決定権，患者による　8
自傷行為　10
自動血管吻合　30
自毛植毛術　246
自立尊重原則，患者の　10
自律神経障害　197
持針器　20, 28
時間尿量　151
色素細胞系腫瘍　163
色素性乾皮症　170
色素性母斑　71
色素沈着　230
色素レーザー　26
軸走型皮弁　32
湿潤創傷治癒　153

斜顔面裂　85
斜頸　113
斜頭蓋　57, 81
斜鼻　237
斜鼻型　137
手術器具　28
手術用顕微鏡　28
手掌法　148
授乳困難　243
舟状頭蓋　55, 81
修復，創傷の　13
習慣性咬合　136
重瞼術　235
重症下肢虚血　180, 198
重症筋無力症　203
出生前診断　70
術後管理　24
術後放射線療法　179
循環血液量の減少　146
初回外鼻形成　98
女性仮性半陰陽　118
小耳症　90
小児の顔面骨骨折　136
消化管出血　159
消毒　127, 130
症候性頭蓋骨縫合早期癒合症　81, 84
焼痂　149, 154
硝子軟骨　47
睫毛内反　88
漿液腫　37
上咽頭収縮筋　100
上下顎移動術　107
上外側茎　242
上顎骨延長法　107
上顎骨骨折の分類　139
上顎骨の骨切り術　57
上顎骨片の動揺　139
上顎矢状骨折　140
上顎歯列弓の拡大　106
上顎の成長誘導　106
上顎劣成長　104
上眼瞼下垂に対する再建　211
上眼瞼挙筋　87, 202
上眼瞼形成　211
上眼瞼皮膚弛緩症　204
上茎弁　242
上肢の再建　222
上皮性腫瘍　166
上腕の再建　222
静脈うっ滞性潰瘍　191
静脈奇形　78
静脈皮弁　31
静脈瘤　182
食道再建　45
植皮（術）　31, 33, 143, 176
植皮片
　── の採取方法　34
　── の生着不良　37
　── の変化　36
植毛　36
褥瘡　194
　── の好発部位　195
心係数　151

心理支援　7
心理的背景　6
身体醜形障害　10
神経移行術　51, 210
神経移植術　30, 50, 210
神経系腫瘍　164
神経血管柄付遊離筋肉移植術　212
神経原性腫瘍　86
神経興奮性検査　210
神経再生誘導チューブ　62
神経周膜縫合術　30
神経鞘腫　169
神経上膜縫合　50
神経線維腫症1型　74, 169
神経線維腫症2型　169
神経束移植　51
神経束縫合　50
神経損傷　59
神経電図　210
神経の修復　142
神経皮膚症候群　74
神経縫合術　30, 210
唇顎口蓋裂　55, 94, 100
唇顎裂　94
唇裂　93
真性包茎　117
真皮　12
真皮移植　36
真皮結節　177
真皮脂肪移植　36, 217
真皮脂肪弁移植　49
真皮縫合　23
真皮メラノサイト　72
深達性Ⅱ度熱傷（DDB）　149
深部真菌症　192
進行性顔面片側萎縮症　201
親水性ポリウレタンフォームドレッシング
　　　　　　　　　　　　144
人工骨　46
人工材料　232
人工真皮　61, 142, 193
人中　93

す

スーパーチャージ皮弁　31
スカフォールド　60
スキンタッグ　168
スタージ・ウェーバー症候群　79
スタール耳　91
水平瘢痕法　243
水平両茎弁　242
垂直法　242
垂直両茎弁　242
髄液鼻漏　137
髄膜瘤　117

せ

セカンドオピニオン　9
セファログラム　56
センチネルリンパ節生検　165, 173
正義原則　10
正常口蓋　100
正常口唇　93

正中頸嚢胞　112
正中鼻裂　85
正中裂　84
生殖器の発生　69
生体材料　60
生着機序　34
生着条件　41
生理食塩水の注入　53
成熟瘢痕　16
声門破裂音の訓練　111
性同一性障害　11, **221**
性分化異常症　118
性別適合手術　221
青色ゴムまり様母斑症候群　80
青色母斑　73
精神医学　5
精神科リエゾン　7
精神的ケア　12
整鼻術　236
赤唇三角弁　96
切除　165
切創　126
切断肢　143
石灰化上皮腫　167
接線面切除法　154
鑷子　19, 28
舌亜全摘・全摘　207
舌口腔底　207
舌骨弓　89
舌半側切除（舌半切）　207
舌弁形成術　103
舌盲孔　112
仙骨部の再建　219
先端合趾症　124
先天異常　66
　── へのアプローチ　69
先天性頸嚢胞　112
先天性血管腫　77
先天性絞扼輪症候群　124
先天性疾患　66
先天性脱毛症　245
先天性頭皮欠損　85
先天性鼻咽腔閉鎖不全症　101
先天性鼻欠損　86
尖頭　81
浅達性Ⅱ度熱傷（SDB）　148
洗浄　127, 131
染色体異常　67
　── による疾患　113
穿通枝皮弁　31, 33, **38**, 218
剪刀　28
遷延一次治癒　128
遷延一次縫合　142
線維芽細胞　12
線維芽細胞腫　178
線維芽細胞増殖因子　18
線維脂肪腫　168
線状強皮症　201
線状瘢痕の修正　25
全身性エリテマトーデス　200
全身性炎症反応症候群　146, 189
全身性感染症　187
全身性硬化症　201

全切除生検　165
全前脳胞症　84
全層植皮　32, 34
前外側大腿皮弁　220
前額皮弁　37
前額部骨形成術　233
前癌状態　170
前進皮弁　25, **39**
前頭・上眼窩骨切り(移動)術　57
前頭筋　202
前頭骨骨折　136
前頭洞骨折　136
前頭部の外傷　132
前腕の再建　223
前腕皮弁　221
善行原則，患者への　10

そ

阻血性拘縮　145
咀嚼　104
組織移植術　31
組織液循環期　34
組織拡張法　52
組織球腫　168
組織工学　59
組織生検　165
組織癒合不全説　94
鼠径皮弁　37, 220
爪下血腫　144
爪損傷　144
爪白癬　199
爪剝脱　144
早期手術　154
創感染の防止　142
創傷　12, 126
　—— の種類　15
創傷治癒
　—— に影響する因子　17
　—— にかかわる増殖因子　18
　—— の過程　13
創傷治療　182
創傷被覆材　144
創内洗浄　128
創閉鎖　**128**, 142, 143
創面環境調整(WBP)　182, 188
足関節上腕血圧比　180, 198
足趾の移植　44
足白癬　199
足部切断術　200
側頚嚢胞　112
側枝静脈瘤　182
側正中切開　141
側頭筋移行術　211, 212
損傷　12, 126

た

ターナー症候群　113, 118
ターニケット　141
タイオーバー固定法　35
ダーモスコピー　165
たいこ腹　243
たこ　170
たち耳　91

たるみ　231
たるみ腹　243
たれ腹　243
たれ耳　91
多因子疾患　67
多汗症　244
多合指(趾)症　121
多臓器不全　146
多発性対称性脂肪腫症　168
多発性斑状強皮症　201
多面発現　66
多毛症　231, 245
体表面レーザー治療　26
胎生期における身体器官の形成　67
大胸筋皮弁　37, 207
大腿の再建　224
大殿筋皮弁　219
代理ミュンヒハウゼン症候群　11
第1，第2鰓弓症候群　55, 85
脱臼　142
脱毛症　231
丹毒　186
単一遺伝子疾患　67
単純性血管腫　26, 77
単純疱疹　192
単純縫合　143
炭酸ガスレーザー　26
短頭蓋　55, 57, **81**
端々吻合(法)　29, 142
男性仮性半陰陽　118
男性型脱毛症　245
弾性軟骨　47

ち

知覚機能　36
知覚神経障害　197
遅延植皮　36
腟欠損症　118
中咽頭の再建　208
中間分層植皮　33
中心静脈圧　151
中胚葉塊欠損説　94
肘部瘢痕　176
注入充填剤　229
超早期手術　154
超薄皮弁　31
腸骨移植　44
聴力　109
直線法，唇裂の治療　96
直達皮弁　38
陳旧創　128

て

テーピング　175
ティッシュエキスパンダー法　52, 176
　—— の特徴　55
ティネル徴候　50
デブリードマン
　　　128, **131**, 143, 154, 182, 190, 195, 199
手
　—— における切開線および延長法　142
　—— の機能肢位　142
　—— の再建　223

　—— の熱傷瘢痕拘縮　157, 176
　—— の良肢位　143
手・足・性器症候群　119
手袋状剝皮損傷　144
低温損傷　160
低蛋白血症　146
伝音性の難聴　90
殿溝皮弁　220
殿部の再建　219
殿部慢性膿皮症　188
電気凝固　165
電撃ショック　159
電撃傷　159
電流斑　159

と

トキシックショック症候群　187
トレンデレンブルグテスト　182
ドクターショッピング　8
ドレナージ　128
兎眼　87
凍結療法　165
凍傷　160
盗血現象　79
糖尿病性足潰瘍　197
　—— の治療　199
頭蓋　80
頭蓋顔面異骨症　55, 58, **84**
頭蓋顔面外科　55
頭蓋顔面裂　57
頭蓋形成術　83
頭蓋骨延長術　83
頭蓋骨欠損　47
頭蓋骨縫合早期癒合症　55, 81
頭頚部の機能　206
頭皮の再建　54
頭部血管腫　54
頭部の外傷　131
同種移植　32
同種組織移植　48
動眼神経麻痺　203
動静脈奇形　79
動静脈瘻　79
動脈性潰瘍　191
秃髪　245
　—— の治療　54
特異的検査　70
特発性切断　124

な

ナーブリッジ　62
ナゾメトリー　110
内眼角形成術　235
内眼角贅皮　88
軟口蓋裂　100
軟骨移植術　46
軟骨の基本構造　46
軟性下疳　192
軟性線維腫　168
軟部組織損傷　129
難治性潰瘍　191

に

にきび，にきび痕　231
二期手術，口蓋裂　98, 102
二次一期再建　216
二次感染　187
二次口蓋　100
二次骨移植　106
二次再建　145
二次治癒　16, 128
二次的顎裂閉鎖　103
二次二期再建　217
二重瞼（ふたえまぶた）　87
二層性人工真皮　61
二分脊椎　117
肉芽　174
肉芽腫　240
肉芽組織　16
日光角化症　171
乳歯列期　105
乳児血管腫　26, 77
乳腺炎　243
乳腺堤（線）　116, 239
乳腺の発生　239
乳房
　──の下垂　241
　──の先天異常　116
　──の美容外科　239
乳房インプラント　216, 240
乳房下溝　241
乳房外 Paget 病　172
乳房固定術　241
乳房再建　53, 215
乳房縮小術　239, 242
乳房切除術　221
乳房吊り上げ術　239
乳房肥大　242
乳房マウンド　215
乳輪周囲法　242
乳輪乳頭再建　218
尿道延長術　221
尿道下裂　118
尿膜管遺残　116
尿膜管囊胞　116
尿膜管瘻　116

ぬ

ヌーナン症候群　183

ね

熱圧挫創　144, 156
熱傷　146
　──，電撃傷　144
　──の局所療法　153
　──の輸液公式　150
熱傷潰瘍　157
熱傷後遺症　157
熱傷ショック期　146
　──離脱以後の管理　151
熱傷指数　149
熱傷深度
　──の診断　148
　──の分類　149

熱傷瘢痕　192
熱傷瘢痕癌　157, 171
粘液囊腫　137
粘膜移植　36, 51
粘膜下口蓋裂　101

の

ノーマライゼーション（正常化）　6
膿囊腫　137

は

ハイドロキシアパタイト　46, 232
ハンプ修正　237
バイパス手術　181
バットレス　56
パッチ植皮　155
はげ　231
はさみ　20
破傷風の予防処置　131
播種性血管内凝固症候群　75, 189
肺水腫　146
肺動脈楔入圧　151
背部獣皮様母斑　54
背面切開術　117
敗血症　146, 189
梅毒　191
培養表皮移植　36
白斑症（白板症）　171
剝脱創　131
薄筋皮弁　220
麦粒腫　170
発音機能　104
鳩胸　115
鼻
　──の先天異常　85
　──の美容外科　236
反対咬合　101
斑状強皮症　201
瘢痕　174
　──の種類　16
瘢痕ケロイド　157
瘢痕拘縮　145, 157
　──好発部位　40
　──の治療　176
　──の発生　176
瘢痕切除　25
瘢痕組織　171
晩期手術　154

ひ

ヒアルロン酸注入　237
ヒト同種線維芽細胞添加ハイドロゲル被覆
　　材　63
ヒト同種培養表皮シート　63
ピーリング　229
ピラミッド型骨折　139
皮下組織茎皮弁　38
皮下剝離　22
皮下縫合　23
皮質骨移植　46
皮島　208
皮膚
　──の小腫瘍　231

　──の美容外科　228
皮膚アレルギー性血管炎　191
皮膚悪性腫瘍　171
皮膚移植術　31
皮膚エリテマトーデス　200
皮膚潰瘍　191
皮膚灌流圧　181, 192, 198
皮膚外科基本手技　19
皮膚再建　213, 215
皮膚脂肪切除術　244
皮膚性眼瞼下垂　204
皮膚性合指（趾）症　121
皮膚切開　22
　──のデザイン　21
皮膚線維腫　168
皮膚剝脱損傷　144
皮膚皮下腫瘍　162, 170
皮膚表面形成術　26
皮膚付属器癌　172
皮膚付属器腫瘍　163
皮膚縫合法　24
皮膚リンパ球腫　169
皮弁　31, 37, 143
　──の作成　40
　──の選択　41
皮弁移植術　196
皮弁形成術　176
皮様囊腫　89, 166
肥厚性瘢痕　16, 157, 177
　──の発生　174
　──の予防と治療　175
非結核性抗酸菌　192
非症候性頭蓋骨縫合早期癒合症　81
非上皮性腫瘍　168
非対称性顎変形症　57
被膜拘縮　241
眉毛下垂に対する再建　211
眉毛挙上術　211
眉毛部の外傷　132
美白剤　230
美容外科　228
　──における患者心理　7
美容的愁訴　228
微小血管吻合　28
微小神経縫合　30
鼻咽腔内視鏡検査　110
鼻咽腔閉鎖機能　100, 108
　──の治療　110
鼻咽腔閉鎖機能検査　109
鼻骨骨切り術　58
鼻骨骨折　137
鼻篩骨骨折　137
鼻尖形成術　237
鼻中隔軟骨　47
鼻背形成（骨切り）術　237
鼻部異所性神経膠腫　86
鼻部腫瘍　86
鼻部の外傷　132
鼻翼縮小術　237
鼻翼軟骨の構造　237
膝の再建　224
肘の再建　223
表皮　12

表皮角化細胞　171
表皮形成促進　153
表皮植皮　36
表皮成長因子　18
表皮性腫瘍　162
表皮内癌　171
表皮内黒色腫　171
表皮内有棘細胞癌　172
表皮嚢腫　166
表皮母斑　70
漂白剤　230
病的共同運動　213
頻回手術症　7

ふ

フィラー　**229**, 231, 236
フェイス・リフト　232
フェノール　160
フッ素　160
フットウェア　199
フルニエ壊疽　188
ブドウ球菌性熱傷様皮膚症候群　187
ブローアウト骨折　138
プライマリケア　126
ブラシュコ線　71
不正咬合　135
不全麻痺　213
浮腫予防　142
部分生検　165
伏在静脈瘤　182
副子を用いた矯正療法　119
副耳　92
副腎皮質ホルモン　178, 179
副乳　116, 239
腹直筋皮弁　220
腹壁欠損再建　51
腹壁再建　215
腹壁の先天異常　115
腹壁破裂　116
腹壁瘢痕ヘルニア　215
複合移植　47
複合組織移植　36, 52
複合組織皮弁　31
複視　138
房状血管腫　77
粉瘤　166
分子的異常　119
分層植皮　**33**, 35, 155
分離母斑　86, 89

へ

ヘマトクリット(Ht)値　151
ペルテステスト　183
平滑筋腫　169, 173
閉瞼機能の再建　211
閉鎖性損傷　145
閉塞性血栓性血管炎　193
閉塞性動脈硬化症　180, 193
臍の美容外科　243
片側裂　96, 98
扁平上皮癌　157
扁平母斑　73
胼胝下潰瘍　198

胼胝腫　170

ほ

ホメオボックス遺伝子　119
ホルネル症候群　203
ホルモン剤　230
ボツリヌス菌毒素　229, 244
ポーランド症候群　113, **115**, 120
ポリサージャリー　7
ほくろ　71
母指多指症　121
母床の血流　34
母斑　70
母斑症　73
包茎　117
放射線潰瘍　192
放射線障害　158
放射線療法　165
蜂窩織炎　186, 199
豊胸術　240
縫合　23, 131
縫合糸痕　131
縫合切除術　83
乏毛症　245

ま

マイクロサージャリー(微小外科)
　　　　　　　3, **27**, 46, 142
マイクロプレート　136
マイボーム腺　170
マキシロフェイシャル・サージャリー　55
マッピング　165
マルカスガン現象　88
マルチブラケット装置　106
麻酔　127, 130
麻痺手の再建　145
埋没耳　90
前川分類　185
末梢神経障害　197
末梢動脈疾患　**180**, 192, 198
慢性円板状エリテマトーデス　200
慢性進行性外眼筋麻痺　203
慢性創傷　16
慢性膿皮症　187
慢性放射線皮膚炎　171

み

ミオグロビン尿　159
ミトコンドリア病　203
ミニプレート　136
ミュラー筋　87, 202
ミュンヒハウゼン症候群　11
ミルロイ病　183
密閉療法　244
脈管奇形　77
脈管系疾患　180

む

無危害原則，患者への　10
無血野　141
無鈎鑷子　23
無耳症　90
無色素性黒色腫　173

無軸型皮弁　38
無毛症　245

め

メイクアップ　7
メイジュ症候群　183
メス　19
メソセラピー　244
メッシュ分層植皮　155
メラニン形成細胞　173
メラニン系レーザー　26
メラノサイト　162, 173
メラノサイト系腫瘍　163
メルケル細胞癌　173
目印としての縫合　130

も

モスキートペアン　23
モノポーラ電気メス　23
モントゴメリー腺　240
毛芽腫　173
毛細血管拡張症　26
毛細血管拡張性肉芽腫　168
毛細血管奇形　26, 77
毛母腫　167
毛包　52
毛包癌　172
毛包脂腺アポクリンユニット　71
蒙古斑　72
網状植皮　35, 155
網状植皮片　34
最もよく用いられる皮弁　220

ゆ

有棘細胞癌　166, 168, **171**, 192
有茎筋膜移植　51
有茎神経移植　51
有茎粘膜弁移植　52
有茎皮弁　31, 37
有鈎鉗子(鑷子)　20
有軸型皮弁　38
遊離筋皮弁　41
遊離筋膜移植　51
遊離筋膜皮弁　41
遊離空腸　208
遊離骨移植　45
遊離脂肪移植　48
遊離植皮術　33
遊離神経移植　50
遊離真皮脂肪移植　48, **49**
遊離前外側大腿皮弁　207
遊離前腕皮弁　207
遊離組織移植　41
遊離粘膜移植　52
遊離皮弁　31, **41**
遊離腹直筋皮弁　207
指損傷　143

よ

羊皮紙状　149
翼状頚　113

ら

ランゲル割線　21
乱走型皮弁　32

り

リサーフェシング　229
リストカット　11
リナーブ　62
リン　160
リンパ管炎　186
リンパ管解剖　183
リンパ管奇形（管腫）　75, 78
リンパ管静脈吻合術　185
リンパ管肉腫　186
リンパシンチグラフィ　184
リンパ浮腫　183

―― 関連疾患　186
隆起性皮膚線維肉腫　168, 173, 178
隆鼻術　236
両眼窩隔離症　55, 57
両側裂　97, 98
良性腫瘍　166
輪郭形成術　58

る

類皮腫　166

れ

レーザー　26, 228
レーザー療法　165, 175
レチノイド　230
レックリングハウゼン病　74
裂手症　122

裂創・挫創　126
連合皮弁　31
連続 Z 形成術　25

ろ

老人性角化症　171
老人性疣贅　166
漏斗胸　5, 114
瘻孔閉鎖手術　103
肋軟骨　47

わ

ワイズパターン法　242
わし鼻　237
笑いの再建　212

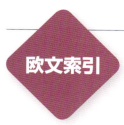

欧文索引

数字

Ⅰ度熱傷 148
Ⅱ度熱傷
 ——，深達性（DDB） 149
 ——，浅達性（SDB） 148
Ⅲ度熱傷 149
3D-CT 135
5-flap Z 形成術 25
5P サイン 145
5 の法則 147
9 の法則 147
40 点法 210

A

A 群 β 溶血性連鎖球菌 190
Abbé 法 99
ABI（ankle brachial pressure index） 198
accessory mamma 240
acral lentiginous melanoma 173
acrochordon 168
acrosyndactyly 124
adipose-derived stem cells 49
advancement flap 25, 38
aesthetic unit 5
allograft 32
amelanotic melanoma 173
angiography 164
ankle brachial pressure index（ABI） 181, 192
anomaly 66
Antoni A 型 169
Apert 症候群 84
areolar gland of Montgomery 240
arteriosclerosis obliterans（ASO） 180
arteriovenous fistula 79
arteriovenous malformation 79
Artz の診断基準 149
ASO 193
atheroma 166
atraumatic needle 24
augmentation mammaplasty 240
autograft 32
axial pattern flap 32, 38

B

basal cell carcinoma 172
basal cell epithelioma 172
Baxter 法 150
Behçet 病 191
Bell 現象 203
Bell 麻痺 210, 213
bFGF 製剤 144, 193

biopsy 165
Blaschko 線 71
blepharophimosis ptosis epicanthus inversus syndrome（BPES） 88
blepharoptosis 87
blue rubber bleb nevus syndrome 80
BMI（body mass index） 243
body contouring surgery 244
body dysmorphic disorder（BDD） 10
bone flap 37
bone morphogenic protein（BMP） 45
Bowen 病 172
Böhler の二関節固定の原則 142
brachycephaly 81
Braden スケール 195
Bruner のジグザグ切開 141
Buerger 病 180
bulky dressing 法 142
Burn Index 149
burn wound sepsis 154
Burrow の三角 39
buttress 56, 133, 139

C

cable graft 51
calcifying epithelioma 167
callosity 170
callus 170
Calnan の三徴 101
capillary malformation 77
capsular contracture 241
carcinoma in situ 171
cardiac index（CI） 151
cavernous hemangioma 78
CEAP 分類 182
central venous pressure（CVP） 151
chalazion 170
chemical peeling 27
chemotherapy 165
circumscribed scleroderma 201
clavus 170
cleft hand 122
CLI 199
clover leaf skull 81
CO_2 laser 26
coloboma palpebrale 88
color match 35
combination flap 31
compartment syndrome 145
composite flap 31
congenital anomaly 66
congenital disorder 66
congenital hemangioma 77

constriction band syndrome 122
Cooper's suspensory ligament 240
corn 170
Courtiss, Goldwyn 242
cranial distraction 83
craniofacial dysjunction 140
craniofacial dysostosis 55
craniofacial surgery 55
craniomaxillofacial surgery 55
cranioplasty 83
craniosynostosis 55, 81
critical limb ischemia（CLI） 180, 198
cross-facial nerve grafting 51
Crouzon 症候群 84
cryotherapy 165
Curling's ulcer 146
cutaneous lupus erythematosus（CLE） 200
cutaneous syndactyly 121

D

danger zone 143
Davis 法 36
debridement 131
deep burn（DB） 149
deep dermal burn（DDB） 149
deformation 66
degloving injury 131, 144
delay（遷延） 40
delayed primary suture 142
delayed skin graft 36
dermabrasion 165
dermal fat transfer 48
dermal nodule 177
dermatofibroma 168
dermatofibrosarcoma protuberans（DFSP） 178
dermoid cyst 89, 166
dermolipectomy 244
dermoscopy 165
dermostitch 23
DESIGN-R 195
DIC 189
digital impression 83
direct flap 38
discoid lupus erythematosus（DLE） 200
dish face 139
disruption 66
disseminated intravascular coagulation（DIC） 75
distant flap 38
distraction osteogenesis 58
donor site 33

Doppler ultrasonography 164
Dufourmentel 皮弁 39
dye laser 26
dysplasia 66

E

electrocoagulation 165
electroneurography(ENoG) 210
endothelial progenitor cell(EPC) 63
endovascular treatment(EVT) 181
eosinophilic granuloma 170
epiblepharon 88
epicanthus 88
epicanthus inversus 88
epidermal burn(EB) 148
epidermal cyst 166
epidermal growth factor(EGF) 18
epineural suture 50
eschar 149
excision 165
excisional biopsy 165
extramammary Paget's disease 172
eyelid ectropion 89
eyelid entropion 88

F

fascia stripper 51
fascial excision 154
fasciocutaneous flap 37
fat injection 48
female-to-male transsexual(FTMTS) 221
FGF 18
FGFR2 84
fibroblast growth factor(FGF, FGF-2) 18
fibroblastoma 178
fibroma molle 168
flaccid type 243
floating maxilla 139
Fontaine 分類 180, 198
forehead flap 37
free dermal fat grafting 48
free fasciocutaneous flap 41
free fat grafting 48
free musculocutaneous flap 41
free skin graft 33
free vascularized skin flap 41
FTM(female to male) 11
FTMTS に対する手術治療 221
full thickness skin graft(FTSG) 33, 34
funicular suture 50
Furlow 法 101
FUT(follicular unit transplantation) 246

G

Galveston 法 152
gender identity disorder(GID) 11, 221
generalized morphea 201
gingivoperiosteoplasty 103
glomus tumor 169
golden period 128, 129, 142
granuloma telangiectaticum 168

groin flap 37

H

Haller CT index 114
Harris & Benedict の方法 152
heat press injury 156
Hemifacial microsomia 85
hemosiderotic histiocytoma 168
Hertel 眼球突出計 138
Hess chart 試験 138
histiocytoma 168
HLS 法 150
holoprosencephaly 84
horizontal scar reduction 243
Hotz 床 105
House-Brackmann 法 210
HOX 119
Ht 値 151
hyalinized collagen 177
Hypertonic lactated saline solution 法 150
Hypertrophic scar 178
hypervolemia 146
hypovolemia 146

I

ICG pattern 分類 185
incisional biopsy 165
indirect calorimetry 151
indirect flap 39
infantile hemangioma 77
inframammary crease 241
inhalation injury 152
injection 165
inlay graft 36
intermediate split thickness skin graft 33
intermingled graft 32
intrinsic plus 肢位 142, 143
inverted nipple 243
inverted T 242
isograft 32
ISSVA 分類 76

K

kaposiform hemangioendothelioma 77
Kaposi 肉腫 173
Kaposi 肉腫様血管内皮細胞腫 77
Kasabach-Merritt phenomenon(KMP) 75
keloid 178
keloidal collagen 177
keratoacanthoma 167
key suture 130
Kimura's disease 170
Kirner 変形 120
Klinefelter 症候群 118
Klippel-Feil 症候群 113
Klippel-Trenaunay syndrome 80
Knight & North の分類 139
Kuhnt-Szymanowski 法 211

L

L 字瘢痕法 242
L-shaped scar reduction 242
Langenbeck 法 101
Langer 割線 21
laser 26
laser therapy 165
latissimus dorsi musculocutaneous flap 37
Le Fort 型骨切り術 106, 233
Le Fort 型骨折 139
Le Fort 型上顎骨切り(移動)術 57
leiomyoma 169
Leiri-Weill 軟骨異形成症 119
lentigo maligna 171
lentigo maligna melanoma 173
Leonardo da Vinci による比例チャート 4
Leser-Trélat 徴候 166
leukoplakia 171
lid loading 211
Limberg 皮弁 39
linear scleroderma 201
lipoma 168
liposuction 48, 244
local flap 38
localized intravascular coagulopathy(LIC) 76
Lund & Browder 法 148
lymphangioma 78
lymphangiosarcoma 186
lymphatic malformation 78
lymphocytoma cutis 169

M

macrodactyly 122
Madelung 病 168
Madelung 変形 119, 120
major amputation 143
male-to-female transsexual(MTFTS) 221
malformation 66
malignant melanoma 173
malignant trichilemmoma 172
mammary line 239
Manchester 法 98
mapping biopsy 165
Marcus Gunn phenomenon 88
margin-reflex distance 202
mastopexy 241
maxillofacial surgery 55
McIndoe 法 118
McKissock 242
Meige 症候群 183, 205
melanoma *in situ* 171
Merkel 細胞癌 173
mesh graft 35
mesh skin graft 155
mesotherapy 244
microdissection 27
micrograft 52
microlymphatic anastomosis 27
microneuro surgery 27

欧文索引（M, N, O, P, R, S, T） ● 257

microvascular surgery　27
milk line　116, 239
Millard 法　97
minigraft　52
moist wound healing　153
monofilament　24
morphea　201
MRD-1　202
MTF（male to female）　11
MTFTS に対する手術治療　221
mucocele　137
Mulliken の方法　99
multiple organ failure（MOF）　146
musculocutaneous flap　37
Müller 管の発生異常　118
myasthenia gravis（MG）　203

N

nasoalveolar molding（NAM 法）　101
necrotizing soft-tissue infection（NSTI）
　　199
negative pressure wound therapy
　（NPWT）　190, 194
nerve excitability test（NET）　210
neurilemmoma　169
neurocutaneous syndrome　74
neurofibroma　169
neurofibromatosis type 1　169
No. 0 cleft　84
no man's land　143
nodular melanoma　173
non-syndromic craniosynostosis　81
Noonan 症候群　113
NPUAP（national pressure ulcer advisory
　panel）　195
Nuss 法　114

O

ODT（occlusive dressing technique）　244
oil cyst　49
orbital hypertelorism　85
osseous syndactyly　121
osteoconduction　45
osteocutaneous flap　37
osteoinduction　45
oxycephaly　81

P

Paget 病　191
Parkes Weber 症候群　80
Parkland 法　150
Parry-Romberg 症候群　201
partial lipoatrophy　201
patch skin graft　155
pectoralis major musculocutaneous flap
　　37
pedicle flap　31, 38
pendulous type　243
perforator flap　31, 38
periareolar reduction　243
periareolar technique　242
peripheral artery disease（PAD）
　　180, 192, 198

PET　165
Pierre Robin 症候群　85
pilomatrixoma　167
pinch graft　36
Pitanguy　242
plagiocephaly　81
plasmatic circulation　34
plastic surgery　2
platelet-derived growth factor（PDGF）
　　18
pleiotrophy　66
PNAM（presurgical nasoalveolar molding）
　　105
Poland 症候群　113, **115**, 120
portwine stain　77
positron emission tomography　165
precancerous lesion　170
preserved subcutaneous vascular
　network skin graft　34
pressure dressing　35
primary bone graft　103
primary suture　142
progressive facial hemiatrophy　201
pseudolymphoma　169
pseudoptosis　242
pulmonary atrial wedge pressure
　（PAWP）　151
pushback 法　101
pyocele　137
pyogenic granuloma　168

R

radiation therapy　165
random pattern flap　32, 38
Ratschow test　198
Ravitch 法　114
recipient site　33
reduction mammaplasty　242
refilling 現象　146
regional flap　38
Regnault の分類　242
related overgrowth spectrum（PROS）　80
relaxation incision　153
relaxed skin tension line（RSTL）　21
replantation toxemia　143
Reverdin 法　36
reversed tie over dressing　35
Rose-Thompson 法　96
rotation-advancement 法　96
rotation flap　38
round type　243
RSTL（relaxed skin tension line）　175
Rumsey Hunt 症候群　210, 213
Rutherford 分類　180, 198

S

sagittal split ramus osteotomy（SSRO）
　　106
scaffold　60
scaphocephaly　81
scintigraphy　165
sclerotherapy　165
sebaceous carcinoma　172

sebaceous hyperplasia　167
seborrheic keratosis　166
second toe-to thumb　44
secondary bone graft（SBG）　106
self-mutilation　10
senile keratosis　171
senile verruca　166
sentinel lymph node biopsy　165
sentinel node biopsy（SNB）　173
sex reassignment surgery（SRS）　221
short scar technique　242
skin brassiere 形成　242
skin flap　31, 37
skin graft　33
skin perfusion pressure（SPP）
　　181, 192, 198
skin tag　168
Skoog　242
SMAS（superficial musculoaponeurotic
　system）　232
solar keratosis　171
special skin graft　36
split thickness skin graft（STSG）　33, 154
SPP　192, 198
squamous cell carcinoma（SCC）　157, 171
stamp graft　35
staphylococcal scalded skin syndrome
　（SSSS）　187
steal 現象　79
Steiner 分析　234
stem cells　49
Stewart-Treves syndrome　186
strawberry mark　77
Strombeck　242
Sturge-Weber syndrome　79
subcutaneous tissue pedicle flap　38
Suction blister　36
Sunnybrook 法　210
supercharge flap　31
superficial dermal burn（SDB）　148
superficial spreading melanoma　173
surface epidermis tumor　162
suture mark　131
suturectomy　83
Swanson 分類　119
symbrachydactyly　120
syndactyly　121
syndromic craniosynostosis　81, 84
synpolydactyly of the foot　121
syringoma　167
systemic inflammatory response
　syndrome（SIRS）　146, 189
systemic lupus erythematosus（SLE）
　　200

T

T-BOX 遺伝子　119
tangential excision　154
TAO　193
TASC II 分類　181
TcPO₂　181, 192, 198
Tennison-Randall 法　97
Tessier の分類　84

欧
文
索
引

TGF-β(transforming growth factor-β)
    18
thick split thickness skin graft 33
thin flap 31
thin split thickness skin graft 33
thumb polydactyly 121
tie over dressing 35
TIME コンセプト 182, 191
Tinel sign 50
TNM 分類 172, 173
total parenteral nutrition(TPN) 152
toxic shock syndrome(TSS) 187
transcutaneous oxygen pressure(TcPO$_2$)
    181, 192
transposition flap 24, 38
Treacher Collins 症候群 85
trichilemmal cyst 166
trichoblastoma 173
trigonocephaly 81
tufted angioma 77
tunnel skin graft 36

Turner 症候群 113, 118
Turner 徴候 113
two flap 法 102
two-jaw surgery 107
tyloma 170

V

varicose vein of lower extremity 182
vascular anomaly 76
vascularized free fat 48
venous flap 31
venous malformation 78
vertical or short scar 242
Virchow の分類 81
Volkmann 拘縮 145
Volkmann 拘縮切迫状態 145
von Recklinghausen 病 169

W

W 形成術 25, 176
Wassel 分類 121

Waters 法 135, 139
Werner 症候群 201
Wise-pattern technique 242
wound bed preparation 182, 189
wrap around flap 44

X

xanthomatized histiocytoma 168
xenograft 32
xeroderma pigmentosum 170

Z

Z 形成術 24, 145, 176
── のバリエーション 25
Z-plasty 24
Zone 分類 143
Zürich 法 102